HISTOIRES DE CHIRURGIE ET DE CHIRURGIENS

MÉDECINE À TRAVERS LES SIÈCLES

Collection dirigée par le Docteur Xavier Riaud

L'objectif de cette collection est de constituer « une histoire grand public » de la médecine ainsi que de ses acteurs plus ou moins connus, de l'Antiquité à nos jours.
Si elle se veut un hommage à ceux qui ont contribué au progrès de l'humanité, elle ne néglige pas pour autant les zones d'ombre ou les dérives de la science médicale.
C'est en ce sens que – conformément à ce que devrait être l'enseignement de l'histoire –, elle ambitionne une « vision globale » et non partielle ou partiale comme cela est trop souvent le cas.

Dernières parutions

Pierre AUBRY et Bernard-Alex GAÜZÈRE, *Charles Dellon. Médecin rescapé de l'Inquisition de Goa (1673-1677)*, 2026.
Martine MAAREK, *La fabuleuse histoire de la cardiologie. 3 000 ans de découvertes*, 2025.
Guy ROBERT, *L'émancipation de l'odontologie française. Une longue marche*, 2025.
Philippe VIOLAS, *Les bossus au cours de l'histoire. Perceptions profanes et scientifiques*, 2025.
Yves CATONNÉ, *Grands médecins de Martinique. Hippolyte Morestin, Raymond Garcin, Jude Turiaf, Raymond Roy-Camille*, 2025.
ASSOCIATION UNIVERSITAIRE D'ODONTOLOGIE GARANCIÈRE (dir.), avec la collaboration de la Dr Ava Bismuth Pariente et Commentaires de Xavier Riaud, *De L'École odontotechnique de Paris à l'U.F.R. d'odontologie. 50 ans d'Entretiens de Garancière*, 2025.
Patrice PINET, *Beethoven face à la maladie et aux médecins*, 2025.
Sylvie MAS, *Le statut des émotions dans l'Antiquité grecque et chinoise*, 2025.
Sylvie MAS, *Santé globale. Des soins de santé primaires à la santé intégrative*, 2025.
Michel A. GERMAIN, *Les pionniers de la microchirurgie*, 2025.
Hubert JOHANET, *La chirurgie cœlioscopique Histoire d'une révolution*, 2025.
Jacques VASSAULT, *Contribution à l'histoire de l'asile d'aliénés d'Évreux. Tome IV : Les situations*, 2025.
Jacques JAUME, *Georges Simenon, Maigret et la médecine*, 2025.
Wies DULFER, *Ethnomédecine et soins oculaires modernes au Tchad. Une croisade contre la cécité*, 2025.
Xavier RIAUD, *Histoire de la dentisterie vétérinaire*, 2025.
Xavier RIAUD, *Histoires de l'art dentaire*, 2025.
Patrick Albert POGNANT, *René Crevel. À poumons perdus*, 2025.

Michel Marc Gentilhomme

HISTOIRES DE CHIRURGIE ET DE CHIRURGIENS

Errances et fulgurances

L'Harmattan

5-7, rue de l'École-Polytechnique - 75005 Paris
www.editions-harmattan.fr
ISBN : 978-2-336-57155-3
EAN : 9782336571553
Dépôt légal : février 2026

ERRANCES ET FULGURANCES

Pourquoi ce titre ? Parce que comme tout chirurgien, j'ai connu ces deux sentiments.

Errance diagnostique et thérapeutique parce que je ne sais pas. *Fulgurance*, parce que parfois, sans savoir pourquoi, arrive une idée, une intuition, parfois un coup de génie, le petit truc en plus, qui nous sort d'une situation inattendue, à la fois expérience personnelle et héritage d'une histoire millénaire.

Dans cet ouvrage, nous suivons l'évolution de la chirurgie au cours des siècles, avec ses dogmes, ses révolutions, mais aussi ses luttes intestines et fratricides. L'ouvrage est constitué de deux parties. La première, « Histoires de chirurgie », met l'accent sur des avancées à travers plusieurs époques, largement dominées par les conflits qui sont souvent à l'origine des grandes avancées de la chirurgie : comment étaient formés les chirurgiens au Moyen Âge ? Quelles étaient leurs compétences ? Pourquoi les hôpitaux sylvestres étaient-ils plus sûrs que les hôpitaux civils en Vendée ? Comment les soins étaient-ils assurés dans le conflit de 14 ? Quels médicaments étaient disponibles ? Quel était le rôle du chirurgien à bord d'un vaisseau de la Royale ? Chaque chapitre se lit de façon indépendante ou chronologique.

La deuxième : Histoires de chirurgiens s'attache à décrire les destins de quelques praticiens célèbres, et de leurs apports.

En fin d'ouvrage, quelques mots sur les praticiens simplement cités, pour mémoire.

Sauf mention contraire, toutes les illustrations contenues dans cet ouvrage sont tirées de la collection personnelle de l'auteur.

Sommaire

I - Histoires de chirurgie

II - Histoires de chirurgiens

PREMIÈRE PARTIE

Histoires de chirurgie

Avant-propos

La chirurgie telle que nous la connaissons aujourd'hui, qui fait la fierté de notre pays, a gagné de haute lutte son indépendance face aux « sachants », les médecins. La sécurité du geste a été acquise par l'étude de l'anatomie, souvent réalisée dans une cave, à l'insu des autorités, l'anesthésie, puis l'asepsie et l'antibiothérapie ont permis de sécuriser la pratique vis-à-vis de l'infection, qui faisait des ravages dans la population.

Dans la deuxième partie, « histoires de chirurgiens », nous-nous attachons aux hommes, illustres ou inconnus qui ont labouré, défriché le terrain de l'obscurantisme, au péril de leur vie pour certains.

Ici, nous nous intéresserons plus précisément aux institutions, aux querelles intestines des confréries, des académies, à l'instrumentalisation de la chirurgie par le pouvoir, au croisement des connaissances scientifiques et techniques qui ont permis de faire passer le chirurgien du statut de barbier à celui de médecin à part entière.

Nous suivons un ordre chronologique qui permet au lecteur d'appréhender la chirurgie dans l'histoire de l'humanité.

De façon un peu artificielle, l'ouvrage est scindé en cinq parties, qui en réalité se recoupent et se complètent :

Du Moyen Âge à la Renaissance * Trois grandes avancées * Chirurgie et guerres de Vendée * Chirurgie de la marine royale * Chirurgie du poilu

Chapitre I
Du Moyen Âge à la Renaissance
(*Saignare, purgare et clysterium donare*)

1- Introduction

- *Sicut feles et canes* (Entre chiens et chats)

L'histoire de la médecine et de la chirurgie, c'est l'histoire d'une rivalité mortifère, une histoire vieille comme l'humanité, de Romulus et Rémus, d'Abel et Caïn.

Deux enfants d'Hippocrate (-460 - -377) se heurtent et se méprisent des siècles durant.

De Charlemagne à Louis XVI, la lutte fratricide entre médecins et futurs chirurgiens fait rage, au détriment de la science. Luttes intestines, manipulations, divisions ont pour but de faire entrer la chirurgie dans le giron de la médecine, non comme une branche reconnue de plein droit, mais comme une activité mineure sur laquelle l'université tient à garder la main.

Pendant des siècles, les chirurgiens sont méprisés, considérés par la faculté comme des brutes mal dégrossies, des sous-traitants aux ordres des médecins qui diagnostiquent et déterminent le soin réalisé par leurs « valais bottés », les chirurgiens.

De cette lutte séculaire, subsiste un conflit qui prend souvent la forme de boutades, entre anesthésistes et chirurgiens dont la superficialité n'est qu'apparente, et reflète cet affrontement.

C'est que le chirurgien n'a pas toujours joui d'une réputation flatteuse. Dans le passé, quand il était encore barbier, il était peu éduqué, et sa pratique n'était pas si éloignée de ce qu'on appellerait aujourd'hui un rebouteux. Avec le temps, la formation a progressé en qualité, pour atteindre le niveau d'excellence que nous connaissons.

Bien sûr, plus personne ne considère le chirurgien comme une brute inculte, mais les années 80 passant par-là, l'image actuelle serait plutôt celle d'un dandy, que l'on imagine à bord de son bolide, ou au club-house, blazer et mocassins à glands.

C'est qu'il faut admettre que nous jouissons d'une image ambivalente.

Il y a des métiers, comme cela, qui exercent une sorte de fascination dans la population, mélange de respect, de crainte et d'intérêt morbide. Les Français aiment et accordent volontiers leur confiance au médecin de famille, mais ne peuvent se départir d'une appréhension à voir le chirurgien, que l'on aime, mais de loin.

Cela s'explique par une forme d'ignorance du geste et de ses conséquences, largement entretenue dans le passé, et aujourd'hui par la crainte d'être la victime d'une erreur ou bien d'une extorsion, car c'est bien connu, le chirurgien est un individu avide, la chirurgie un mal nécessaire, le moins possible, et à juste titre. C'est qu'il y a des images qui nous collent à la peau : celle de cette brute, qui coupe la jambe de cette pauvre victime hurlante, que trois costauds, que l'on appellerait aujourd'hui des aides opératoires, maintiennent sur la table, comme les assistants du bourreau. Et notre gaillard, insensible aux cris de la victime (consentante ?) qui y va de plus belle de sa scie à os !

Il faut l'admettre, le chirurgien du temps passé est totalement insensible à la douleur d'autrui, et certains ont même soutenu que l'anesthésie risquait de ramollir le chirurgien. Et puis il y a aussi cette image de batteur de foire qui nous colle aux basques, comme aux dentistes d'ailleurs, d'une brute, le plus souvent ignorante de toute médecine, qui, contre quelques sous vous fait sauter le chicot, ou pire.

R. Barnett expliquait que le chirurgien était un être particulièrement insensible, incapable de la moindre empathie mais capable de faire subir aux autres les pires douleurs sans en ressentir la moindre culpabilité. Nous ne sommes pas loin du bourreau dans ce cas... La mère de l'un de mes amis externes des hôpitaux, psychanalyste de son état et héritière d'une longue lignée de médecins parisiens, et bien lorsque nous lui avouâmes, suprême trahison, que nous voulions faire de la chirurgie, son fils et moi-même, nous expliqua que nous n'étions rien d'autres que des tueurs en série potentiels car nul humain psychiatriquement sain ne saurait trouver du plaisir à découper son semblable. Il est clair qu'elle ne nous considérait pas mieux que les bourreaux, les bouchers et autres « manuels », vieille tradition médicale.

C'est que pendant longtemps, le chirurgien a été indissociable du barbier. Celui-ci tenait boutique en ville, ou parfois pouvait être itinérant, rasant barbe et cheveux, évacuant furoncles et abcès, le plus souvent avec les mêmes instruments.

D'autres, plus aventureux ou inconscients, les « inciseurs », réalisaient des gestes plus lourds, comme la taille (évacuation des calculs de vessie) ou la cure de hernie inguinale, dans le plus grand mépris de l'asepsie, sans solide connaissance anatomique, et bien sûr sans anesthésie.

Et puis, il ne faut pas l'oublier, il y a l'imagerie moderne, tel ce praticien un peu dérangé et boiteux, tel cet autre, véritable génie mais incapable de la moindre empathie et puis encore cet autre, qui fit sept morts sur ordonnance.

Imagine-t-on l'impact dans la population ?

Le chirurgien, cet individu apathique, véritable meurtrier en puissance.

Il ne faut pas se mentir, notre image est le reflet de notre histoire, de nos erreurs et errements, de notre comportement aussi.

Aujourd'hui, le malade est acteur de son soin. Le conseil de l'ordre dira qu'il doit consentir librement au soin que lui propose le praticien, en toute connaissance de cause, à l'aide d'informations honnêtes et compréhensibles. Et c'est bien là le problème, parce que le praticien, il sait d'expérience ce qui est bon pour son malade ou son blessé, mais, le patient ? Il décide avec quel bagage ? Pense-t-on vraiment qu'on balaie des années d'externat, d'internat, de clinicat, d'expérience clinique en quelques minutes d'explication ?

En faisant participer, à juste titre, le patient à sa prise en charge, on banalise l'acte, qui perd une partie de son mystère.

Eh bien c'est une des raisons pour lesquelles la faculté s'opposa pendant des siècles aux cours en langue vernaculaire et accessibles au plus grand nombre.

La connaissance médicale devait rester le plus hermétique possible au commun des mortels, en conséquence de quoi, le geste opératoire ne pouvait être envisagé qu'avec une entière confiance de la « victime ».

- *In nomine patris, et filii, et chirurgii*[1]

Jusque vers 600-650 apr. J.-C., après la chute de l'Empire romain, des écoles laïques de chirurgie continuent la formation médicale héritée de Rome.

À partir de 700, les laïques cessent peu à peu leur activité mais transfèrent leurs connaissances aux religieux en passant de congrégation en congrégation. Celles-ci deviennent les dépositaires de la science médicale.

L'imprimerie n'existe pas encore, ces livres, qu'on appelle aujourd'hui des incunables sont rares et fort chers.

Les moines-soignants assurent les soins aux populations, assurent la transmission orale du savoir médical, les moines copistes... copient les livres disponibles, qui peu à peu se diffusent à travers les abbayes et monastères.

À cette époque, on compte deux classes de praticiens :

- Les *medici*, souvent juifs, syriens ou grecs ; héritiers de la tradition romaine et grecque.

- Les *chirurgiens*, plutôt d'essence locale et d'apprentissage oral et pratique. Ils ne sont pas lettrés, mais certains jouissent d'une bonne réputation auprès de la population. Ils se déplaçaient de région en région, partageant leur savoir avec les moines, qui peu à peu deviennent les dépositaires de la science du soin. Ils resteront les principaux organisateurs du soin jusqu'au XIIe siècle.

La tradition laïque du soin est remplacée par les bases morales et philosophiques du catholicisme : Aide au prochain, compassion…

Les abbayes jouent un rôle essentiel, en installant des infirmeries pour les religieux et les laïques (en général distinctes les unes des autres) ; en copiant les livres anciens qui servent de base à la formation chirurgicale.

[1] Approximation sémantique.

- Les centres religieux assurent également les cours, basés sur Galien, Hippocrate, Soranus, mais l'utilisation du latin en limite le bénéfice aux ecclésiastiques.

À partir du XIIe siècle, les édits épiscopaux font sortir l'Église du soin du corps pour se concentrer sur le soin de l'esprit.

L'université de Paris est créée par Philippe Auguste en 1200-1210.

L'université de Montpellier est créée vers 1220, mais débute des cours informels vers 1150, assurés par des praticiens chassés d'Espagne lors de la Reconquista. Les cours en latin limitent l'auditoire aux clercs, les barbiers ne bénéficient souvent que d'une transmission orale.

Nb : Henri de Mondeville (qui deviendra le chirurgien de Philippe IV) fut professeur à Montpellier.

Peu à peu, le métier va se professionnaliser et sortir progressivement du giron de l'Église, à sa propre initiative.

1130, concile de Clermont, 1163, concile de Tours, 1215, 4° concile de Latran.

Ces décisions ecclésiastiques, dont certaines sont remises en cause par les historiens modernes, ont un point commun : Éloigner l'homme de Foi du soin du corps, jugé dégradant.

Ainsi, dès 1130, il est fait interdiction aux hommes d'Église d'étudier le droit et la médecine, au motif que cela « *favoriserait l'avarice et la cupidité* » et surtout les « *détournerait du service de Dieu* ».

Dès 1163, il leur est interdit de faire couler le sang. À partir de ce moment, la médecine va peu à peu sortir du champ de l'Église, pour devenir laïque, en particulier la chirurgie : les soins de l'esprit sont confiés aux ecclésiastiques et les soins du corps sont confiés aux laïques.

Cependant ces laïques sont tenaillés entre leur logique, qui découle de l'observation et de l'expérimentation, et le dogme chrétien, qui donne à Dieu le rôle principal dans le déclenchement de la maladie et la guérison, et la religiosité du patient, qui s'en remet plus volontiers à Dieu et à ses Saints qu'au professionnel de santé, peut-être à juste titre, d'ailleurs...

Seulement voilà, il arrive, parfois, que les soins soient efficaces, et le chirurgien-barbier devient un « faiseur de miracles », ou du moins le revendique-t-il ainsi. Il devient un Thaumaturge, au même titre que le Roi, qui soigne les écrouelles.

Il vient de franchir le premier pas qui va l'affranchir de la tutelle de l'Église et de la volonté divine, car si la maladie est une punition divine, la guérison devient la conséquence de l'acte d'un professionnel, laïque de surcroit.

M. C. Pouchelle va plus loin, et reconnaît au chirurgien deux caractéristiques qui participent à la fois à son aura, à la crainte qu'il inspire et à une forme de déification (le chirurgien se prend effectivement pour Dieu…) : la maîtrise du feu, et le contact avec le sang. Le premier point, la maîtrise du feu, comme le forgeron, comme le Dieu Vulcain, fait de lui le maître de la matière. Il la modèle, la taille, la conforme à sa volonté comme le fer chaud que le forgeron modèle selon sa volonté, comme la lancette que le chirurgien façonne souvent lui-même, comme le fer ardent qu'il applique sur la plaie hémorragique. Monde métaphorique et réalité du geste technique se mêlent pour faire du chirurgien un démiurge, un Dieu créateur. Dieu, lui-même, n'a-t-il pas été, un court moment il est vrai, chirurgien lorsqu'il retira la côte d'Adam pour modeler Ève ?

Le deuxième point, c'est la maîtrise du sang, à la fois divin, car sang du Christ, et en même temps en contact avec le sang souillé, les sanies, ce qui lui confère une dimension démoniaque, un mal nécessaire, qu'il partage avec le boucher et le bourreau.

Le chirurgien est placé au même titre que ces métiers peu appréciés par Rabelais : « *bourreaux, meurtriers, arracheurs de dents, coupeurs de couilles, bouchers, chaudronniers...* » (Pantagruel, quart-livre 1552, chap. 31)

Henri de Mondeville, chirurgien de Philippe IV, admet que le « *peuple tient les chirurgiens pour des voleurs, homicides et pour les pires trompeurs* ».

Bien sûr, on s'en doute, les doctes (les médecins) ne se cachaient pas pour nous accuser d'être « *de méchante humeur et cruels* ».

Cependant, le chirurgien, Dieu créateur et modeleur de la matière doit composer avec un statut social peu reluisant, l'absence de reconnaissance par l'université et, surtout, avec une Église qui reste toute puissante, alors gare à celui qui échoue.

Car on ne pardonne pas une défaillance à un démiurge, et les plaintes, vengeances et récriminations en sont d'autant plus violentes, ce qui amènera le chirurgien prudent à déterminer rapidement devant témoin, ce qu'il présuppose advenir du malade ou du blessé, et l'issue à craindre ou à espérer. Même Ambroise Paré dût se justifier dans pareil cas (cf. « histoires de chirurgiens »). Le chirurgien est donc vil, cruel, incapable d'empathie, ignorant. À ce prix-là, autant confier sa vie à Dieu le Père.

On remarquera que le patient moderne, qui semble tenir en estime et accorder sa confiance au chirurgien, en cas de complication, sera le plus véhément. La colère de celui qui s'estime « raté » procède sans doute de la même déception vis-à-vis de celui qu'il avait mis sur un piédestal. Dont acte.

- *Salvifici Doloris*

Le jeune chirurgien vient de faire sa première intervention. Cela faisait longtemps qu'il attendait ce moment. Il a bien eu la main un peu tremblante, mais son chef était là, comme tous les chefs ont accompagné leur élève depuis des siècles. La notion de compagnonnage prend tout son sens à cet instant.

Cette expérience, pour certains, peut être traumatisante, mais il a manqué quelque chose. Il n'a pas entendu le patient gueuler pendant qu'il le découpait, il n'a pas eu besoin de deux costauds pour le contraindre sur la table pendant qu'il réduisait sa fracture. Demain il fera le compte rendu à son médecin traitant, et lui expliquera qu'on ne pouvait pas éviter la sanction chirurgicale.

N'y a-t-il rien de choquant dans cette formulation ? On parle de sanction !

La sanction, c'est la punition quand on a commis une faute. Alors l'acte de chirurgie serait là pour expier une faute ? On va voir que oui, sous certains aspects.

Car les moyens « d'anesthésie » sont connus depuis l'Antiquité, alors pourquoi n'avons-nous par pris en compte la douleur en Occident ? C'est peut-être parce qu'on considère que la douleur fait partie de l'acte opératoire ? Ce serait la conséquence d'influence religieuse ? D'ignorance et d'habitudes ? Car on est éberlué, de nos jours, de savoir que certains praticiens parmi les plus éminents considéraient vain de tenter d'adoucir le geste opératoire, Velpeau lui-même indiquant que la recherche de confort opératoire était une perte de temps !

Un problème dogmatique ?

« *Je le pensay, mais Dieu le guerist* ».

On doit cette célèbre maxime à Ambroise Paré, qui, s'il n'eut de cesse de bousculer ses prédécesseurs, se gardait bien de discuter la place de Dieu dans la destinée humaine.

C'était un axiome admis de tous, la pathologie, et plus généralement la destinée humaine était entièrement dans la main de Dieu, la maladie était l'expression de sa colère ou la juste peine d'une faute commise.

On a connu ainsi, durant toutes les grandes épidémies de ces processions de flagellants qui espéraient atténuer le courroux divin en s'infligeant une douleur expiatrice, du latin « expiator » : celui qui purifie.

Ainsi, il peut se comprendre que se faire « opérer » pouvait être considéré comme une tentative de contrevenir à la volonté divine. Seulement, si Dieu est miséricordieux devant le repentant, il n'y aura pas de peine infligée dans l'au-delà ! C'est donc ici-bas, dans cette vie terrestre, qu'il faut expier.

On pourrait presque, par un grand écart très osé, pourtant non sans certaines similitudes, comparer le chirurgien du Moyen Âge au bourreau. Le condamné, qui a violé la loi de l'Église en prenant la vie d'un autre, bénéficiera de la miséricorde de Dieu, qui est infinie pour le repentant, alors pour expier sa faute, c'est avant sa mort qu'il doit recevoir sa sanction. Outre la vertu éducative de la méthode de mise à mort, faut-il y voir une façon de partager la douleur du fils de Dieu qui a lui-même expié nos fautes sur la croix ? La parole est aux ecclésiastes.

Dans ces conditions, qu'il y eut un prix à payer était naturel et admis. La douleur ressentie ici-bas était le prix normal de la guérison. Un peu comme quand on dit qu'il faut souffrir pour être beau ou bien lorsqu'il est expliqué que « tu enfanteras dans la douleur » pour avoir désobéi à Dieu en mangeant le fruit défendu c'est à dire en contrevenant à la volonté divine :

Genèse 3 : 16

J'augmenterai la souffrance de tes grossesses, tu enfanteras avec douleur, tes désirs se porteront vers ton mari, mais il dominera sur toi.

Et puis, Jésus lui-même avait souffert sur la croix pour expier nos fautes, alors…

Tout cela relève de la réflexion philosophique, mais le quidam ? Il est assez peu probable qu'il ait poussé aussi loin la réflexion sur la douleur de l'acte opératoire. On peut penser que nos ancêtres avaient un rapport à la douleur différent du nôtre (comme il en est entre les peuplades), leur tolérance ou leur résignation peut être plus importante.

On trouve cela dans un passé plus récent parmi les guerriers du Japon pour qui la honte de la défaite ne peut être lavée que par la douleur auto-infligée (le rituel du seppuku). Il s'agit, comme dans l'Europe chrétienne d'une forme de douleur rédemptrice, non pas tournée vers un Dieu, mais vers la communauté.

Et pour le guerrier européen ? La douleur est-elle une preuve de sa valeur ?

L'imaginaire populaire et la tradition chevaleresque mettent en avant l'image du combattant bravant la mort, prêt à souffrir pour Dieu et son Roi. Cela concernait sans doute quelques exaltés, mais le soldat était-il prêt à souffrir après la bataille ? Son amour pour son Roi et Dieu le poussait-il à accepter sans broncher la morsure du fer ardent après une blessure ?

On imagine qu'il s'était fait une raison, car la douleur ressentie était sans doute le prix de sa survie, mais le succès rencontré par Ambroise Paré, qui abandonna le cautère au profit d'un onguent pour traiter les blessures de guerre montre bien que ces hommes, s'ils avaient un moyen d'échapper à la douleur, qu'elle soit salvatrice ou non, appréciaient de s'y soustraire quand ils le pouvaient...

La douleur rédemptrice, ou purificatrice est sans doute perçue comme telle par les ecclésiastes, qui y voient un moyen d'affirmer la toute-puissance de Dieu qui anime chaque chose et qui règle le destin de l'Homme, mais le quidam, l'homme de la rue, le soldat, accepte-t-il la souffrance avec la conscience de plaire au tout puissant et d'assurer sa place auprès du seigneur ?

On peut en douter, surtout quand on voit avec quelle célérité la possibilité d'une anesthésie s'est répandue dans la population à partir du milieu du XIXe siècle. C'était comme si l'humanité entière attendait depuis la nuit des temps un moyen d'adoucir son sort.

Pourtant on connaissait depuis longtemps les moyens d'atténuer la douleur et ce n'est qu'en 1847, que les premières anesthésies sont réalisées en France par Malgaigne. Auparavant la chirurgie était faite sans anesthésie, et on estime la mortalité péri-opératoire de 50 à 70 %.

Pour certains, poser une indication opératoire revenait à prendre une sentence de mort.

Et pourtant... Depuis des millénaires, l'opium est connu des civilisations orientales, et depuis le XIe siècle, les échanges avec l'Occident sont établis.

Paracelse, contemporain suisse du français A. Paré et du Belge A. Vésale, donne dès le XVIe siècle la formule du laudanum :

« *Prends une drachme d'opium thebaici, six onces d'ambre arantarium et six onces d'ambre citoniorum, une demi-once de cannelle et autant de girofle. Mélange et pile bien tout cela puis mets-le dans un vaisseau de terre muni d'un couvercle transparent. Laisse digérer au soleil ou au fumier pendant un mois. Exprime alors le tout que tu replaceras dans un vaisseau. Laisse digérer avec les ingrédients suivants : un scrupule et demi de musc ; quatre scrupules d'ambre ; une demi-once de safran ; enfin de l'ambre corallien et du magistère de perle, un scrupule et demi de chaque. Mélange après avoir, derechef, laissé digérer un mois. Prends alors un scrupule et demi de quintessence d'or, mélange à nouveau et tu obtiendras le spécifique anodin grâce auquel toutes les douleurs seront enlevées, à l'intérieur comme à l'extérieur. En outre, aucun autre membre ne sera plus touché.* »

Peut-être que la cherté du produit, la difficulté de le produire et un approvisionnement aléatoire ne le mettaient pas à la portée de toutes les bourses ?

Mais alors, et la fistule de Louis XIV ?

Il avait largement les moyens d'obtenir une analgésie, et il dut pourtant souffrir pendant 3 heures le geste opératoire du Sieur Felix, chirurgien du Roi.

En réalité, dès 1363, Guido de Chauliac, dans sa « *grande chirurgie* » indiquait une méthode d'anesthésie réalisée à partir d'extraits de plantes locales (la Jusquiame par exemple, fortement associée à la magie noire), au pouvoir sédatif et/ou analgésique, et avant lui, les savants Perses (Ibn Sina, 980-1037 ; Al Qasim, 936-1013) connaissaient eux aussi les moyens d'atténuer la douleur.

Pour autant ces moyens resteront très peu utilisés durant les siècles suivants, et c'est plutôt à grands coups de gnôle, quand elle était disponible, qu'on endormait certains blessés sur le champ de bataille ou à l'entrepont des vaisseaux de guerre.

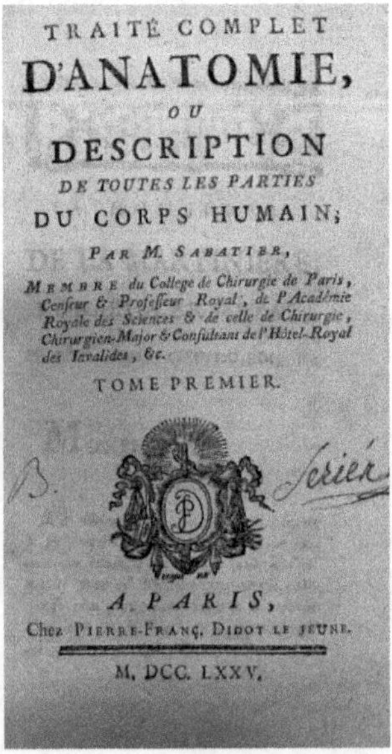
TRAITÉ COMPLET
D'ANATOMIE,
OU
DESCRIPTION
DE TOUTES LES PARTIES
DU CORPS HUMAIN;
PAR M. SABATIER,
MEMBRE du College de Chirurgie de Paris, Censeur & Professeur Royal, de l'Académie Royale des Sciences & de celle de Chirurgie, Chirurgien-Major & Consultant de l'Hôtel-Royal des Invalides, &c.
TOME PREMIER.
A PARIS,
Chez PIERRE-FRANÇ. DIDOT LE JEUNE.
M. DCC. LXXV.

Les livres, à cette époque étaient rares et chers, les chirurgiens, encore barbiers, étaient plus ce que l'on appellerait aujourd'hui des rebouteux que tels que nous les connaissons de nos jours.

Clairement, la chirurgie était réalisée par des ignorants d'anatomie, de physiologie, de pharmaceutique…, pour certains illettrés, ou en tout cas ne sachant pas le latin, ils n'avaient simplement pas accès à la connaissance livresque.

La diffusion du savoir était limitée avant l'apparition de l'imprimerie, par le simple fait de la rareté et du prix des livres copiés à la main par les moines.

L'apparition de l'imprimerie puis sa généralisation en Europe accompagneront l'essor de la chirurgie et la connaissance de l'anatomie.

Traité d'anatomie par M. Sabatier

On remarquera que même aux XVIIIe et XIXe siècles, alors que la littérature chirurgicale est désormais abondante, l'accent est mis sur la technique opératoire. Les suites opératoires ne sont souvent pas précisées, la survie du patient et ses éventuelles séquelles passées sous silence ; quant à l'anesthésie, elle n'est même pas évoquée.

Le chirurgien a donc une image qui varie selon l'interlocuteur et la réussite, ou non de son acte. Il est tour à tour une brute ignorante voire dangereuse pour le dépositaire du savoir hippocratique, tandis que pour les petites gens, il est faiseur de miracles voire demi-Dieu en cas de succès et infâme escroc en cas d'échec.

Les premiers défendent évidemment leurs prébendes, tandis que les seconds vont, au fil des siècles, substituer à leur religiosité la logique laïque d'un lien de causalité entre la qualité de l'acte opératoire et le résultat.

Ils ont oublié la dimension divine de la destinée humaine, car, même quand le geste opératoire est parfait, même quand le chirurgien est expérimenté, il arrive qu'il échoue. Car il n'est qu'un homme faillible par essence, et parfois le Malin, Dieu, le Grand Architecte, s'en mêle et se charge de récupérer son tribut en âmes humaines.

Le patient qui s'estime « raté » est d'autant plus vindicatif qu'il tenait le chirurgien en haute estime. De ce point de vue, les choses n'ont évidemment pas changé. Laisse-moi, jeune confrère, te conter l'histoire de la chirurgie, une histoire de lutte fratricide entre médecins et chirurgiens, où rancœurs personnelles, manipulation des autorités, ont stérilisé pour des siècles la nécessaire coopération des médecins et des chirurgiens.

- Bataille pour un postérieur... ou pour la postérité

La chirurgie telle que nous la connaissons aujourd'hui a été acquise de haute lutte. Franklin dans son *histoire de la chirurgie* parue en 1893 nous apprend que plusieurs batailles ont dû être menées par les chirurgiens à différentes périodes de l'Histoire de France :

- Du XIIIe au XVIe siècle les chirurgiens ont dû faire face aux barbiers
- Au XVIe siècle les chirurgiens ont dû faire face aux médecins
- Au XVIIe siècle avec l'histoire de la fistule de Louis XIV, l'âge d'or de la chirurgie apparaît, le triomphe survenant à la fin du XVIIIe siècle en particulier avec l'école parisienne et les élèves de Desault.

La fistule ?

Oui, la fistule du Roi, qui a donné un statut à la chirurgie, et fait de nous ce que nous sommes. Qui ne connaît pas cette histoire ? En 1686, le Roi Louis XIV souffre du séant. Ses médecins, en particulier le docte Antoine d'Aquin, diagnostiquent un abcès et intiment l'ordre au chirurgien du Roi (Maistre Félix) de le mettre à plat après avoir essayé de nombreux onguents et emplâtres, sans efficacité.

Ce dernier, traité comme le subalterne qu'il est à cette époque, a cependant une grande expérience et sait que l'incision de l'abcès est inutile car en réalité le Roi présente une fistule qu'il faut mettre à plat. Depuis Hippocrate, le traitement est connu, mais volontiers hémorragique. Félix s'exécute néanmoins devant la volonté des sachants.

Bien évidemment, la cure de l'abcès ne donne rien, et finalement Louis XIV se range à l'avis de son chirurgien en qui il a toute confiance, et c'est le séant tourné vers la fenêtre, que Félix opère l'auguste postérieur le 18 novembre 1686.

À l'aide d'un instrument spécialement conçu pour cette indication, un bistouri courbe dit « à la Royale », il tunnélise la fistule et la met à plat sur toute sa longueur, sphincter anal compris. Le Roi en conserva-t-il une incontinence ? La gazette ne le précise pas, mais Félix acquit à cette occasion une grande renommée et répéta à plusieurs reprises le geste salvateur sur les postérieurs fistulaires de nombre de courtisans qui se mirent en devoir d'imiter le monarque.

Quatre apothicaires inutiles étaient présents, qui n'eurent aucunement l'idée d'administrer un quelconque sédatif (ne parlons même pas d'anesthésique) au Roi. Celui-ci, résigné, eut à souffrir les trois heures de l'intervention sans se plaindre, bienséance royale oblige.

Les médecins, après ce geste salvateur, recommandèrent une saignée, afin de vider un peu plus leur illustre patient qui dormit dans son lit, précurseur inattendu de la chirurgie ambulatoire !

Le chirurgien, que l'on dit à cette occasion fort expérimenté, avait en fait testé la technique sur quelques culs de gueux des prisons royales avant de pratiquer le Royal séant. L'histoire n'a pas conservé la trace des documents de consentement des malheureux… Au bout de quelques mois, la plaie finit par guérir, sans surinfection. Le Roi, satisfait de son chirurgien, le gratifia de 150 000 livres, d'un domaine et d'un titre. On dit que c'est à cette occasion que Félix demanda au monarque la création d'un statut pour les chirurgiens. Mais avant d'en arriver là, il faudra attendre quelques années. Maître Félix s'éteint en 1703 et ne connaîtra jamais l'aboutissement de sa demande.

Pour la compréhension de l'histoire qui dure quasiment un millénaire, nous avons, artificiellement il est vrai, défini plusieurs périodes. En réalité, la guerre fratricide entre barbiers, chirurgiens et médecins fut pratiquement continue, parfois entrecoupée de fausse paix mais réelle animosité, pour reprendre régulièrement de façon plus ou moins violente.

Nous avons gagné la reconnaissance de notre savoir-faire contre l'obscurantisme, l'intolérance et les basses machinations. Le chirurgien apparaît régulièrement comme un être insoumis (un vrai), qui dépasse les dogmes, bouge les lignes, innove au prix de sa vie.

Nous décrivons cette histoire en deux parties.

2- PREMIÈRE PARTIE

- Obscurantisme ecclésiastique et renaissance carolingienne

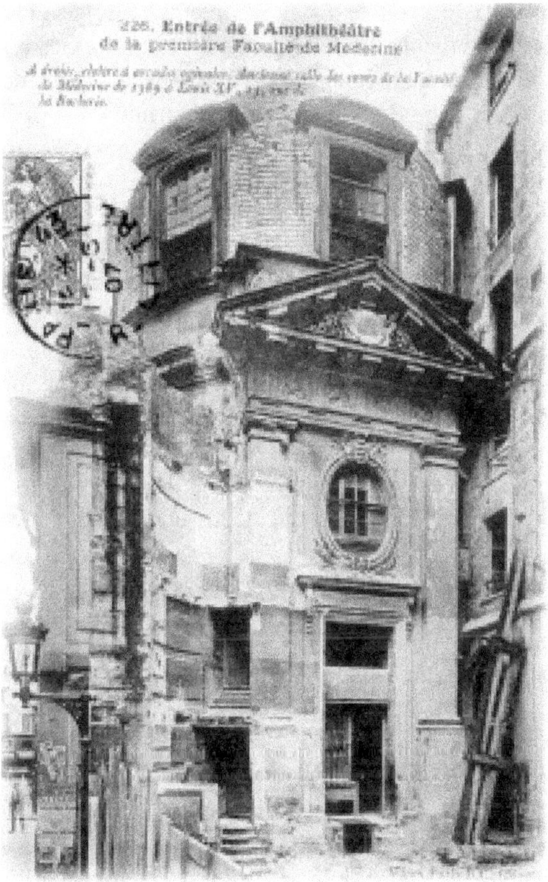

L'amphithéâtre de Saint Côme (Coll personnelle)

Au Moyen Âge, il est mal vu, en France, de travailler avec ses mains. Le travail manuel est considéré comme avilissant, plaçant de fait l'homme qui le pratique parmi les ouvriers. Le barbier, futur chirurgien, n'échappe pas à cette règle. Il ne fait pas partie du corps médical, il parle français et non latin, mais jouit souvent auprès de la population d'une grande confiance. Il est inscrit au registre des métiers à côté des maçons et autres artisans.

Il faut remonter à Carolus Magnus, dont on nous explique qu'il a inventé l'école, ce qui n'est pas tout à fait vrai.

En réalité, il publie en 789 un capitulaire (un édit) : l'*Admonitio generalis* qui impose à chaque évêché, monastère..., d'enseigner les psaumes..., la grammaire, dans le but d'uniformiser la langue, au service de la religion.

En 813, le concile de Mayence étend cette obligation aux églises qui doivent créer des « écoles rurales » dans le but de former les prêtres.

À cette époque, il n'y a pas de dissociation entre l'Église et la culture, le latin devient la langue des savants. Ces derniers sont donc formés non par l'État (on est loin des écoles communales) mais par l'Église, dans le but de la servir.

Les médecins sont donc des Clercs, ce qui leur impose l'obéissance aux lois de l'Église.

On met souvent en avant l'édit du concile de Tours, en 1163 (ecclesia abhorret a sanguine) ainsi que le IV° concile de Latran (1215)

Ce premier édit est de nos jours contesté par les historiens, mais il n'en est pas moins vrai que l'Église occupe une place centrale dans l'organisation de la société, en particulier auprès des médecins, à qui elle interdit de pratiquer la dissection sur cadavres ainsi que les interventions de chirurgie.

La chirurgie est donc délaissée au profit de la médecine, pratiquée par des « érudits » qui se contentent de répéter en boucle les aphorismes d'Hippocrate et reprendre les travaux (entachés d'erreurs anatomiques) de Galien, et ne connaissent le plus souvent que le clystère et la lancette, qu'ils font pratiquer à leur « valais bottés », les chirurgiens, qui à cette époque sont encore des barbiers.

L'université de Paris, objet de luttes entre la papauté et l'évêché

Les médecins-clercs durant la deuxième partie du XIIe siècle expriment la nécessité de faire valoir leurs spécificités : Ce sont des clercs, certes, mais leur formation est spécifique, et ils souhaitent se doter d'une règle qui soit par conséquent spécifique à leur fonction, c'est la naissance de l'université.

Soutenue par le Pape Celestin III, qui lui donne ses premiers privilèges en 1194, l'université doit quitter Paris pour échapper au courroux de l'évêque qui voit bien sûr lui échapper la formation de ces savants.

Grégoire IX devra intervenir pour assurer l'autonomie de l'université en 1231 et lui donnera ses grades.

Les arts libéraux sont en quelque sorte les précurseurs du collège et du lycée. Les deux premières années sont sanctionnées par l'obtention du baccalauréat, puis la licence est passée à la fin de la sixième année.

On accède ensuite à la faculté, qui dispense trois formations :

- La théologie, qui est la discipline reine (8 ans),
- La médecine,
- Le droit.

À la même époque, plusieurs universités se créent en France (Montpellier, Toulouse) et en Europe.

Mais si la voie royale est la médecine, la chirurgie est encore vue comme un spectacle de foire, peu digne de considération, elle est délaissée au profit de gens de basse extraction qui sont ignorants de l'anatomie, comme du soin.

Mais certains barbiers, s'ils ne parlent pas le latin, ont « l'intelligence de la main », c'est à dire de la pratique et commencent à prendre conscience de leur vraie valeur.

Car avant le XIIIe siècle, barbiers et chirurgiens ne font qu'un. Le barbier taille barbes et cheveux, pratique la saignée, incise les abcès. Il est souvent le seul recours de la population en cas de blessure. L'asepsie n'existe pas et il faut se considérer chanceux si les instruments ont été lavés à l'eau claire.

- Tentative de régulation

La situation bascule en 1268. Des chirurgiens, menés par maître Jean Pitard (ou Picard, 1248-1328), chirurgien de Saint Louis (Louis IX) puis du Roi Philippe III le hardi, puis de Philippe IV et de ses fils, qui se consacrent uniquement aux soins déposent chez le prévôt de Paris (Etienne Boileau) un projet de corporation.

Les statuts sont acceptés, la corporation de Saint Côme et Damien vient de naître. On remarquera que la corporation est inscrite dans le même registre que les corporations ouvrières.

Parmi ses prérogatives, assurer la nomination des chirurgiens postulants. À partir de ce moment, les chirurgiens, qui sont encore des barbiers, formeront un sous-groupe en théorie clairement identifié.

La confrérie des barbiers est dès lors formée des *barbiers de robe courte*, qui taillent barbe et cheveux et des *barbiers de robe longue,* qui se consacrent aux soins. On trouvera également des barbiers dits « *de perruque* », qui sont des valais en charge des perruques et postiches auprès des grands du Royaume. Ce sont des laïques. La situation se fige ainsi pour quelques années, mais dans un pays où l'État central est encore balbutiant, les règles sont rapidement contournées, et les barbiers de robe courte ont tôt fait de reprendre la lancette.

Philippe IV, le Roi de fer (1285-1314) créateur de l'État central et de l'administration d'État participera à organiser la chirurgie.

En effet, aux XIIIe et XIVe siècles, la guerre sévit en Italie, et des chirurgiens italiens qui n'ont rien à envier aux chirurgiens français en renommée et en technicité trouvent le salut à Paris, en particulier un certain Lanfranc de Milan (1250-1306), qui constatera la désorganisation de la chirurgie, le décret de 1268 n'étant absolument plus respecté.

C'est Philippe le Bel, en 1311, qui rétablira la juste séparation des professionnels par un édit qui ne sera pas plus respecté que le précédent, cependant 26 « faux chirurgiens » seront poursuivis et devront s'acquitter de lourdes amendes.

Le délit d'exercice illégal de la chirurgie est né, mais le décret royal est toujours aussi peu respecté…

Il sera reconduit mot pour mot en 1352 par le Roi Jean le Bon qui s'inquiète de constater que « *des meurtriers, des voleurs, des charlatans, (...) s'ingèrent de pratiquer publiquement la chirurgie malgré leur ignorance (...) nonobstant nos défenses* ».

Le même décret sera reproduit en 1364 par Charles V le sage. On pense la situation normalisée, mais...

Cette même année 1364, les chirurgiens de robe courte demandent à être dispensés du service du guet. Ils mettent en avant qu'ils sont souvent demandés la nuit pour des soins, au même titre que les praticiens de robe longue.

Accédant à leur demande, le Roi entérinait de fait la pratique de la chirurgie par les robes courtes. Par cette décision, il annulait un siècle de reconnaissance du statut de chirurgien.

On se retrouvait alors avec une congrégation comportant les deux robes, chacune ayant le droit d'exercer la chirurgie ; droit confirmé par une ordonnance royale en 1371, qui nommait le premier barbier du roi garde du métier, nul ne pouvant exercer sans l'autorisation du « *mestre des barbiers* ».

Il n'y avait plus de distinction sur la longueur de la robe, les barbiers avaient vaincu les chirurgiens.

La raison avancée par le Roi, étonnement moderne pour l'époque, est une question de santé publique : empêcher les barbiers d'exercer la chirurgie (*« bailler et administrer tous emplâtres, onguements et autres médecines convenables... »*) c'est limiter l'accès aux soins, notion toute moderne, « *des pôvres gens qui ont diverses maladies* ».

On insiste déjà sur l'accès aux soins d'une corporation protégée dont les tarifs en font des « *gens de grant état et de grant sallaire* ». À l'évidence, on n'a pas attendu une quelconque ministre de la Santé ignorante de la réalité de notre métier, pour nous reprocher le coût de la pratique… Alors il est vrai que le décret Royal limitait (en principe) le champ d'application du soin des barbiers « *aux boces, aposthumes et plaies ouvertes* », autrement dit la petite traumatologie, mais comme toujours, non seulement le décret Royal ne fut pas observé, mais en plus les abus étaient légion.

On eut ainsi des barbiers, jouant sur les mots (plaie ouverte) pour pratiquer l'opération de la taille ou de la hernie, sans aucune connaissance anatomique (et sans anesthésie du reste), geste qui ne leur était pas autorisé.

Les chirurgiens, bien évidemment, ont réagi devant cette forfaiture royale.

Ils se sont constitués sur les mêmes statuts que l'université, avec des grades (bachelier, puis licencié, puis maître) organisèrent des soins gratuits pour les indigents puis demandèrent à être admis parmi les médecins en janvier 1390.

Réponse cinglante de la rue de la Bûcherie : *Tanquamveri scholares et non allias.*

L'université concédait, à prendre les chirurgiens comme élèves, certainement pas comme des égaux en sciences. Ce n'était donc pas un « non définitif », mais les humiliantes conditions imposées les rendaient inacceptables par l'ordre de Saint Côme et Damien. On se rappellera que deux siècles plus tard, le plus célèbre d'entre les barbiers, Ambroise Paré, a commencé sa carrière en rasant et coupant le poil...

À cette réponse négative et insultante de la faculté, l'ordre de Saint Côme et Damien va réagir en renouvelant ses statuts (1396) et en durcissant les conditions d'admission des chirurgiens qui devaient « *faire et parler bon latin* ».

La situation reste inchangée pendant une vingtaine d'années, quand le prévôt de Paris, le 04 mai 1423, par décret, interdit aux barbiers d'exercer la chirurgie.

Victoire des chirurgiens !

Mais les barbiers font appel de la décision et sont rétablis dans leur droit le 04 novembre 1423.

Victoire des barbiers !

Bien évidemment, les chirurgiens ne pouvaient en rester là, ils firent appel de cette décision auprès du parlement, qui par décret du 07 septembre 1425 les condamnera et confirmera le décret précédent. Les chirurgiens, déboutés de leur exclusivité à exercer le métier, tentèrent un nouveau rapprochement avec la faculté de médecine en 1436, qui, comme en 1390, fit la même réponse :

Oui, les chirurgiens pouvaient être admis au sein de la faculté, mais uniquement comme écoliers...

Ceux-là mêmes qui dédaignaient les gestes techniques tentaient à nouveau de mettre la main sur la formation de la chirurgie, qui continuait à lui échapper.

Les choses en sont restées là jusqu'en 1465, quand Louis XI, à la demande de son barbier personnel, maître Olivier Le Dain, confirme l'ordonnance de 1371.

Par celui-ci, il rétablit le premier barbier du Roi comme « *mestre du mestier* », chargé d'organiser la profession, en particulier, la réception des postulants, qui doivent être reçus par des jurés désignés par lui-même.

- La Renaissance

Cette période charnière entre le Moyen Âge et l'âge des Lumières est une renaissance sous de multiples angles : technique, artistique, architectural, et politique.

La France peu à peu prend conscience de ses frontières (Philippe Auguste), affirme sa chrétienté (Saint Louis), affirme la centralisation du pouvoir (Philippe IV), affirme sa langue (François Ier), pour déboucher sur l'incarnation de la nation dans le corps du Roi avec Louis XIV.

La science médicale au sens large, elle, stagne. Elle s'est affranchie des règles de l'Église depuis longtemps, mais les luttes intestines ruinent les efforts des plus innovants.

On retrouve les trois ordres, médecins, chirurgiens et barbiers, qui se perdent en luttes de pouvoir.

Les médecins se bornent à répéter les formules des anciens, ils se refusent à examiner les patients, et confient les gestes techniques aux ordres inférieurs. La médecine ne progresse pas.

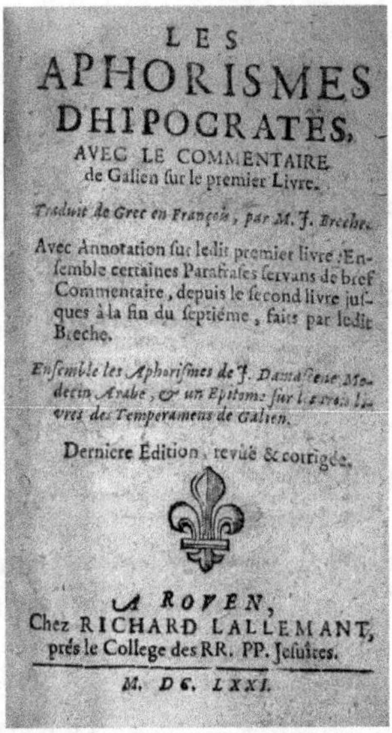

LES
APHORISMES
DHIPOCRATES,
AVEC LE COMMENTAIRE
de Galien ſur le premier Livre.

Traduit de Grec en François, par M. J. Breche.

Avec Annotation ſur ledit premier livre : Enſemble certaines Paraſraſes ſervans de bref Commentaire, depuis le ſecond livre juſques à la fin du ſeptiéme, faits par ledit Breche.

Enſemble les Aphoriſmes de J. Damaſcene Medecin Arabe, & un Epitome ſur les trois livres des Temperamens de Galien.

Derniere Édition, revuë & corrigée.

A ROVEN,
Chez RICHARD LALLEMANT,
prés le College des RR. PP. Jeſuites.

M. DC. LXXI.

Les aphorismes d'Hippocrate

Les chirurgiens, paradoxalement, stagnent autant que les médecins. Désormais lettrés, sachant le latin, ils se prennent pour des médecins, sans en être, et dédaignent les gestes techniques qu'ils abandonnent aux barbiers, qui seront les grands vainqueurs de la lutte tripartite. La chirurgie ne progresse pas.

Les barbiers, ne sachant ni le latin ni le grec, ne sont pas sous l'influence des textes anciens, et les livres sont encore rares et chers malgré l'invention de l'imprimerie à la fin du XVe siècle. Mais les barbiers ont des yeux pour observer et des mains pour faire. Ils sont proches du peuple, ils l'accompagnent dans les petits et les grands maux, et vont initier la révolution de la médecine par l'observation, la déduction et l'application.

Ambroise Paré, le père de la chirurgie moderne par son humanité, son sens de l'observation et de la déduction, va bientôt écrire les grandes pages de la chirurgie française de la Renaissance.

1505, Louis XII règne sur un pays plus ou moins pacifié, qui voit ses impôts sinon baisser (la taille), au moins utilisés pour le bien commun. La Bretagne est gagnée par l'union avec Anne de Bretagne. (1477-1514)

À l'extérieur, les guerres d'Italie se succèdent et se poursuivront sous François Ier.

Les guerres fratricides entre les trois ordres de l'activité de soin vont prendre un tournant « diabolique » sur l'initiative de la faculté de médecine :

Un apprenti chirurgien, Jacques Bourlon, que l'on dirait aujourd'hui télécommandé par la faculté, sollicita d'elle sa réception au titre de chirurgien, réception en principe du ressort de Saint Côme...

Bien entendu, la faculté accepte et nomme quatre docteurs qui examinent la demande et y accèdent.

Bien évidemment, la confrérie de Saint Côme protesta de ses prérogatives en la matière, mais rien n'y fit, et le postulant fut confirmé dans son diplôme.

La faculté de médecine, sans grande résistante de l'ordre de Saint Côme, venait de s'octroyer le droit de nommer les chirurgiens. Cette même année, un contrat est passé en ces termes, entre les barbiers et la faculté, devant le Prévôt de Paris :

- La faculté de médecine reconnait les barbiers en les autorisant à exercer la chirurgie.
- La faculté a désormais autorité pour la nomination des praticiens, qui doivent soumettre leur candidature à un collège de docteurs.
- La faculté s'engage à assurer ses cours en langue commune (c'est-à-dire en français).
- Les barbiers, quant à eux, s'engagent à ne pas se mêler de médecine et à se cantonner aux activités que leurs mains réalisent.
- Les barbiers reconnaissent leur statut de « *vrais escoliers et disciples* ».

Ainsi fut créé l'ordre des « *tonsores-chirurgi* ».

Ainsi l'ordre de Saint Côme et Damien était-il mis de côté.

Victoire totale de la faculté de médecine, qui ne reconnait comme praticiens que les barbiers qu'elle approuve et auxquels elle fait appel pour les soins techniques.

Les chirurgiens sont dépossédés de leur activité.

Privés de travail, ils n'avaient d'autre solution que de se soumettre à la faculté.

Défaite totale.

Le 31 janvier 1507, les chirurgiens font soumission à la faculté, qui bien sûr les accepte volontiers et confirme sa mainmise sur l'ensemble du soin.

Comme toujours depuis trois siècles, les accords sont rompus, cette fois-ci par les chirurgiens qui sont accusés de se mêler de médecine.

Bien sûr cela fut l'occasion d'un procès et d'une promesse de soumission de la part des chirurgiens, qui trois ans jour pour jour après ce premier accord (le 31 janvier 1510), affirmaient, toujours sans grande conviction, leur soumission.

On se rappellera qu'Ambroise Paré sera poursuivi pour la même raison, ayant consacré une partie de son œuvre au traitement des fièvres, activité qui relevait de la compétence des médecins, et non des chirurgiens...

La faculté était désormais en position dominante, gardant sous sa coupe les barbiers et les chirurgiens.

Bien évidemment, les querelles entre les « manuels » ne s'étaient pas éteintes, et la faculté, étonnamment, fit une erreur stratégique en confirmant les chirurgiens dans leurs prérogatives initiales, laissant aux barbiers peu d'activité, c'est-à-dire panser « *les clous, anthrax, bosses et charbons* ».

Humiliation suprême pour les barbiers, leur nomination était désormais sous la responsabilité des chirurgiens du Châtelet.

La situation était ainsi définie lorsque Ambroise Paré naquit en 1510 :

La faculté de médecine avait la main sur les chirurgiens et les barbiers.

Les Chirurgiens avaient la main sur la nomination des barbiers. Les barbiers, totalement défaits, rêvaient de se joindre aux chirurgiens, les chirurgiens se voyaient membres de la faculté.

Si la situation semble pacifiée, les rancœurs persistent. La confrérie de Saint Côme est érigée en collège en 1533.

- *Casus belli*

François Ier, qui songeait à créer une faculté de chirurgie, par une ordonnance de 1544, accorde aux chirurgiens les mêmes avantages qu'aux médecins, mais à deux conditions : ils devront chaque lundi, de dix heures à midi accorder leurs soins gratuitement « *en l'honneur de Dieu et sans ryen y prendre* » aux indigents, et les bacheliers, licenciés et maistres devront être instruits en latin.

Bien évidemment, cette ordonnance ne fut pas plus respectée que les précédentes. Seulement, il y avait le problème « Ambroise Paré ». Ce dernier avait acquis une grande notoriété, et depuis la mort de François Ier, il avait été nommé chirurgien de son successeur, le roi Henri II, sur son talent et son expérience, à la fois « hospitalière » et lors des nombreux conflits auxquels il avait assisté. Il fallait donc trouver un moyen de faire entrer l'illustre chirurgien dans le giron de la faculté, et en quelque sorte « régulariser la situation ».

On invita donc Ambroise Paré à demander sa reconnaissance officielle par le collège de chirurgie, ce qui posait un problème car l'ordonnance de 1544 imposait au récipiendaire de postuler et soutenir l'examen de délivrance en latin, langue inconnue de Paré. On passa outre cette règle pour si important membre, qui fut reconnu bachelier en septembre et docteur en décembre. Il semblerait que Henri II soit intervenu favorablement au profit de son chirurgien, qu'il tenait en haute estime.

10 juillet 1559, Henri II disparaît à l'issue d'une blessure lors du tournoi des Tournelles, en dépit de toute la science d'Ambroise Paré, qui ne pourra le sauver.

Bien entendu, la faculté de médecine voyait tout cela d'un mauvais œil, voulant absolument garder la main sur la formation du corps médical.

1575, la parution des œuvres d'Ambroise Paré donne à la faculté l'occasion d'engager des poursuites concernant le livret sur le « traitement des fièvres », qui sort bien évidemment des prérogatives des chirurgiens qui ne devaient assurer que les soins que leurs mains pouvaient assurer.

Casus belli.

Immédiatement, des poursuites sont engagées. Il faudra à nouveau l'intercession du Roi (Henri III) pour que les poursuites soient abandonnées.

Il faut remarquer que si le comportement d'Ambroise Paré, en débordant le cadre de sa fonction, avait permis de faire taire la faculté (momentanément), les chirurgiens eux-mêmes trouvèrent le moyen de lui reprocher la rédaction en français, rabaissant et diminuant le prestige de la chirurgie !

1576, Le Roi Henri III confirme le décret de 1544, favorable aux chirurgiens. La faculté, toujours à la tête de la contestation, parviendra à le faire annuler, et par vengeance et pour conserver la main sur les barbiers, elle obtient la présidence des examens de leurs futurs membres.

À nouveau, victoire (de courte durée) des médecins, alliés aux barbiers.

1579, le Pape Grégoire XIII intervient à son tour, et précise que tout bachelier, licencié dans son collège (de chirurgie), pourrait, comme tout licencié recevoir la bénédiction apostolique et obtenir le droit d'exercer.

1596, après des années de tergiversation, les chirurgiens sont admis à prêter serment auprès de la faculté de médecine.

Ils gagnent en reconnaissance, puisque la chirurgie devient une branche de la médecine. « *La chirurgie prise estroictement est propre à ceux que vulgairement on appelle chirurgiens, mais prise plus largement, elle appartient aux médecins* ».

Cette nouvelle reconnaissance fut cependant, au fil des décennies, fatale aux chirurgiens, qui, occupés à leurs intrigues et à la contemplation de leur suffisance, en perdirent leur technicité au point de devoir faire appel aux barbiers pour les gestes techniques. Pendant ce temps, la faculté perdait son temps en conjectures, en manifestant une mauvaise volonté flagrante contre toute nouveauté physiologique, qui contredisait Hippocrate ou Galien. Il en fut ainsi de la découverte de la circulation sanguine.

L'an 1655, les chirurgiens proposent enfin aux barbiers la fusion de leurs statuts.

C'est qu'en 1637, Louis XIII a créé les barbiers-barbants, c'est-à-dire un ordre de coiffeurs comme nous les appellerions de nos jours, ce qui reconnaissait de fait que les autres barbiers, les barbiers-chirurgiens étaient aptes à la pratique de la chirurgie

Il y eut donc désormais les chirurgiens-barbiers, qui parlaient latin, dont le collège de Saint Côme faisait passer les grades et conférait le droit d'exercer.

Et de l'autre côté les barbiers-chirurgiens, sans robe ni collège, mais qui devaient déférence à la faculté.

Bien sûr, la faculté, tatillonne, ne put s'empêcher de rappeler aux deux catégories de chirurgiens qu'ils n'étaient tous que des manœuvres que les médecins méprisaient.

Multitudes de procès, de disputes, de désaccords se succèdent pendant plusieurs dizaines d'années, jusqu'en 1660, quand un arrêt de justice impose aux deux ordres de chirurgie de s'unir, et de reconnaitre la tutelle de la faculté de médecine.

Succès retentissant de la faculté, en apparence seulement.

De Saint Côme, désormais sans utilité puisque les chirurgiens devaient leur nomination à la faculté, on supprima jusqu'à la chaire où Ambroise Paré lui-même avait siégé.

Bien sûr, les chirurgiens n'en restèrent pas là. Ils se souvenaient des édits anciens, en particulier celui de 1371, qui stipulait que leur nomination était sous la responsabilité du premier barbier du Roi. Ces anciens textes n'ayant jamais été abrogés.

Retour trois siècles en arrière. Les chirurgiens préféraient la nomination par l'un des leurs à celle de la faculté.

Il faudra attendre 1666, et un décret de police enjoignant les différentes corporations (les artisans, donc les chirurgiens) à respecter leurs devoirs, confirmant ainsi l'arrêt de justice de 1660.

La situation restera inchangée jusqu'en 1668, quand Louis XIV confirmera la nomination des chirurgiens non par le premier barbier du Roi, mais par le premier chirurgien, le Sieur Francois-Felix de Tassy.

- Victoire de la main

La faculté de médecine est victorieuse, mais seulement en apparence, car le décret de 1660, qui fusionne les deux ordres de professionnels sous la férule de l'université, ne lui permettait plus de les opposer pour conserver la main sur la chirurgie, qui désormais faisait corps contre les médecins.

Enfin, les barbiers avaient acquis auprès de la population et même de la Royauté une grande notoriété.

En 1672, Dionis, chirurgien du Roi est nommé par Louis XIV à la tête d'une chaire de chirurgie au jardin du Roi (jardin des plantes), au grand dam de la faculté de médecine qui ne put rien y redire. Dionis connut un grand succès.

1686, Felix, chirurgien du Roi parvient à obtenir la guérison de la fistule royale qui devint la maladie à la mode, tout courtisan sérieux se faisant le devoir de souffrir la même opération.

De cette intervention, Felix en retira cent cinquante mille livres et une terre portant titre de noblesse, mais plus encore, il acquit la confiance du Roi. La faculté rongeait son frein, n'osant s'y opposer. En 1699, les nouveaux statuts des chirurgiens sont publiés. La profession est sous le contrôle du premier chirurgien du Roi, assisté d'un lieutenant et quatre prévôts. Ces derniers devaient justifier de douze ans de maîtrise et ne pouvaient assumer que deux mandats de deux ans. Ils devaient régulièrement visiter les boutiques.

Fait étonnement moderne, la veuve d'un chirurgien pouvait poursuivre l'activité de son mari, à condition d'y entretenir un garçon chirurgien reconnu capable.

Si chaque maître ne pouvait assumer qu'un seul apprenti à la fois, ce dernier était clairement maintenu sous dépendance. Il devait entretenir la boutique de son maître, laver les instruments, tondre, couper et tailler la barbe pendant des années.

On se souvient qu'Ambroise Paré avait conçu une grande amertume lors de ses premières expériences professionnelles et il semble que ce soit à l'Hôtel-Dieu qu'il commençât réellement à s'épanouir. Felix, décédé en 1703, ne vit pas la concrétisation de ses vœux.

En 1724, Louis XV créait à St Côme cinq places de professeur de chirurgie, permettant enfin le développement de cours de chirurgie. C'en était trop pour la faculté qui depuis des années ravalait sa fierté. Il fut résolu de marcher sur Saint Côme dans le but de rendre ses prérogatives à la faculté, qui comptait bien conserver la main sur l'organisation et la formation du tout médical.

Un cortège de docteurs en grande tenue se forma et marcha sur St Côme, que l'on comptait bien prendre d'assaut.

Trouvant porte close, les manifestants, sous les assauts du froid et de la neige et les quolibets des chirurgiens comme des passants n'eurent d'autre solution que de rebrousser chemin.

Sûre de son bon droit, la faculté s'adressa au parlement. Elle tenait à être seule en droit d'enseigner la chirurgie, art qu'elle méprisait et ignorait, mais qui lui permettait de maintenir les chirurgiens sous sa coupe.

Coup de théâtre, la faculté fut déboutée de toutes ses demandes à l'exception de celle concernant les prévôts des chirurgiens, qui lui devaient allégeance et paiement d'un impôt annuel.

Sous l'influence de Maréchal, puis de La Peyronie, chirurgiens du Roi et lointains successeurs de Felix, allait naître l'académie de chirurgie, officiellement installée par le roi le 18 décembre 1731. Ultime humiliation pour la faculté de médecine, un médecin eut le premier prix de l'académie. Les cours à l'académie de chirurgie connurent un grand succès.

1743 : par un arrêt royal, les chirurgiens deviennent membres de l'université et ainsi les égaux des médecins.

1750 : les chirurgiens quittent officiellement le statut d'ouvrier pour devenir des notables bourgeois.

Les chirurgiens, émancipés de la tutelle des médecins, sont désormais maîtres de leur art, et autonomes dans leurs décisions. Les conditions étaient désormais réunies pour voir apparaître les grands noms de la chirurgie française, Desault, Bichat, Dupuytren, Larrey, Lisfranc...

3- DEUXIÈME PARTIE

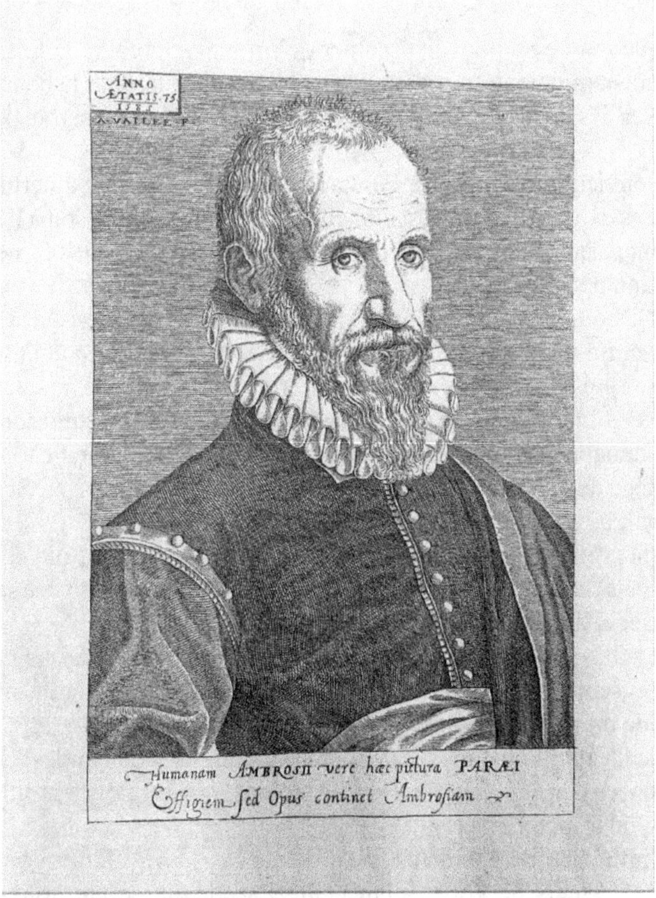
ANNO
ÆTATIS 75
A. VALLEE F.
Humanam AMBROSII vere hæc pictura PARÆI
Effigiem sed Opus continet Ambrosiam

- La chirurgie du temps d'Ambroise Paré

En cette époque de Renaissance, on voit donc s'affronter les médecins, les barbiers-chirurgiens (ou de robe courte, ou barbiers, qui sont les authentiques chirurgiens), et les barbiers lettrés (ou de robe longue, ou chirurgiens jurés) qui parlent latin et vont peu à peu abandonner la pratique opératoire au profit des seconds.

La carrière du plus illustre des chirurgiens de son temps est indissociable des guerres menées par la France et il faut l'admettre, c'est par les temps de conflit que la chirurgie progresse le plus. *La guerre est la véritable école du chirurgien* (Hippocrate).

On admet volontiers que l'on doit à Ambroise Paré différentes avancées dans le soin, comme la ligature vasculaire, la notion de soins postopératoires, ce que l'on appellerait aujourd'hui les mesures hygiéno-diététiques, mais surtout la

notion d'observation et de déduction. En réalité, ne disposant d'aucun examen paraclinique, les chirurgiens de cette époque avaient néanmoins des yeux pour voir et des mains pour toucher, et l'examen clinique devait être extrêmement complet, pour plusieurs raisons. La première : déterminer la nature de la plaie et sa profondeur, ce qui s'avérera être crucial lors de la généralisation des armes à feu. On se souviendra que c'est Ambroise Paré qui, le premier, posa les bases de la balistique dans l'évaluation du trajet du projectile.
Ensuite, déterminer la gravité de la lésion et le pronostic naturel de la blessure. En effet, on se plaint de nos jours des poursuites incessantes et souvent injustifiées des chirurgiens, mais à cette époque, on tenait volontiers pour incapable le chirurgien qui n'avait pu sauver le blessé, et ce n'est pas un procès qu'il risquait mais bien sa tête. On se souvient que lors de la bataille d'Hesdin, Amboise Paré, qui n'avait pu sauver M. de Martigue ne dut son salut qu'à la démonstration du caractère « certainement mortel » de la blessure. On se souviendra que Guy de Chauliac, Henri de Mondeville, agissaient de même deux siècles plus tôt.

Charles IX à Ambroise Paré :
– *J'espère que tu vas mieux soigner les rois que les pauvres ?*
– *Non sire, c'est impossible !*
– *Et pourquoi ?*
– *Parce que je soigne les pauvres comme des rois.*

Ambroise Paré, dit-on, traitait le gueux avec autant de soins que le grand seigneur, mais qu'en était-il sur le champ de bataille ?

À cette époque, les chirurgiens étaient le plus souvent postés en arrière, pas de service d'ambulance organisé comme lors des campagnes napoléoniennes. Les premiers soins étaient assurés par les compagnons des blessés, et des civils, en particulier des femmes, précurseurs des infirmières de la guerre de 1914. En réalité, la situation différait selon que son camp était le vainqueur ou non.

Les blessés du camp des vainqueurs, pour ceux qui pouvaient joindre l'arrière, étaient soignés, ce qui influençait positivement sur le moral des troupes, comme toute armée moderne l'intègre désormais.

Les blessés les plus graves, non transportables, restaient sur le champ de bataille.

Les blessés du camp perdant étaient à la merci du vainqueur. La vie de l'homme de troupe n'a pas de valeur, tandis que les seigneurs, susceptibles de payer rançon ont intérêt à être maintenus en vie. Dans ce cas, le blessé est conduit vers l'arrière, puis souvent vers un monastère ou un château voisin. C'est à l'abbaye de Cluny, par exemple, que furent soignés les blessés de la bataille de Crécy.

- La formation du chirurgien

Dans cette définition, nous considérons la formation du barbier-chirurgien.

Il est difficile de déterminer la durée des études de chirurgie. Frédéric II, pour l'école de Salerne, impose un minimum de cinq ans pour obtenir le grade de chirurgien. La formation en France serait plutôt de huit à douze ans.

En réalité, la formation chirurgicale française de la Renaissance n'est pas universitaire, mais collégiale, sous la gouverne du collège de Saint Côme, et sous forme d'apprentissage.

Il faut garder à l'esprit que le chirurgien est considéré comme un artisan, son activité est manuelle.

Il semble avoir coexisté deux filières, partiellement distinctes, avec des passerelles entre les deux formations : La filière **ordinale** et la filière **hospitalière**.

Dans tous les cas, la formation commence par un apprentissage :

- Soit auprès d'un maître en chirurgie désigné par le collège. Ce dernier doit avoir au moins 4 ans d'expérience.
- Soit à l'Hôtel-Dieu.

La filière ordinale est sous la responsabilité de Saint Côme. Pour être reçu maître, l'aspirant chirurgien devait :

Avoir au minimum 22 ans, sauf à être le fils d'un chirurgien (!)

Justifier au minimum de deux ans d'apprentissage auprès d'un maître (un an d'après A Franklin) et

* Soit de trois ans de travail auprès d'un maître

* Soit justifier au minimum d'un an en poste à l'Hôtel-Dieu. Pour postuler à la maîtrise, le candidat doit se soumettre au ***grand chef-d'œuvre***, qui comportait plusieurs étapes :

- L'immatricule
- La tentative
- Les quatre semaines
- L'examen final (ou de rigueur) et enfin le serment.

L'immatricule est un examen succinct, et correspond à l'inscription du postulant chirurgien au registre de la communauté.

La *tentative* est un examen soutenu devant 25 maîtres. Si le postulant est jugé apte, il peut se présenter à l'étape suivante, et préparer l'épreuve des semaines. Certains auteurs avancent qu'il faut attendre 2 ans avant cette étape.

Les quatre semaines correspondaient à 4 épreuves se déroulant sur un mois et portant sur l'ostéologie, l'anatomie, les saignées, les médicaments.

Après avoir satisfait à l'épreuve des semaines, vient en dernier temps « *l'examen de rigueur* ».

Après réception et prestation de serment, le postulant est nommé maître chirurgien et reçoit ses lettres de maîtrise.

Toutes ces étapes étaient payantes.

La filière hospitalière

Le contrat à l'Hôtel-Dieu porte sur six ans. On y entre comme compagnon (ou garçon-chirurgien) après quelques années d'apprentissage et sur concours. À l'issue de ce temps de service, que l'on pourrait comparer à l'internat d'aujourd'hui, les postulants passent un examen final, la *légère expérience*, qui est constituée de deux parties :

- Une partie sur l'anatomie, l'ostéologie, les fractures et luxations.
- Une partie sur les saignées, les apostumes (tumeur suppurante), les plaies et médicaments.

À l'issue de cet examen, le compagnon obtient la maîtrise et devient maître chirurgien.

C'est la voie suivie par Ambroise Paré, qui parviendra tout de même, bien que ne connaissant pas le latin, à acquérir le statut de chirurgien-juré par l'intervention du Roi (*in favorem regis*).

Il faut noter deux cas particuliers :

- Les compagnons « gagnant-maîtrise », qui sont des compagnons hospitaliers, à qui l'on remet le grade de maître en raison de conditions particulières (par exemple une pandémie). Ils s'engagent à assurer les soins aux malades et conservent leur titre sans avoir à repasser d'examen, en tout cas pour ceux qui survivent.
- Les « garçons de veuve », qui travaillent dans la boutique de la veuve d'un maître chirurgien décédé. Le garçon est choisi par le premier chirurgien sur sa compétence, pour un an renouvelable sans avoir à passer les examens de maîtrise. Ce système sera bien entendu dévoyé certains y voyant un moyen de gagner maîtrise sans examen ni dépense.

- Les gestes réalisés

Entre la chirurgie de la Renaissance et celle des Lumières, assez peu de différences, du moins dans la chirurgie du traumatisme, en revanche, c'est par l'anesthésie et l'asepsie que le champ d'application de l'acte opératoire va s'étendre.

Ainsi, les instruments sont assez similaires, au moins dans leur principe à ceux que nous connaissons : bistouris et rasoirs (et pierre à aiguiser), aiguilles à suture, scies à os, sondes et crocheteurs à balles, cautères appartenant désormais à l'histoire. Les actes opératoires se déterminent en huit catégories :

- Retirer un corps étranger
- Contrôler une hémorragie
- Sonder une plaie
- Cautériser une plaie
- Agrandir une plaie
- Fermer une plaie

- Trépaner
- Scier (un segment de membre).

L'excision de corps étranger était légion dans les plaies de guerre. D'abord concernant les traits/pointes de flèches ou de lance, puis balles de mousquet, et mitrailles. Fortes tenailles et daviers font partie du matériel à disposition. Pour retirer la pointe de lance qui blessa le bien-nommé « balafré », le Duc d'Aumale, Ambroise Paré dut se munir des outils du maréchal-ferrant...

Les pointes de flèche posaient le problème des ardillons, qui interdisaient l'extraction directe. Fichée dans le muscle, ou le gras d'un membre, la flèche était simplement repoussée et ressortie par sa pointe.

La difficulté concernait les pointes fichées dans l'os. Le chirurgien avait à sa disposition des canules creuses, à la manière des sondes cannelées modernes qui permettaient d'écarter les parties molles. En l'absence d'efficacité, il restait l'arbalète... Décrite au moins depuis Henri de Mondeville (chirurgien de Philippe le Bel), le principe repose sur un lien entre le corps étranger et un carreau d'arbalète, qu'un aide décoche. La puissance d'expulsion du carreau exerce une forte traction qui extrait les corps étrangers les plus difficiles. H. de Mondeville avoue n'avoir connu qu'un seul échec... Et on ne sait ce qu'il advenait des parties molles...

L'extraction des balles posait des problèmes différents, depuis déjà un siècle. Les sondes permettaient de repérer les balles les plus superficielles, mais leur emploi était dangereux : risque de lésion vasculaire ou nerveuse (G de Chauliac), et leur utilisation imprudente pouvait enfoncer un peu plus le corps étranger que l'on cherchait à retirer.

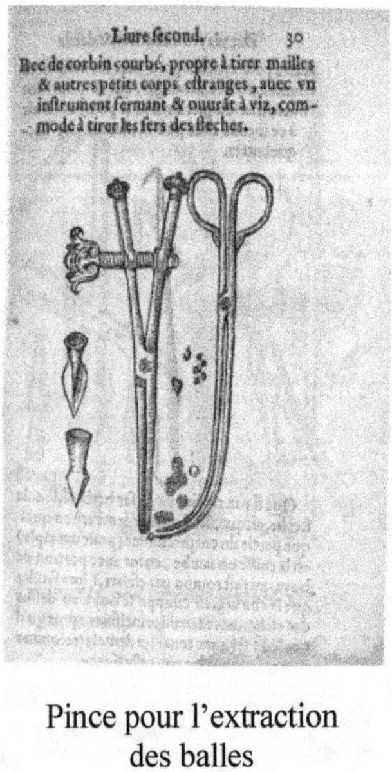

Pince pour l'extraction des balles par Ambroise Paré

Différents instruments furent dessinés et améliorés dans le but de saisir la balle. Ils avaient en commun une forme de bec de canard. Ambroise Paré fut particulièrement inventif en la matière.

La cautérisation (littéralement l'application du cautère) des plaies hémorragiques était la règle. On craignait deux complications principales : l'hémorragie et l'infection. À cela, s'ajoute, on le verra un peu plus loin, l'empoisonnement des plaies. On a souvent prétendu qu'Ambroise Paré était l'inventeur de la ligature vasculaire. En réalité, il en a effectivement décrit le principe dans son œuvre littéraire, et en a défendu le principe face à la faculté.

Mais le principe de la ligature vasculaire se retrouve dès l'Antiquité, et rapporté, entre autres, par Galien ainsi que par les chirurgiens arabes et perses. Il en est souvent ainsi des découvertes humaines, oubliées, et parfois redécouvertes.

Le cautère, procédé pour le moins barbare, consiste à appliquer un fer de taille et de forme variable sur la plaie pour en contrôler l'hémorragie.

La technique a une certaine efficacité, mais outre la méthode, pour le moins discutable, on pouvait craindre une surinfection ou une reprise de l'hémorragie à la chute de l'escarre. C'est exactement ce que la faculté reprocha à la ligature, que l'on soupçonnait de tomber prématurément.

En réalité, ce qui a rendu Ambroise Paré célèbre parmi les blessés, c'est l'utilisation d'onguents en lieu et place de l'ébouillantement des plaies par arme à feu. En effet, on pensait à cette époque que la poudre à canon était empoisonnée, car on constatait que ces plaies avaient une certaine propension à la surinfection.

Le traitement habituellement recommandé était de brûler la porte d'entrée à l'aide d'une huile bouillante versée directement dans la plaie.

La cause principale des surinfections, non comprise à cette époque, était liée à la contusion plus ou moins sévère des parties molles de la porte d'entrée, et la persistance de corps étrangers : la balle, mais encore terre, fragment d'étoffe...

Le traitement était à juste titre redouté par les soldats.

C'est parce qu'il manquait d'huile qu'Ambroise Paré eut l'idée de confectionner un onguent à base d'œuf et de térébenthine et d'en enduire la plaie de quelques blessés. Il n'en dormit pas de la nuit, inquiet et culpabilisant de s'être éloigné des principes thérapeutiques largement admis, mais eut la bonne surprise de constater, au petit matin, que les blessés n'avaient pas souffert, les plaies étant belles et propres, sans signe de surinfection. La nouvelle diffusa rapidement auprès des combattants et assura à Ambroise la reconnaissance des hommes de troupe.

Les plaies étaient-elles suturées, et comment ?

Il y a encore cent ans, un peu avant la Grande Guerre, les autorités chirurgicales, en particulier Delorme, recommandaient la fermeture des petites plaies. On sait aujourd'hui que les plaies anfractueuses, contaminées, aux contours contus ont un bénéfice à être laissées à la cicatrisation dirigée. Gui de Chauliac, quelques siècles avant Ambroise Paré, recommandait de laisser les plaies suppurer.

Pour la suture, le chirurgien disposait d'aiguilles droites ou courbes, à section ronde, carrée ou triangulaire. On sait désormais que ce sont les aiguilles à section triangulaire qui sont le mieux adaptées à la suture cutanée.

La nature du fil varie selon les époques et les auteurs. La soie est largement utilisée, de même que le lin ou le coton ciré. Théodoric Borgognoni (1205-1298) recommandait l'utilisation du boyau d'animal pour la suture des viscères, tout en désinfectant les plaies à l'aide de vin !

Il est intéressant de remarquer que ce fil d'origine animale, connu sous le nom de « catgut », était encore disponible à la fin du XXe siècle.

Les sutures étaient donc accessibles à nos prédécesseurs, qui connaissaient aussi bien les points séparés que les surjets.

Pour le visage, un « pansement » était collé et suturé sur lui-même pour rapprocher les berges d'une plaie peu étendue, témoignant d'un réel souci d'ordre esthétique.

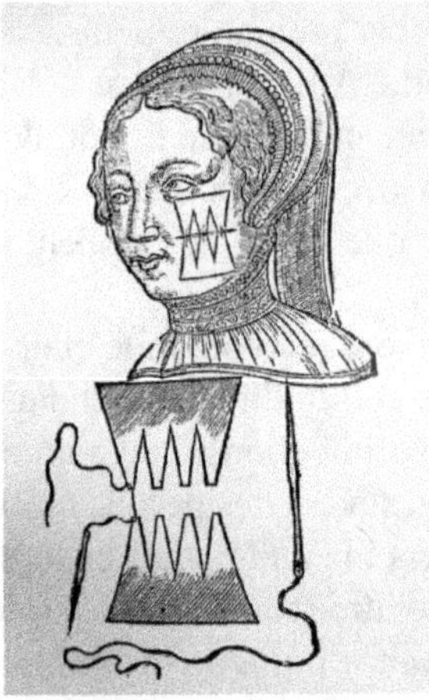

Pansement collé pour plaie du visage
par Ambroise Paré

Enfin, solution moderne, les plaies ne pouvant être fermées, sans doute du fait de l'œdème, étaient simplement rapprochées et fixées par une aiguille transversale et un laçage. On peut admettre qu'il s'agit là de l'ancêtre du laçage des plaies étendues, en particulier en cas de syndrome des loges.

Et la saignée dans tout cela ? Beaucoup de chirurgiens, des plus illustres, et encore récemment (voir plus loin l'épisode de l'assassinat du Duc de Berry), soutenaient que la saignée était recommandée, en particulier en cas de plaie hémorragique. C'est que quelques fins observateurs s'étaient rendu compte qu'en faisant une bonne saignée, du côté opposé à la plaie, l'hémorragie finissait par se tarir d'elle-même. Sans doute le saignement s'arrêtait-il faute de sang à évacuer...

Au-delà de ces soins de base, tous les instruments de la traumatologie moderne sont présents dans la sacoche du chirurgien, du moins les mieux pourvus. Scie, trépan, curettes, pinces à disséquer, écarteurs sont déjà disponibles et de bonne facture, mais la portée des gestes reste limitée par l'absence d'anesthésie.

Car à la Renaissance, la chirurgie est douloureuse, ce qui ne laisse pas de nous étonner. Nous avons déjà évoqué quelques raisons, en particulier religieuses, mais la vitesse à laquelle la nouvelle d'une chirurgie sans douleur s'est répandue au milieu du XIXe siècle montre bien que la demande était forte de la part des patients et blessés. Nulle considération philosophique ou religieuse ne pouvant résister à cette grande avancée. Et pourtant.

Pourtant, en Occident, dès le IXe siècle, on a trace de médications antalgiques ou plutôt soporifiques, disponibles en breuvage ou sous forme de fumigation.

Raban Maur (780-856), évêque de Mayence, cite la mandragore, mêlée au vin, à faire boire à « *ceux dont le corps doit être ouvert...* ». Selon les auteurs, des variantes existent, utilisant la jusquiame, le jus de pavot...

Guy de Chauliac, dans sa *chirurgica magna*, expose le moyen de constituer un gaz soporifique à l'aide de ces ingrédients et d'une éponge imbibée.

Et pourtant, pas de trace de l'utilisation de ces produits dans les mémoires chirurgicaux de la Renaissance, et même Louis XIV n'y eut pas droit. On peut émettre plusieurs hypothèses :

- La difficulté à contrôler le dosage de mélanges potentiellement dangereux ?
- La méconnaissance des chirurgiens ?
- L'absence d'empathie du chirurgien ?
- Une population résolue à souffrir ?
- Une plus grande résistance à la douleur ? Nous avons déjà discuté de ces hypothèses en début d'ouvrage.

En dépit de l'absence d'anesthésie, d'une propreté douteuse des instruments et des opérateurs, de nombreux gestes techniques sont rapportés par les chirurgiens de cette époque.

Les hémorragies constituent sans doute la complication immédiate la plus redoutée des combattants comme des chirurgiens. On connait de nombreuses méthodes pour arrêter un saignement, et on sait différencier le saignement veineux du saignement artériel. La compression directe de la plaie est quasi instinctive. Elle est faite manuellement ou par un pansement compressif, qui n'est réalisable qu'au niveau des membres.

Des onguents sont décrits depuis Avicenne (Hussein Ibn Sina), mélange hétéroclite de poil de lapin, d'aloès, de blanc d'œuf, tandis que d'autres préfèrent l'eau fraîche, éventuellement coupée de vin (à l'origine d'un spasme vasculaire au froid).

Aucun ne semble évoquer de point de compression à distance de la plaie, la connaissance de l'anatomie et de la circulation étant encore insuffisante à cette époque.

La fermeture des plaies hémorragiques est souvent mise en avant, ce qui constitue finalement l'équivalent d'une compression interne par l'hématome en formation.

Et toujours le cautère.

La ligature vasculaire supplante la trituration vasculaire, qui expose à la reprise hémorragique.

Pour certains auteurs, la section franche d'une plaie partielle d'artère est recommandée, avec pour objectif de provoquer un spasme vasculaire.

On le voit, le chirurgien n'est pas totalement démuni devant une plaie hémorragique, pour peu qu'elle ne concerne que les membres. Les hémorragies digestives des gros vaisseaux du tronc ne laissent que peu de chances au blessé de survivre.

Reste la problématique de la dévascularisation de membre, dont la complication naturelle, la gangrène, ne manque pas d'emporter le blessé en quelques jours.

Les plaies du cou ne permettent pas la compression autre que la compression de la plaie elle-même à condition que son étendue soit limitée. Dans ce cas, la dextérité et la rapidité du chirurgien seules font la différence, car seule la ligature rapide de l'élément vasculaire est à même de sauver le blessé (Roland de Parme).

Les plaies de taille et d'estoc sont souvent très hémorragiques, tandis que les plaies par flèche ou carreau saignent moins, mais de façon souvent cataclysmique lors de l'extirpation de la pointe. Les plaies associées de la trachée ou de l'œsophage sont des facteurs péjoratifs reconnus et hors de portée des chirurgiens de cette époque, car une hémorragie massive entraînerait immanquablement une inhalation.

Les plaies de nerf sont souvent négligées, et les avis divergent. Certains recommandent la suture du nerf (Lanfranc de Parme, Guy de Chauliac, Guillaume de Salicet), dont on se demande, étant donné la taille du fil et des aiguilles disponibles à cette époque, le résultat que l'on pouvait en attendre... D'autres, en cas de plaie partielle, recommandent de réaliser une section complète du nerf, dans le but d'en favoriser la cicatrisation. Enfin, fidèle au cautère, Roger de Parme recommande, lui, de brûler les éléments nerveux... On doute qu'une telle manœuvre soit à même de favoriser la repousse nerveuse, mais du moins peut-elle éviter la formation de névromes douloureux.

Les plaies digestives et du thorax, souvent mortelles rapidement, ne parviennent que rarement à l'arrière, et les soins restent limités.

Les plaies du thorax, enfin celles qui n'avaient pas été fatales d'emblée, étaient souvent dues aux flèches, carreaux et fers de lance. Tous les auteurs s'accordent sur la nécessité de retirer le fer. Reste à déterminer la suite des soins.

Plusieurs écoles s'affrontent : Lanfranc, Roger de Parme recommandent de se contenter de simples pansements... Henri de Mondeville recommande d'intervenir rapidement, de retirer le trait, procéder à l'évacuation de l'hémothorax et suturer la plaie qui ne doit pas être exposée à l'air, ce qui serait la source de la surinfection. Guillaume de Salicet, quant à lui, propose une solution intermédiaire, se contentant de soins, mais évacuant par une large incision basse une éventuelle complication septique.

Tous semblent insister sur le drainage des plaies contuses et vues tardivement.

Sans conteste, c'est Henry de Mondeville qui semble avoir la conduite la plus en phase avec les principes qui seront défendus par Larrey, cinq siècles plus tard. Dans tous les cas, le pronostic est sombre, et le blessé aura tout intérêt à recommander son âme à Dieu...

Les plaies abdominales, du moins celles qui sont non pénétrantes et se limitent au muscle et au tissu adipeux, sont traitées par suture, avec ou sans drainage.

Les plaies abdominales pénétrantes, c'est-à-dire ayant franchi le plan péritonéal, sont à subdiviser en plaies avec lésion d'un organe creux, celles comportant une lésion d'un organe plein (rein, rate, foie) et bien sûr celles concernant les gros vaisseaux).

Ces dernières sont généralement fatales.

Les conduites diffèrent beaucoup selon les auteurs. Albucassis, un peu plus tôt, considérant ces plaies comme fatales, se contentait d'atténuer les souffrances du blessé, mais décrivait dans le même temps la manière de suturer les intestins.

Les plaies abdominales pénétrantes ou avec éviscération ou écoulement de matière fécale sont redoutées car elles sont accompagnées de lésions du tube digestif.

Depuis Paul d'Egine, il est admis que les viscères exposés doivent être réintroduits au plus vite en raison de l'œdème et du gonflement qui rend la réduction impossible. L'agrandissement de la plaie peut être nécessaire.

On reste étonné, de nos jours, de savoir que les chirurgiens du XVIe, du moins les mieux formés et les plus hardis, savaient traiter les plaies perforantes des intestins !

La suture des plaies de l'intestin fait consensus, comme le fait que le patient est considéré comme condamné. On recommande au blessé et bientôt opéré de se confesser. En la matière, un excès de prudence ne saurait nuire au blessé...

Albucassis, au XIe siècle, recommandait la suture des intestins au boyau d'animal. Certains vont jusqu'à mettre en place un tuteur dans la lumière intestinale afin de limiter le risque de sténose. Arculanus de Padoue, propose le manchonnage de la suture digestive par du boyau animal.

On se rappellera le désarroi dans lequel se trouvèrent les chirurgiens lors de la première guerre mondiale, confrontés à des blessures abdominales provoquant de nombreuses plaies du tube digestif, littéralement « haché » par la mitraille, et au-delà de toute ressource technique.

Les plaies par arme à feu gagnent les batailles.

Depuis plusieurs décennies les blessures ne se limitent plus aux plaies de taille et d'estoc, car sont désormais présents sur le champ de bataille canons et mousquets.

Les chirurgiens ont remarqué depuis longtemps que ces blessures, outre la problématique de la persistance d'un corps étranger dans la plaie, posaient le problème de la surinfection. Par analogie aux traits empoisonnés, auxquels ils étaient familiers, ils en déduisirent que la poudre des armes à feu était empoisonnée, causant leur infection.

La plupart des chirurgiens de cette époque admettent cette hypothèse. Seul Berengario di Carpi (1470-1530) évoquera deux hypothèses principales à la surinfection :

- La contusion des parties molles par la pénétration d'un projectile rond (contondant et non pénétrant).
- La brûlure des parties molles par la balle échauffée par l'explosion.

Ambroise Paré est connu pour sa description des plaies par arme à feu. En réalité de nombreux ouvrages ont déjà traité de la question lorsque Ambroise se fait connaître. On sait en particulier qu'il eut accès, pendant ses études, aux travaux de Jean de Vigo.

En revanche, Ambroise Paré est le premier, dès 1564, à avoir décrit l'effet de souffle.

Quelle meilleure solution que le feu pour neutraliser un poison ? Le traitement généralement admis, est l'application d'huile de rosa, chaude voire bouillante (Jean de Vigo) quand certains restent fidèles au cautère (Brunschwig), d'autres sont favorables aux corrosifs tels le vitriol, la chaux vive (Henri de Mondeville).

Tous recommandent les mêmes mesures « postopératoires » : diète, saignée et purgation.

La particularité d'Ambroise Paré est d'avoir substitué un onguent à base de térébenthine à la cautérisation de la plaie.

Les amputations, qui accompagnent l'imaginaire populaire, quand on évoque les batailles de cette époque ne sont en réalité pas si fréquentes. Pendant les croisades, on rapporte l'épisode d'une amputation de jambe réalisée à la hache horrifiant le médecin sarrasin qui consultait le blessé (qui en mourut). S'agit-il d'une réalité ? Ou d'une fable destinée à soutenir le caractère grossier et inculte du chirurgien croisé ?

Contrairement à ce qui sera professé lors des campagnes napoléoniennes, peu d'amputations sont réalisées sur le champ de bataille, essentiellement en raison du risque hémorragique. Albucassis recommandait cependant l'amputation immédiate en cas de fracas du fémur et « *écoulement de la moelle* ». Le risque d'embolie graisseuse en cas de fracture du fémur est aujourd'hui identifié.

La technique d'amputation a évolué au fil du temps, en même temps que naissait la conscience d'une réhabilitation fonctionnelle de l'opéré. Les œuvres d'Ambroise Paré sont riches d'exemples d'appareillage, mais à cette époque, l'amputation est faite sur un seul niveau, parties molles et segment osseux. La tranche d'amputation était passée au fer ardent pour limiter l'hémorragie. Dans ces conditions, la cicatrisation de la tranche d'amputation est longue et difficile, essentiellement du fait de l'exposition osseuse. Ne parlons même pas de la possibilité d'appareillage.

Avec le temps, est apparue l'amputation sur deux niveaux distincts. Les parties molles sont toujours sectionnées de façon circonférentielle, mais l'aide les rétractant en direction proximale permet une ostéotomie un peu au-dessus de la tranche d'amputation, facilitant la cicatrisation.

Enfin, la nécessité d'obtenir un moignon « appareillable » conduira à dessiner un bivalve, facilement refermable, et permettant un appareillage de qualité.

L'amputation de Lisfranc est caractéristique de la prise de conscience des chirurgiens d'adopter une technique opératoire à même d'améliorer la fonction résiduelle.

Les fractures sont traitées depuis l'Antiquité. Bien entendu, si on connait les immobilisations et même les tractions, les ostéosynthèses telles qu'on les connait aujourd'hui sont hors de portée des praticiens. Pour cela, à part quelques expériences ponctuelles, il faudra attendre la fin du XIXe siècle.

Le repos et la durée de l'immobilisation permettent d'obtenir la consolidation osseuse. On sait réduire les déformations les plus évidentes, mais en l'absence d'imagerie, on se contente bien souvent d'un alignement clinique. Les chevauchements osseux, les cals rotatoires et les accourcissements post-fracturaires sont légion.

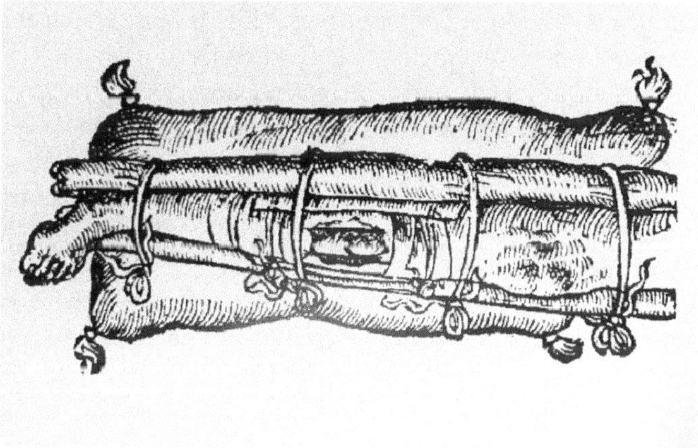

Manière de traiter les fractures par Ambroise Paré

Reste le problème des fractures ouvertes. Les plaies de faible étendue, que nous appellerions Cauchoix 1, ou équivalentes peuvent être suturées directement ou bien faire l'objet de soins réguliers jusqu'à obtenir la cicatrisation spontanée, les autres, malheureusement, sont souvent promises à la surinfection et à l'amputation de sauvetage.

- L'Hôtel-Dieu

L'Hôtel-Dieu, modèle de l'hôpital du Moyen Âge, est, au regard de nos standards actuels, un concentré d'erreurs grossières.

L'Hôtel-Dieu, développé sur une surface de 13 000 m^2, a accueilli jusqu'à 4800 patients, soit moins de $3m^2$/personne, tout juste de quoi tenir allongé !

L'établissement est à l'évidence surchargé et inadapté au flux de malades.

En réalité l'Hôtel-Dieu n'est pas un hôpital au sens où on l'entend actuellement, car il faudra attendre 1851 pour que les activités de soin et d'accueil des indigents soient séparées, la première devenant l'hôpital proprement dit, la seconde l'hospice.

À la Renaissance, l'Hôtel-Dieu de Paris existe depuis déjà environ mille ans. Il fut créé par Saint Landry, évêque de Paris en 651 pour accueillir les Parisiens dans le besoin. C'est la « domus dei parisiensis ». À sa création, l'institution est un modèle de compassion religieuse, qui accueille aussi bien les malades que les indigents.

L'établissement sera détruit, reconstruit et adapté à ses missions à plusieurs reprises pour prendre sa forme définitive vers 1255. Il sera agrandi et remanié en permanence jusqu'à sa reconstruction à la fin du XIXe.

Initialement situé au sud du parvis de Notre-Dame, sur la rive gauche du petit bras de la Seine, l'Hôtel-Dieu sera détruit et reconstruit à droite de la Cathédrale à partir de 1867.

On connait les conditions d'accueil des malades, elles sont catastrophiques.

André Vésale, visitant l'Hôtel-Dieu aurait manifesté son dégoût des conditions imposées aux patients ; plus tard, l'Empereur Joseph II, scandalisé par ce qu'il vit, en fit la remarque à Louis XV qui prit la décision de détruire l'hôpital. Les projets se succédant, il faudra attendre environ un siècle pour que le vénérable mais dangereux établissement soit démoli.

C'est que l'Hôtel-Dieu est dangereux pour les patients, comme pour les Parisiens. Tout est fait pour que les maladies et la vermine prospèrent : vingt-cinq grandes salles (à différentes époques), étouffantes en été, sans circulation d'air, et glaciales en hiver ! Ambroise Paré, dans ses mémoires, précisa qu'il eut à amputer nez et oreilles du fait des engelures.

Ces salles, qui étaient placées sous le patronage de Saint Charles, Saint Roch, Saint Antoine – il fallait bien cela pour espérer sortir vivant de ce cloaque –, sont toutes munies de plusieurs rangées de lits dits grands et petits.

Les grands lits peuvent accueillir jusqu'à six « patients », installés tête-bêche, vivants et mourants ensemble, scrofuleux et tuberculeux côtoyant les blessés, sans aucune prise en compte du risque infectieux.

Les plaies, même les plus simples se compliquent et évoluent vers la gangrène, les ulcères ne guérissent pas.

Tenon et Lavoisier, mandatés par Louis XVI (1788) pour inspecter l'hôpital, parlent de « *lits d'amertume et de douleur* ».

Les patients sains avaient donc de bonnes chances d'être contaminés par les infectés, l'Hôtel-Dieu réservoir de réinfection perpétuelle constituait pour la ville entière un foyer d'infection où la gale et la vermine infestaient autant les hospitalisés que les soignants.

Ambroise Paré lui-même eut à inciser un abcès que la peste lui laissa sur le ventre.

Au-delà de la promiscuité, l'architecture autant que les règles de fonctionnement de l'institution ne pouvaient qu'aggraver la situation :

- Mauvaise conception des locaux, pas de renouvellement de l'air, surchargé de « miasmes », pas d'évacuation des sanies et déchets.
- Pas de séparation franche des salles entre elles, aucune spécifiquement réservée à la chirurgie « propre » ou aux infections, les soignants passant librement de l'une à l'autre.
- Pas de renouvellement systématique des paillasses, tout juste une brassée de paille de temps à autre.
- Les hardes des morts directement distribuées aux nouveaux arrivants...

Et pourtant, de 1699 à 1832, Paris ne connut aucune épidémie sérieuse, en dépit de la crasse des rues, des déchets jetés à même la Seine (le tout-à-la-Seine a précédé de longtemps le tout-à-l'égout), eau de Seine que d'autres buvaient en aval...

Il y avait bien une « salle des opérations », à l'Hôtel-Dieu mais entourée de toute part de salles contaminées.

Les interventions s'y font à même le lit, au vu de tous, ceux qui, déjà opérés et encore en vie, aspirent à un peu de repos, et ceux qui, opérés le lendemain, auront un avant-goût de leur supplice. Les résultats sont catastrophiques, on compte une mortalité globale (sur une période de cinquante ans) d'un opéré sur quatre, contre 1 sur 25 à l'hôpital d'Édimbourg !

Dionis (chirurgien au jardin du Roi Louis XIV) précisait qu'à l'hôpital de Versailles, la mortalité après trépanation était proche de zéro, tandis qu'aucun ne survivait à l'Hôtel-Dieu.

Malgaigne, vers 1830, rapportera des chiffres similaires.

Tenon prit le temps de comparer les résultats de l'Hôtel-Dieu et ceux de l'hôpital de la Charité, où la mortalité était deux fois moindre, pour une population similaire, et dans la même ville.

C'est qu'à la Charité, les malades étaient seuls dans leur lit, l'hospitalisation était plus courte (23 jours contre 43), l'air des salles était régulièrement renouvelé.

En 1781, on recommande, par lettres patentes de ne placer qu'un malade par lit.

En 1786, on entreprend de chauffer efficacement les salles, ce qui évitera au moins les amputations de membres gelés.

C'est une intervention extérieure, la visite de l'allemand Johann Hunezorski, visitant les hôpitaux et faisant le rapprochement entre le taux de surinfection et la proximité des salles de chirurgie avec celles des fiévreux qui fera prendre conscience de la nécessité de disposer de salles d'opérations spécifiques et clairement identifiées.

Il faudra encore quelques décennies pour que peu à peu des mesures de bon sens soient prises, comme le changement régulier des draps à l'initiative de Dupuytren et que l'Hôtel-Dieu tienne une place prépondérante dans la chirurgie française, par les apports de Desault, Bichat, Dupuytren, Lisfranc...

- La dissection

La formation des chirurgiens, on l'a vu, est essentiellement pratique et basée sur l'apprentissage. Si les gestes techniques peuvent être transmis de façon efficace, ce qui pèche, c'est l'anatomie.

La dissection est une profanation depuis la publication de la bulle « *de sepulturis* » par Boniface VIII, en 1300, qui condamne toute dissection qui ne serait pas expressément autorisée par le Saint-Siège.

On se souviendra que Guy de Chauliac fut autorisé, exceptionnellement, à pratiquer des dissections pendant une épidémie de peste, dans le but d'en définir la cause.

En 1396, une ordonnance de Charles VI autorise une dissection annuelle à la faculté de Montpellier.

À Paris, c'était bien sûr la faculté qui avait le monopole du cadavre de supplicié à découper.

En 1660, un nouvel arrêt royal autorise deux dissections annuelles, réalisées par les chirurgiens ou les barbiers, tandis que les médecins se contentaient de lire Galien, dont l'anatomie était fausse, comme le démontra dès le XVIe siècle André Vésale. Ces deux dissections étaient autorisées uniquement à la faculté de Médecine, sur demande du doyen.

Il est bien évident que deux séances de dissection par an étaient insuffisantes pour assurer la formation des chirurgiens et barbiers.

Ces derniers mirent alors au point un stratagème avec les bourreaux pour qu'ils leur abandonnent le cadavre encore chaud des condamnés, moyennant espèces sonnantes et fausse agression, afin que ce dernier ne risque pas de poursuite.

Le cadavre était disséqué dans une échoppe de barbier, à l'abri des regards et du guet. Depuis 1630, les contrevenants risquaient 400 livres d'amende et la fermeture de leur boutique tandis que le chirurgien qui aura été convaincu d'assister à la séance de dissection se verra, lui, privé de sa maîtrise (arrêt du parlement du 27 mars 1657).

La faculté était à la manœuvre, bien sûr. Elle organisait bien ses deux séances annuelles, mais entendait surtout empêcher les chirurgiens de s'instruire hors de sa juridiction.

Malgré les poursuites et la sévérité des peines, le trafic continuait de plus belle. C'est que pour livrer un cadavre frais à la faculté, sur demande écrite du doyen, le bourreau percevait 3 livres, tandis que les chirurgiens en offraient plus de cinquante.

Les « voleurs de cadavres » ne mirent pas longtemps à comprendre que les poursuites, rares, se limitaient le plus souvent à une simple amende, et nombreux furent les chirurgiens qui se servirent directement au gibet, comme Vésale à Montfaucon en son temps.

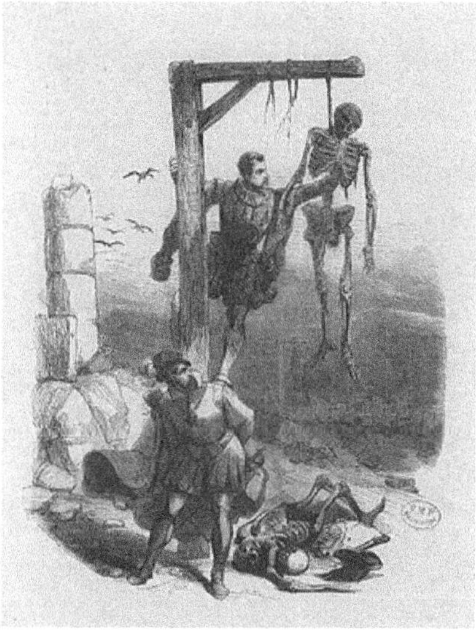

André Vésale subtilisant le cadavre d'un pendu

Le développement des connaissances en anatomie fut concomitant du développement de l'édition. Les livres, encore assez chers, devenaient disponibles, s'échangeaient, se revendaient d'occasion, passaient de main en main tandis que l'anatomie, la physiologie, la pathologie... infusaient de cerveau en cerveau.

Nombreux furent les chirurgiens qui publièrent, qui un précis d'anatomie, qui un atlas de pathologie. L'anatomie restait encore très descriptive, pas encore totalement topographique et encore moins opératoire.

Au moins, les erreurs de Galien avaient-elles été corrigées. Desault, bien que peu connu de la population, est sans doute l'un des chirurgiens du XVIIIe siècle les plus importants.

Le « bourru-bienveillant », comme l'aimaient à l'appeler ses élèves, fut l'un des précurseurs de l'anatomie opératoire, science qui sera poursuivie par Dupuytren et ses successeurs. Avec son élevé et fils spirituel, Xavier Bichat, il sera à l'origine (avec beaucoup d'autres) de la « Société d'émulation » qui publiera annuellement ses mémoires pendant de nombreuses années, précurseur de nos revues mensuelles de chirurgie.

Chapitre II
Trois grandes avancées

Les fractures font partie du quotidien de l'homme depuis la nuit des temps, depuis qu'il chasse, qu'il se bat ou simplement se déplace.

À une époque où les faibles et les blessés étaient un fardeau pour des communautés nomades, ils étaient abandonnés à leur sort. Et pourtant, de nombreux artefacts archéologiques mettent en évidence des fractures consolidées, en particulier des os longs fortement sollicités comme le fémur.

Pour obtenir la consolidation de telles fractures, il a fallu que le blessé reste allongé pendant une longue période, et que la communauté prenne soin de lui, le nourrisse, le protège.

Cela exclut de facto que la communauté poursuive sa vie nomade.

La prise en charge de ce type de blessure est-elle un marqueur de la sédentarisation ?

Pour certains, la prise en charge de ces blessés serait le signe d'une humanisation qui fait rentrer ces groupes primitifs dans la communauté des hommes modernes (Margaret Mead, 1901-1978).

L'absence d'anesthésie, le risque infectieux, l'absence de visualisation efficace de la lésion ont cantonné la prise en charge des fractures à la simple immobilisation, tandis qu'en cas d'infection, seule l'amputation que l'on qualifierait de « sauvetage » laissait au blessé une once d'espérance.

On citera le grand Joseph Desault, chef de service de l'Hôtel-Dieu :

« *Parmi les techniques chirurgicales dont l'évaluation est un marqueur de la technicité et l'humanité des praticiens, se trouve l'amputation car il est des cas dans la pratique de la médecine, où la certitude de la mort autorise des moyens qui trop souvent ne laissent que la probabilité de la vie (...) et qui, plaçant l'homme entre les dangers de son état et les hasards d'une grande opération ; ne lui laissent que la ressource de l'exposer à ceux-ci, pour se soustraire aux premiers* ».

Prologue

Juché sur sa monture, humble en dépit de sa notoriété et de la profondeur de sa science, accompagné de ses servants, le médecin du Sultan vient de franchir la distance entre Damas et Jérusalem.

Couvert de poussière, assoiffé, il est reçu avec une grande déférence par les serviteurs musulmans des croisés, et conduit sine die vers son patient.

Le colosse, qui doit le dominer d'au moins une tête, est allongé sur sa couche, la jambe droite, siège d'une blessure dont s'échappent des sanies malodorantes, repose sur un coussin. La plaie initiale, banale, ne fut lavée qu'après plusieurs heures, puis couverte de charpie et hermétiquement pansée.

L'os de la jambe est brisé et stabilisé entre deux planchettes.

La pièce est petite, mal aérée, sans aucune décoration à l'exception d'une simple croix de bois.

Dès l'ouverture du pansement, le médecin constate la présence d'une collection qu'il met à plat sans attendre.

Laissant la plaie au bénéfice de l'air ambiant, il organise plusieurs lavages par jour, veille à la bonne aération de la chambrée et à une alimentation riche du blessé.

En quelques jours, la plaie commence à s'assécher et l'état général du blessé s'améliore.

La fracture, dont les fragments sont partiellement visibles, peut se solidifier si l'alitement est suffisamment long et la nourriture du blessé adaptée.

Apprenant la présence du médecin mauresque, le Sieur Jehan, chirurgien-barbier réputé pour sa sagacité et sa dextérité, entre dans une colère sans nom. Seules la grâce de Dieu et une prise en charge « volontaire » peuvent sauver le blessé qu'il demande à voir sans délai.

Maître Jehan est un barbier honnête, qui a toujours su prendre les bonnes décisions, tous ses survivants lui sont reconnaissants. Stupéfait de constater la présence de cette plaie suppurante, que personne n'avait eu le courage de traiter de façon définitive, il s'adresse ainsi au blessé : préfères-tu vivre avec une jambe ou mourir sur deux ? La réponse fut rapide, et le blessé, en dépit de l'amélioration de son état, opta pour l'amputation.

Un Franc vigoureux fut diligenté prestement auprès du blessé pour abattre la jambe d'un coup de hache salvateur. Il dut s'y reprendre à plusieurs reprises, mais finit par faire tomber le membre du malheureux, qui mourut unijambiste, quelques heures plus tard.

On raconte que le savant s'en retourna à Damas dépité par autant de barbarie et de méconnaissance.

Il est difficile de s'assurer de l'authenticité de ce discours, qui contient peut-être autant de véracité que de propagande, mais force est de constater, que du point de vue technique, l'amputation pour radicale qu'en soit la décision, est un acte brutal. On connaît ainsi des techniques d'amputation d'orteil réalisées « sur billot et au ciseau à bois », ou d'amputation digitale à la tenaille.

À cette époque, en Europe, incision cutanée, incision des masses musculaires et ostéotomie sont réalisées au même niveau. Le moignon est souvent laissé à la cicatrisation spontanée, en espérant une cicatrisation, rarement obtenue avant au moins deux mois et d'autant plus longue et aléatoire que la surface osseuse exposée est importante.

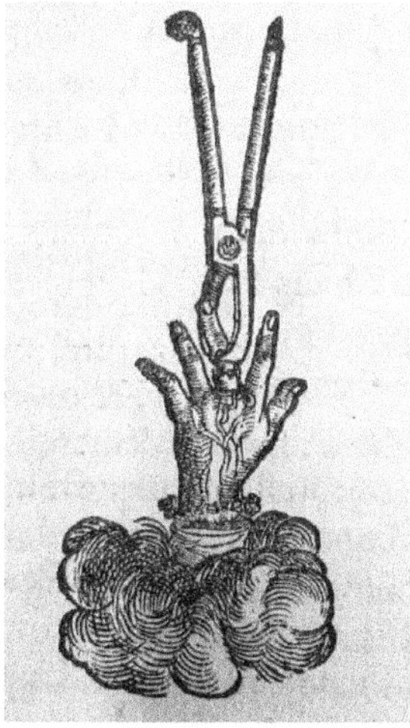

Amputation à la tenaille
d'après Ambroise Paré

L'hémostase est généralement obtenue au fer préalablement porté au feu. Dans certains cas, une suture en bourse est possible, mais on peut douter de la qualité du moignon.

L'urgence n'était pas à l'appareillage...

La situation restera quasi-inchangée durant les siècles suivants, la scie à os ayant remplacé la hache.

Il faudra attendre la moitié du XIXe siècle pour que soit prise en compte l'exigence fonctionnelle légitime de l'opéré.

Lisfranc allait poser les bases d'une « philosophie de l'amputation » qui de sauvetage, dans le but de sauver la vie du blessé, allait prendre une dimension de sauvegarde fonctionnelle car pensée dans le but de favoriser un appareillage de substitution.

1- MESSIEURS LES ANGLAIS, VISSEZ LES PREMIERS

C'est un fait, voici un domaine où les chirurgiens français ont brillé par leur… absence.

Engoncés dans des principes d'un autre temps, ils n'avaient pas vu arriver la révolution pasteurienne qui allait permettre l'essor de la chirurgie osseuse, laissant la place d'honneur aux Anglais, Suisses, Belges et Allemands.

En cette fin de XIXe siècle, la chirurgie se conçoit comme un tout. On est docteur en chirurgie, statut acquis après une lutte de plusieurs siècles, l'orthopédie (et encore moins la traumatologie) ne constitue pas encore une branche spécifique de l'art chirurgical. Depuis des décennies, la chirurgie des parties molles a pris son envol. Sans doute parce que cette chirurgie a un potentiel de résistance à l'infection supérieur à celui de la chirurgie osseuse. Partout en Europe, et particulièrement en France, on rivalise d'audace technique. Alors qu'elle était limitée à quelques gestes déjà par eux-mêmes dangereux pour l'opéré, comme l'opération de la taille, désormais, on extirpe des tumeurs, on réalise des cholécystectomies, mais la prise en charge des fractures se limite à des contentions, et les quelques rares interventions que l'on a pu décrire dans le passé concernaient le plus souvent les pseudarthroses.

Car les chirurgiens, prudents, savaient que les fractures, même partiellement déplacées, conservaient un potentiel de consolidation. Bien sûr, il fallait faire avec les conséquences fonctionnelles des cals vicieux, mais après tout, ne valait-il pas mieux être boiteux qu'unijambiste ?

Les pseudarthroses, en particulier septiques, posaient davantage de problèmes, et pouvaient relever de l'amputation pure et simple. Pourtant, on connut dans le passé, des tentatives de chirurgie traumatique, telle la griffe à rotule, la pointe de Malgaigne…

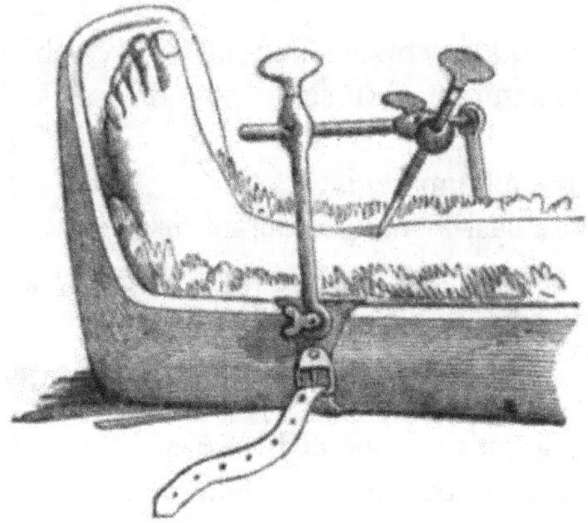

La « pointe de Malgaigne » assure la réduction
et la contention d'une fracture de jambe

Béranger-Feraud en 1870 fait ainsi figure de précurseur, avec la parution d'un ouvrage massif (plus de 700 pages), dédié à la stabilisation des fragments osseux.

Il faut dire que ce praticien, chirurgien de la marine impériale, pouvait se targuer d'une certaine expérience en la matière.

Son ouvrage décrit par le détail les indications et les techniques de stabilisation des fragments osseux par chevillage transversal ou centro-médullaire, ainsi que par la fixation au fil d'acier, que l'on connaît aujourd'hui comme le cerclage et l'haubanage.

Mais pour que la traumatologie se développe, il fallait un alignement de trois planètes :

- une anesthésie efficace et sûre
- une prévention du risque septique
- un repérage spatial

- Vers une anesthésie efficace et sûre

Depuis la nuit des temps, l'être humain cherche à adoucir son sort, en particulier lors de la réalisation des soins, et ce ne sont pas les préceptes de l'Église, qui ont empêché les futurs opérés de se ruer sur l'anesthésie dès qu'elle fut disponible, au milieu du XIXe siècle.

Depuis la nuit des temps, on connaît des médications antalgiques/soporifiques. On se souviendra de l'opium en Asie, de la coca en Amérique précolombienne, des dérivés de l'acide salicylique en Égypte (Ramsès III y fit planter des saules dont on extrayait un antalgique proche de l'aspirine).

Mais en Occident, même si le laudanum était largement connu, il faudra attendre les années 1850 pour qu'une anesthésie véritable autorise une chirurgie de plus en plus audacieuse.

Tout commence à la foire de Hartford (Angleterre) le 10 décembre 1844.

Le « Pr Cotton », écumeur de foire et amuseur public divertit les badauds en leur faisant respirer son gaz hilarant, du protoxyde d'azote.

Celui-ci est connu depuis 1772.

Inventé par le révérend Priestley, qui l'obtient en versant de l'acide azotique sur de la limaille de fer, le gaz est connu pour ses vertus hilarantes.

Lors de cette fameuse foire, un dentiste, le docteur Horace Wells, décide de tenter l'expérience.

Il respire le gaz, et ressent immédiatement une sorte de torpeur agréable. Son ami Samuel, décide de l'imiter, et verse immédiatement dans la pitrerie en tombant de l'estrade.

Cotton a atteint son but, l'assistance est hilare, au détriment du pauvre garçon qui se donne en spectacle. Wells, qui a repris ses esprits, remarque alors que son ami présente une importante plaie de la jambe dont il ne ressent aucune douleur.

Lui vient alors l'idée d'utiliser ce gaz pour limiter la douleur de l'extraction dentaire. Car Wells a un projet. Avec un associé, il vient de concevoir un implant dentaire, qui nécessite évidemment l'extraction de la dent à remplacer, ce qui jusqu'ici était réalisé au mieux après une bonne rasade de gnôle, de courage, et le renfort de quelque costaud.

Pour tester cette intuition, il demande à son assistant de lui extraire une molaire, après avoir respiré le gaz quelques instants. Miracle, l'intervention se déroule sans douleur. Il applique dès lors sa technique à sa propre patientèle qui grossit au fur et à mesure que la rumeur d'une intervention désormais sans douleur est possible.

Convaincu de l'avancée que procure ce procédé, et sans doute dans le but d'en tirer un profit commercial, Wells tentera de l'imposer à la communauté chirurgicale, que des essais publics désastreux ne parviendront pas à convaincre.

Il tombera peu à peu dans l'oubli et finira par se suicider en prison.

Deux ans après cet épisode au protoxyde d'azote, un proche de Wells, le Dr Morton, lui-même dentiste, réédite l'expérience, cette fois-ci avec un gaz (le Letheon) dont il cachait la véritable nature. Il ne fallut pas beaucoup de temps pour que l'éther soit identifié.

Bien que l'effet soporifique de l'éther semble plus prompt et plus profond que celui du protoxyde d'azote, Morton dut faire face au tollé provoqué par son comportement auprès de la bonne société. Pourtant, l'anesthésie est un succès. Il réalise la première intervention sous anesthésie à l'éther le 16 octobre 1846 au Massachusetts General Hospital.

Dans le but de diffuser son principe, Morton se rendra en France, où seul Malgaigne acceptera de procéder à une intervention de chirurgie sous anesthésie, ce qui deviendra une première nationale. Velpeau, qui considérait vains les efforts pour réduire la douleur des interventions, changera rapidement d'avis, devant l'évidence du bénéfice de la méthode.

Morton, souhaitant valoriser cette découverte, résolut de réclamer la paternité de l'anesthésie au gaz, mais dut faire face à une opposition nourrie. Il fut ainsi débouté de sa demande de 100 000 $ au titre de droits d'auteur par H. Wells, qui revendiqua la première anesthésie (au protoxyde d'azote), par Jackson, qui revendiquait la découverte des propriétés de l'éther et par Crawford W. Long qui revendiquait quant à lui, une première tentative d'anesthésie à l'éther dès 1842.

Cette même année, 1847 ; à Édimbourg, Simpson, médecin obstétricien introduit l'anesthésie au Chloroforme pour les accouchements, malgré l'opposition du clergé et de ses confrères. La méthode est efficace et de mise en œuvre facile. Appliquée sur la reine Victoria en 1853, la méthode sera définitivement acceptée.

Pour des dizaines d'années, l'anesthésie par inhalation (protoxyde d'azote, éther, chloroforme) restera le gold-standard de l'anesthésie, évoluant non pas sur le principe mais sur le matériel d'inhalation. La technique restera la référence jusqu'au premier conflit mondial.

De nombreux « kits » d'inhalation seront proposés, tentant de fiabiliser une anesthésie que son administration aérienne rendait difficile à doser.

Passe le premier conflit, pendant lequel l'anesthésie au gaz sera d'un grand secours et le recours habituel pour les actes opératoires.

Pourtant, Pierre Cyprien Ore, en véritable précurseur, teste en 1874 l'anesthésie par voie intraveineuse au *chloral*, mais il faudra attendre 1928 pour voir s'imposer l'anesthésie intraveineuse (à *l'amital* puis au *pentobarbital*) par John S Lundy.

Beaucoup plus précise dans son dosage, elle imposera la spécialisation des médecins et la naissance du corps des anesthésistes en même temps que vont apparaître des spécialités antalgiques que nous connaissons actuellement (comme les morphiniques).

Les années 1950-1960 voient se développer *l'halothane* (anesthésique halogéné) de maniement simple et efficace, d'autant que l'anesthésie générale va profiter dans les années suivantes des avancées de l'informatique et de l'électronique qui sécurisent la pratique par la surveillance des constantes des opérés, par l'automatisation de la ventilation…

L'anesthésie locale (puis l'anesthésie locorégionale) se développe à la fin du XXe siècle. D'abord relativement empirique, cette dernière gagnera en fiabilité et en dosage par le repérage des nerfs, d'abord par électrostimulation puis par injection écho-guidée, technique devenue désormais la norme, limitant fortement le risque d'injection intravasculaire d'anesthésique.

Les anesthésies locorégionales sont désormais le quotidien de nombre d'interventions sur les membres, soit de première intention, soit en complément d'une anesthésie générale, dans le but de mieux contrôler les douleurs du réveil.

Il n'en fut pas de même du risque infectieux.

- Vers une prévention du risque septique

On peut s'enorgueillir que notre patrie ait accueilli les travaux de Pasteur (diligentés en 1863 par l'empereur Napoléon III), qui mit en évidence la réalité de l'infection bactérienne, mais il est plus surprenant que les chirurgiens se soient montrés si hermétiques à cette avancée incontestable dans la sécurisation du geste opératoire.

Pourtant 80 % des décès postopératoires étaient liés à une infection, que l'on nommait « pourriture ou putréfaction hospitalière ».

En 1867, un sujet de Sa Majesté britannique, le Dr Joseph Lister, au fait des découvertes de Pasteur, introduit l'antisepsie dans sa pratique quotidienne. Il impose le lavage des mains et la désinfection du champ opératoire auprès de ses équipes et fait état de résultats exceptionnels dans ses séries d'opérés.

Il fait ainsi état d'une mortalité par infection opératoire dans le cas des amputations de membre qui passe de 43 à 15 % après application de ses principes de désinfection.

En France, il faut attendre Just Lucas-Championnière, pour que la situation évolue enfin :

Janvier 1869, après un mois passé à Glasgow auprès de Lister, Championnière publie le premier article en français sur les vertus de l'antisepsie, mais ses travaux trouvent un faible écho dans la communauté des chirurgiens.

On a mis sur le compte de la personnalité de son auteur le faible crédit porté à cet article par les premiers concernés, les chirurgiens eux-mêmes. Mais peut-être que « pétris de certitudes et d'un sentiment d'infaillibilité », ces démiurges n'étaient-ils pas prêts à supporter une mise en cause directe de leurs habitudes…

Pourtant, on avait, de longue date, identifié le risque infectieux que l'on nomme aujourd'hui « manuporté » :

- John Pringle (1707-1792), un siècle avant notre histoire, avait déjà identifié le risque d'infection hospitalière et pris des mesures de propreté dans les hôpitaux militaires écossais, tandis que Tenon et Lavoisier faisaient de même dans les hôpitaux de Paris. On se souviendra de l'effroi de André Vésale, visitant l'Hôtel-Dieu au XVIe siècle, de la visite du Chevalier Johann Hunezorski, scandalisé par la promiscuité des patients, les infectés côtoyant les patients sains, dans ce même établissement, à deux siècles d'écart !
- Ignaz Semmelweis, ayant identifié l'infection manuportée auprès de ses internes, leur imposera le lavage des mains au chlorure de chaux (!), faisant ainsi passer la mortalité des fièvres puerpérales de 16 à 3 % des parturientes.

Mais, malgré ces chiffres, malgré la mortalité importante des opérés, les chirurgiens de France ne portaient qu'une attention « distante » à cette science du microscope.

Comme on vient de le dire, que ces infections pussent être liées à la pratique de la chirurgie elle-même n'était même pas concevable par les chirurgiens, que Pasteur, sans les nommer directement, accusait bel et bien d'être les premiers vecteurs de l'infection, par un discours resté célèbre à l'académie des sciences le 29 avril 1878 :

« *Si j'avais l'honneur d'être chirurgien, pénétré comme je le suis des dangers auxquels exposent les germes des microbes suspendus à la surface de tous les objets, particulièrement dans les hôpitaux, non seulement je ne me servirais que d'instruments d'une propreté parfaite, mais après avoir nettoyé mes mains avec le plus grand soin et les avoir soumis à un flambage rapide. (...) Je n'emploierais que de la charpie, des bandelettes et des éponges, préalablement exposées dans un air porté à la température de 130 à 150° ; je n'emploierais jamais qu'une eau qui aurait subi la température de 100 à 120°...* »

À partir des années 1880, l'antisepsie, puis l'asepsie, recommandée par Pasteur, va être adoptée par tous les opérateurs, y compris en France, qui doivent se rendre à l'évidence devant les résultats favorables publiés par nombre d'équipes européennes.

Les habitudes modernes sont prises peu à peu.

Halsted (USA) impose le port de gant (initialement pour se protéger les mains de l'acide phénique), Schwimmelbusch (1887) généralise l'utilisation de l'autoclave, Hunter (1900) généralise l'usage du masque chirurgical, à cette époque en tissu.

- Du repérage spatial

La chirurgie osseuse ne saurait exister sans repérage spatial.

En 1895, Roentgen décrit les rayons « X », qui auraient porté le nom d'un découvreur moins humble. Les rayons X vont révolutionner la chirurgie osseuse, en particulier la prise en charge des fractures.

Désormais, on ne se contentera plus de décrire la déformation du membre, ni d'apprécier le déplacement de la fracture par la palpation directe des fragments.

Désormais, on pourra visionner directement la fracture. Il ne fallut que quelques années pour passer de la découverte à son application médicale.

Quelques semaines après cette publication, Oudin et Barthélemy organisent une séance de démonstration à laquelle assiste Antoine Béclère, à Paris, qui comprend rapidement le bénéfice d'une telle invention et organise un service d'imagerie qui assurera la formation de chirurgiens qui se jettent littéralement sur la découverte.

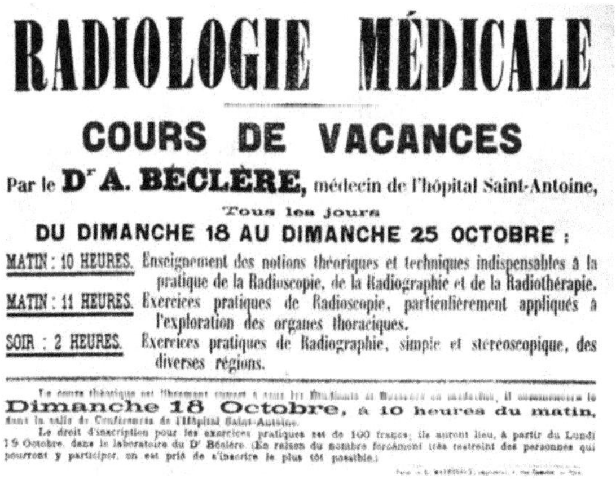

RADIOLOGIE MÉDICALE
COURS DE VACANCES
Par le Dr A. BÉCLÈRE, médecin de l'hôpital Saint-Antoine,
Tous les jours
DU DIMANCHE 18 AU DIMANCHE 25 OCTOBRE :
MATIN : 10 HEURES. Enseignement des notions théoriques et techniques indispensables à la pratique de la Radioscopie, de la Radiographie et de la Radiothérapie.
MATIN : 11 HEURES. Exercices pratiques de Radioscopie, particulièrement appliqués à l'exploration des organes thoraciques.
SOIR : 2 HEURES. Exercices pratiques de Radiographie, simple et stéréoscopique, des diverses régions.
Dimanche 18 Octobre, à 10 heures du matin,
Le droit d'inscription pour les exercices pratiques est de 100 francs; ils auront lieu, à partir du Lundi 19 Octobre, dans le laboratoire du Dr Béclère. (En raison du nombre forcément très restreint des personnes qui pourront y participer, on est prié de s'inscrire le plus tôt possible.)

Antoine Béclère a été particulièrement actif
dans la diffusion de la radiologie (affiche)

C'est durant le premier conflit que la radioscopie, qui deviendra plus tard la radiographie, prend toute son importance en particulier par la localisation des balles et fragments métalliques. Le chirurgien, coiffé d'une bonnette réactive opère directement sous contrôle scopique, des tables d'opération sont équipées d'un système de radioscopie. L'irradiation des mains de l'opérateur et du personnel n'était pas, à cette époque, une priorité.

On doit à Marie Curie l'équipement de camionnettes de radioscopie autonomes (« les petites curies »), capables d'intervenir au plus proche du front. Plusieurs milliers de blessés seront pris en charge par ces « petites curies », dont quelques centaines par Marie Curie elle-même.

Le repérage des fragments métalliques rendra caduque la lancette. Des méthodes trigonométriques sont décrites, en particulier par Louis Ombrédanne, pour faciliter la localisation des corps étrangers.

2- DE L'IMMOBILISATION À LA STABILISATION CHIRURGICALE

On a décrit de longue date l'immobilisation des fractures comme la méthode universelle de traitement des solutions de continuité osseuse. On a des exemples de fracture des os longs consolidés chez des peuples primitifs de l'âge de pierre. Cela supposait à la fois une immobilisation prolongée, au moins six semaines pour un fémur, et un sens de l'humanité que l'on n'aurait peut-être pas soupçonné chez ces peuplades. Car le blessé devait être protégé, nourri, et assisté pendant toute cette période (Margaret Mead, anthropologue)

De nombreux exemples d'immobilisations et tractions sont décrits dans les travaux d'Albucasis, de Galien, d'Hippocrate, d'Ambroise Paré, tous reprenant, en les modernisant, des techniques souvent plus anciennes.

En cette fin de XIXe siècle, deux théories s'opposaient en matière de fracture :

- La théorie de l'immobilisation, reconnue et dont l'efficacité est établie depuis la nuit des temps
- La théorie de massage et mobilisation rapide (défendue par Championnière). C'est peut-être en raison de ses positions que les principes de l'antisepsie, soutenus par ce praticien, ne connurent pas le succès escompté.

On conviendra que l'ostéosynthèse, en quelque sorte, réalise le trait d'union entre ces deux théories : *Immobilisation* directe des fragments, et *mobilisation* rapide des articulations.

- L'ostéosynthèse : née de père inconnu

Nous sommes donc au tournant du nouveau siècle quand les conditions sont réunies pour voir la chirurgie osseuse traumatique se développer.

Quelques décennies plus tard, viendront les arthroplasties.

Si le nom de Lambotte revient régulièrement quand on cherche l'origine du mot ostéosynthèse, il est beaucoup plus difficile de déterminer qui fut à l'origine de telle ou telle technique.

Il est de coutume d'attribuer la paternité des trois modes d'ostéosynthèse : plaque vissée, fixation externe et enclouage centro-médullaire à (respectivement), Robert Danis (Belgique), Robert Hoffmann (Suisse) et Gerhard Küntscher (Allemagne). En réalité, c'est un véritable foisonnement intellectuel qui se saisit des praticiens quand les conditions sont réunies pour voir la chirurgie osseuse traumatique se développer.

On considère généralement l'anglais William A. Lane (1856-1943) et le Belge Albin Lambotte (1866-1956) comme les précurseurs de l'ostéosynthèse, dont on doit le nom et la définition à Lambotte. Mais bien avant ces deux précurseurs, quelques « visionnaires » ont défriché le terrain. Des tentatives d'ostéosynthèse sont réalisées un peu partout en Europe. Elles restent le plus souvent confidentielles et ne pourront faire école que lorsque les conditions d'anesthésie/asepsie et de repérage spatial seront réunies, comme on vient de le voir.

On se souviendra de Marco-Aurelio Severinus (1580-1655 Naples) qui propose le laçage des fractures de la rotule, de Jean François Icart (1734-1803), plus connu pour sa participation à la formation de celles qui deviendront les sage-femmes, qui décrira en 1775 la ligature d'une fracture de l'humérus au fil de laiton.

On se rappelle Ollier, qui, pendant la guerre de 1870, évitera l'amputation chez nombre de blessés par balle, par la résection sous-périostée des corps étrangers.

Malgaigne, par la description de sa pointe de réduction des fractures, apparaît comme une sorte de précurseur, mais son appareil reste une contention externe.

1872, Lister réalise la suture d'une fracture de l'olécrâne, puis celle d'une fracture de rotule en 1877.

Hansmann, en 1886, est le premier à décrire la pose d'une plaque d'acier à vissage mono-cortical.

Pendant une dizaine d'années, les audaces techniques se succèdent, comme cela fut le cas en chirurgie digestive quelques décennies plus tôt :

1891-Lambotte (Belgique) : premières poses de plaques d'ostéosynthèse en Belgique. Il définit la séquence incision-réduction-stabilisation et les différents types de synthèse : vissage simple/ plaque vissée/ boulonnage.

1894-Lane (GB) : premières poses de plaques vissées au royaume uni, il recommande la généralisation du « no-touch ». Ces plaques sont posées sans compression. La compression du foyer ne sera possible qu'à partir de 1956 (Georges Bagby-USA) par la création du système DCP. Les plaques verrouillées, bien que déjà décrites en 1916 par Groves, ne seront testées et développées qu'à partir de 1975 par Volter

1897-Parkhill (USA) publie la première série d'ostéosynthèses par fixateur externe. Ceux-ci, de « statiques » deviendront dynamiques par la création d'une rotule (1938- Hoffmann) qui permettait de se passer de réduction préalable de la fracture grâce à la modularité de l'appareil. On se souviendra également, dans la deuxième moitié du XXe siècle d'Ilizarov (ex-URSS) qui développe un système de fixation externe destiné à la chirurgie des pseudarthroses/allongement de membres, et par extension, de stabilisation des fractures complexes et pertes de substance osseuse.

1901-Lambotte généralise le principe du fixateur externe. 1901-Jacoel (France) introduit l'usage de l'agrafe osseuse.

1905-Codivilla, puis Steinmann en 1907, posent le principe de l'enclouage centro-médullaire.

Le principe est d'abord décrié.

C'est Küntscher en 1939 qui montrera que l'altération de la vascularisation médullaire par le clou n'est pas un obstacle à la consolidation. On pourra rapprocher ces travaux de ceux d'Ollier qui avait mis en évidence l'importance du périoste dans la consolidation osseuse.

Ce n'est que dans les années 70 que la rotation sera contrôlée avec d'apparition du clou verrouillable.

1906-Depage (Belgique) décrit le boulonnage des fractures

Mais, même si les résultats présentés sont satisfaisants, les détracteurs de l'ostéosynthèse ne désarment pas.

Deux rapports américains du *Commitee on traitment of simple fracture* (1912) et de l'*American surgical association* (1921) appellent à la prudence. R. Jones, en particulier, fait aux tenants de l'ostéosynthèse le reproche de recommander des techniques encore balbutiantes, « alors que les principes des traitements conservateurs sont bien établis et devraient toujours être tentés ». Il n'avait sans doute pas tort, car en matière de nouvelle technique, il faut tenir compte de la loi du marteau de Maslow (psychology of science-1966) qui précise de « *quand on a un nouveau marteau, tout ressemble à un clou* »… qui traduit le fait que lorsqu'il apparaît une nouvelle technique opératoire, elle attire immanquablement les praticiens qui ne résistent pas à l'attrait de la nouveauté.

Il faut parfois quelques années pour mesurer l'apport réel des nouvelles techniques.

On peut comprendre la position de ces deux sociétés savantes, constatant le développement fulgurant de ces techniques éventuellement mises en œuvre par des praticiens insuffisamment expérimentés et parce que les indications opératoires étaient encore mal définies.

Le fixateur externe, par exemple, était présenté comme une solution de premier recours, alors que de nos jours elle serait plutôt réservée aux fractures complexes, non synthésables ou largement ouvertes. On remarquera qu'il en est de même depuis quelques années des plaques vissées, supplantées en première intention par l'enclouage dans nombre d'indications.

Cette position sera soutenue par Gray (1928), qui précisera que la chirurgie opératoire des fractures devait être réalisée par des spécialistes entraînés, dans des centres équipés.

On sait, de nos jours, nous remémorant nos années d'internat, comme la courbe d'apprentissage est une réalité dans notre formation.

EN 1932, Robert Danis publie « technique de l'ostéosynthèse » puis « théorie et pratique des ostéosynthèses », véritable bible technique qui va servir à Muller et Algower de support technique lors de la création de l'Ao (arbeitsgemeinschaft für osteosynthesefragen) en 1959.

Cette entité s'était donné pour but à la fois de proposer une classification des fractures, toujours d'actualité, et en même temps de poser les bases de l'ostéosynthèse par la définition des différents types de vissage, la manière de poser les plaques… Pour se développer, le matériel, d'artisanal, devait devenir de fabrication standardisée, donc industrielle. Souvent véritables « touche à tout », nombre de praticiens concevaient voire fabriquaient eux-mêmes leurs outils et instruments. Leur qualité de conception et de fabrication étonne de la part de « novices » en matière de sidérurgie, mais la diffusion des techniques opératoires allait rapidement imposer une standardisation des instruments et une fabrication industrielle.

Les praticiens, Suisses en particulier, se rapprochent ainsi des industriels qui jouissent dans ce pays d'une industrie déjà présente (l'industrie de l'horloge) qui ne rencontra aucune difficulté à prendre possession de ce domaine d'activité.

En France, l'industrie de la coutellerie (région de Nogent) profitera de son expérience et se lancera dans la conception et la fabrication d'instruments de qualité.

On entrait alors dans l'ère de la conception « mécanique » du matériel, avec, plus tard, calcul de résistance des matériaux, analyse de l'interaction avec le tissu osseux… ouvrant la porte aux arthroplasties prothétiques.

Chapitre III
Chirurgie et guerre de Vendée

C'est drôle, je me suis toujours senti chez moi en Vendée, même avant que je sache que la Vendée, c'était chez moi.

J'ai des souvenirs d'enfance, dans la Peugeot familiale, de petites routes qui serpentaient dans une nature découpée par les taillis, de petits villages désormais abandonnés, de la chaleur insupportable de l'automobile sans climatisation, des promesses de vacances heureuses et des bains de mer.

Aujourd'hui, on traverse la Vendée à cent-trente kilomètres-heure, sur un tapis de bitume, promesse du plus grand des Vendéens de notre temps, mais sans savourer ses paysages travaillés depuis la nuit des temps par des paysans enracinés dans leur terre et leur Foi.

Tout est tranquille ici, on sent la présence du divin et la permanence de l'homme depuis la nuit des temps.

Vieillissant, il me prit l'envie de connaître mes ascendants et faire partager à mes enfants un peu du bonheur de mon enfance.

Je résolus de chercher mes ancêtres.

Je découvris, aussi loin que l'on peut remonter, que mes aïeux étaient Chouans, des Chouans des Mauges, de là même où était partie la révolte, ceux-là mêmes qui avaient donné du fil à retordre à la nation, ceux-là mêmes qui avaient plié sous le nombre.

Leur sang coulait dans mes veines.

Ce peuple massacré par ses propres frères vivait à travers moi et mes descendants.

Je découvris ainsi un dénommé René Hériau (1758-1830), qui survécut au conflit, un certain Louis Ivon, qui n'eut pas cette chance et tomba à Varades au lendemain de la bataille de Nantes. Tous deux étaient des compagnons de Jacques Cathelineau dont nous avons trouvé douze représentants dans nos ascendants. Étaient-ils de la famille du généralissime ? Aussi loin que nous sommes remontés, nous n'avons pas pu le prouver, ni le démentir, mais dans un pays aussi confiné, où l'on se mariait dans son propre village, ou au mieux avec une fille du village voisin…

Je m'appropriais cet ancêtre, qu'il me pardonne si ce n'est pas le cas, et décidais de remonter l'histoire. Les batailles sont largement connues et détaillées par nombre de chroniqueurs de l'époque et d'historiens.

Mes ancêtres étaient de simples cultivateurs.

Comment de simples paysans, pétris de Foi mais peu éduqués, ont-ils fait face aux blessures et aux malheurs de la Guerre ? Quel était le sort des blessés ? Qui les soignait ? Dans quelles conditions ?

Je ne suis pas un historien mais je connais la chirurgie et en particulier ce qu'elle fut et comment elle évolua au fil des siècles. Ce travail est un hommage aux soignants des deux camps et à leur dévouement.

« Malheureux les peuples qui n'ont plus d'histoire et perdent la mémoire ! Car avoir une histoire, c'est en avoir deux, la sienne et la grande. Si on perd la grande, on perd la petite. Avoir une histoire, c'est avoir deux vies, celle qu'on traverse et celle qu'on reçoit. Celle qu'on prolonge et celle qui vous surplombe. Il y avait à Sparte un hymne qui était l'abrégé de toute patrie :
"Nous sommes ce que vous fûtes, nous serons ce que vous êtes." »
Philippe de Villiers

1-Le contexte historique

La France connaît la révolution depuis quatre ans quand débutent les événements de Vendée.

La guerre est aux portes de la république, les nations voisines se sont coalisées pour attaquer le pays et réinstaller la monarchie. Dans ce contexte, des levées d'hommes sont nécessaires, ce qui contribuera à la révolte paysanne.

À Paris, Montagnards et Girondins s'accusent mutuellement de trahison.

Les montagnards au pouvoir, la France va connaître la terreur, qui cessera avec la fin de ses meneurs, parmi lesquels Robespierre, Marat, Saint-Just, et de nombreux autres, qui connaîtront pour la plupart le sort qu'ils avaient réservé à leurs ennemis politiques quelques années auparavant.

À Paris, Desault est chirurgien en chef de l'Hôtel-Dieu. Il se garde bien d'afficher quelque position politique que ce soit, car il sait qu'avec ces tribunaux d'exception, suspicion vaut condamnation. De nombreux praticiens sont contraints à l'exil en leur campagne, où ils attendent le retour de la raison. Les services sont démantelés, leur personnel renvoyé, le nom même des établissements est changé ; l'Hôpital de la Pitié deviendra l'hôpital de l'unité.

Il faudra attendre Fourcroy, ministre de Bonaparte aidé de Corvisart, ami de Desault et médecin de l'Empereur pour reconstituer le système hospitalier.

Le 12 juillet 1790, la constitution civile du clergé est votée par l'assemblée constituante. Elle prévoit que les prêtres doivent prêter serment au gouvernement. Cette constitution est rejetée majoritairement par le clergé sur tout le territoire, mais particulièrement dans l'ouest, où les deux tiers des prêtres refusent de prêter serment, avec le soutien de la population, car le prêtre fait partie de la vie de tous les jours, il n'est pas le simple gardien des âmes. Il bénit les récoltes, le bétail, le mariage et la fécondité des femmes. À cela s'associent des rites locaux aux saints spécifiques du pays et une bonne dose de magie et de superstitions. Les prêtres refusant de jurer fidélité à la république sont condamnés à l'exil. La délation est encouragée. Depuis des années, la grogne progresse au sein des populations, les rancœurs s'accumulent, jusqu'à l'explosion finale. Elle viendra de la conscription nécessaire à l'effort de guerre aux frontières de la France.

Le pays a besoin de 300 000 soldats.

Dans les villes, les Bourgeois échangent leur ordre de conscription contre monnaie sonnante, ceux qui ont une charge civile sont exemptés, d'autres présentent des certificats d'invalidité.

Dans les campagnes, nulle échappatoire, il faut payer le prix du sang.

- Génocide ? Ethnocide ? Populicide ?

J'ai vécu une bonne partie de ma jeunesse sur les bords de Loire, et aussi loin que je me souvienne, pas ou peu de cours d'histoire sur la guerre de Vendée au collège ou au lycée. Il est vrai que la république a toujours eu du mal à apprendre aux plus jeunes les heures sombres de son histoire, pourtant, depuis deux siècles, les thèses, mémoires et livres sur la guerre de Vendée sont nombreux, plus ou moins bien renseignés, plus ou moins partisans.

Depuis quelques années, une véritable conscience régionale se développe, en particulier en Bretagne, qui revendique une histoire spécifique, comme en Vendée ou vérités historiques et fantasmes se mêlent au point de rendre difficile l'appréciation du nombre de victimes et de l'intention génocidaire du gouvernement.

Ainsi, pendant longtemps, aucun consensus n'a été trouvé concernant le nombre de morts, de 120 000 à 1 million selon des estimations anciennes.

Les généraux Hoche, Barras, Danican, s'accordent pour avancer le chiffre de 600 000 morts, dont 200 000 du côté gouvernemental. D'autres auteurs évoquaient 900 000 à 1 million de morts.

En la matière, il faut garder une certaine prudence, les chiffres avancés pouvant être minorés ou majorés selon les intérêts politiques du moment.

Plus récemment, différents chercheurs, analysant les registres paroissiaux, évoquent plutôt 200 000 morts, soit quasiment un habitant de Vendée sur quatre, et environ 30 000 morts dans le camp gouvernemental. Il semblerait que ces chiffres soient partagés par nombre de chercheurs actuels.

Dans la compréhension générale des évènements, personne ne réfute le caractère génocidaire de l'affrontement car hommes, femmes, enfants furent victimes de nombreuses exactions.

Pour autant, peut-on parler de génocide ?

La question est importante, car faire admettre l'existence d'un génocide perpétré par le gouvernement pourrait pousser quelques radicaux à en demander réparation.

La définition (Lemkin-1943) du génocide est précise et suppose une volonté politique clairement exprimée « *d'élimination programmée, intentionnelle et totale d'un groupe national, ethnique ou religieux* ».

Même dans cette acceptation de la définition, les avis divergent entre les partisans et les opposants de la caractérisation génocidaire des intentions du gouvernement.

Les partisans du génocide

Le terme génocide de Vendée apparaît en 1969 (général Carré), qui dresse un parallèle avec les crimes nazis.

Dans les années 80, de nombreux historiens, philosophes, écrivains, soutiennent cette thèse, mettant en avant le caractère prémédité des massacres perpétrés contre les Vendéens, soutenu par plusieurs arguments :

- Dans les autres régions, les envoyés de Paris avaient une attitude plus conciliante, ce qui est discutable car des exactions ont été commises dans toutes les régions (Barras à Toulon, Collot d'Herbois à Lyon, entre autres).

- En Vendée, il y aurait eu volonté politique d'extermination. Argument soutenu en mettant en avant « *les ordres de la convention (...) d'enlever tout fourrage, denrée... à ce pays maudit* ». D'autres mettent en avant des proclamations placardées sur les murs (Francastel-Angers) proclamant que « *la Vendée sera dépeuplée* ». Il est difficile de déterminer si ces positions clairement exprimées étaient uniquement celles des représentants locaux de Paris, ou celle de la convention.

R. Secher, dans *Vendée du génocide au mémoricide - 2021*, cite pp. 325-326 des courriers et articles officiels qui semblent laisser peu de doute dans l'intention des décideurs : « *il faut que tous les brigands soient exterminés* », « *il faut (...) employer le fer et le feu, mais en rendant les Vendéens coupables aux yeux de la nation du mal que nous leur ferons* »

Plus récemment, J. Villemain (2017), diplomate et juriste, estimait que si la guerre avait lieu de nos jours, elle serait qualifiée comme génocide en droit pénal international.

Les opposants au génocide

Les auteurs qui s'opposent à la caractérisation génocidaire mettent en avant des arguments plus juridiques (J.-Claude Martin-2018) : La Vendée militaire n'est pas constituée par un groupe de population homogène, dans le sens où cet espace est composé de la Vendée actuelle, du Poitou, du Maine-et-Loire, de la Mayenne et d'une partie de la Bretagne. Le terme de génocide, qui doit s'appliquer à un groupe précis n'est pas recevable.

La Vendée n'a pas le monopole de la guerre et des dévastations. Le Nord, la vallée du Rhône, l'Alsace... ont connu des destins tragiques, quoique moins sévères.

Ils mettent en avant un décret du huit vendémiaire an III (29 septembre 1794) qui condamne les exactions commises par les troupes réglementaires, et dénonce le comportement du général Turreau. On se souviendra qu'un certain nombre d'acteurs gouvernementaux des exactions finiront sous le rasoir national...

Il ne nous appartient pas de soutenir l'un ou l'autre de ces avis d'expert, et nous invitons le lecteur qui le souhaite à se tourner vers les auteurs cités en références bibliographiques, mais il faut admettre que la population a payé le prix fort de sa révolte, et que les exactions sont une réalité parfaitement documentée.

La première des exactions concerne les blessés, régulièrement passés par les armes, les prisonniers étant généralement assassinés, ou confiés au tribunal, ce qui généralement revenait au même, mais l'exécution prenait alors une allure légale. Quelques médecins et chirurgiens se sont insurgés contre cette pratique, pour l'honneur de la profession.

En réalité, ce sont bien les généraux eux-mêmes qui portent la responsabilité des méfaits des colonnes gouvernementales, soit directement sur ordre ou par leur passivité ou renoncement à condamner ce qui n'est rien d'autre qu'un crime de guerre.

Certains généraux se sont plaints de la piètre qualité de leurs subordonnés, incapables de retenir les bas instincts de la troupe. Il est vrai que les défaillances d'officier du rang furent nombreuses (6000 désertions en 1791, 10 000 les deux années suivantes), et sans doute cause de désorganisation de l'encadrement de la troupe.

Cela ne saurait les exonérer de leur responsabilité.

On n'est pas moins fautif en ne faisant pas ce que l'on doit faire
qu'en faisant ce que l'on ne doit pas faire.
Marc Aurèle

D'autres ont été condamnés par la convention (Carrier, Fouché, Barras...)

Il faut enfin se souvenir que bien souvent, dans ce type de situation, il y a les ordres écrits, et les consignes données à demi-mot. Qu'en fut-il ?

- Le soulèvement de Vendée

Personne, désormais, ne met en doute l'existence des crimes de guerre commis lors des campagnes menées par le gouvernement pour mater la révolte de la Vendée, même s'il reste difficile, pour le béotien, de déterminer l'intention réelle de la Convention, on vient de le voir.

En effet, toutes les paroisses conservent en mémoire le passage des colonnes infernales, de sinistre mais pleinement justifiée réputation. Le lecteur qui se rendra aux Lucs-sur-Boulogne, en pays vendéen, ne pourra rester indifférents aux 500 noms de civils assassinés, dont un grand nombre d'enfants, pour certains âgés d'à peine quelques semaines, et de vieillards.

Si des exactions ont été commises dans les deux camps, il semble bien que le camp gouvernemental ait atteint un paroxysme dans l'horreur.

On parle de villages rasés, de populations massacrées. Tout ce qui foule la terre de Vendée est anéanti, hommes, femmes, enfants et cheptel.

Les récoltes sont saccagées, on veut affamer la population.

On oublie que le soulèvement de Vendée ne fut pas le seul en France. On connut des révoltes plus ou moins violentes en vallée du Rhône et dans les plus grandes métropoles, toutes lavées dans le sang, quant à la guerre de Vendée, il s'agit en réalité de plusieurs épisodes consécutifs, sur une durée d'une dizaine d'années. Napoléon, par sa visite d'août 1808 au Chemin de l'Oie (cf. La valse de l'adieu, Ph. de Villiers, Plon éditeur), scellera la réconciliation de la nation avec la Vendée.

Quelles sont les causes du soulèvement ?

Depuis deux siècles, de nombreuses causes ont été mises en avant par nombre de chercheurs et historiens, pas toujours sur des arguments irréfutables, mais parfois influencées par leur propre orientation politique.

On a ainsi mis en avant le mécontentement de la population qui n'avait pu accéder à la vente des biens de l'Église.

En réalité, avant 1789 ; seulement 5 % des terres appartenaient au clergé, contre plus de 50 % à la noblesse. La vente des biens du clergé a, il est vrai, suscité bien des convoitises, essentiellement de la part de la bourgeoisie, qui y voyait un moyen d'augmenter son patrimoine, mais le paysan, le gueux sans terre et sans argent ? Il est bien peu probable qu'il se soit senti concerné par ces ventes auxquelles il ne pouvait prétendre.

La vision d'une lutte des classes n'a pas de justification dans le soulèvement de Vendée, et il est à souligner que la révolution, qui donnait l'espoir d'une amélioration de sa qualité de vie à un peuple majoritairement pauvre, n'avait pas été mal accueillie par la population.

La situation pourrait se résumer ainsi :

Le soulèvement de Vendée est une réponse armée de la paroisse à la déclaration de guerre de la Commune

Les deux causes principales qui ont mis le feu aux campagnes sont :

La conscription

La France est en guerre au-delà de ses frontières, et doit faire face à une coalition européenne, qui vient en soutien à la monarchie. Partout en France, on demande des volontaires, un tirage au sort est organisé, mais dans les villes, il est facile d'échapper à la conscription en produisant un billet d'exonération moyennant finance. Les paysans, eux, devaient partir à la guerre. Ces jeunes hommes, la plupart soutiens de famille, partis à la guerre, qui assurerait les semailles ? Les moissons ? Refuser la conscription était pour ces paysans une question de survie pour leurs familles. La colère, qui couvait depuis des mois dans le bocage, connut son point d'orgue le 12 mars à Saint-Florent-le-Vieil avec l'agression des sergents recruteurs.

Dès le lendemain, Cathelineau prenait les armes.

La substitution des prêtres

Depuis toujours, les prêtres font partie du quotidien des paysans vendéens. Ils bénissent les nouveau-nés, les récoltes, les troupeaux, administrent les derniers sacrements, participent activement à la vie des villages. La majorité des prêtres de l'ouest refusent la constitution civile du clergé, avec le soutien actif de la population, qui cache et entretient ses ministres du culte.

Des processions sont organisées dès 1791 dans les campagnes, au nez et à la barbe des gouvernementaux qui réagissent en détruisant autels et lieux saints de Vendée, alimentant encore un peu plus la colère populaire. Contrairement à une pensée bien ancrée, la mort de Louis XVI, si elle a pu déclencher l'indignation de la population, ne semble pas être un motif réel de la révolte paysanne.

- Les forces en présence

Les bleus

Ce sont des armées, pour une partie de conscrits, et pour une partie de professionnels. Ils sont commandés par des généraux aguerris, certains, oublieux de leur particule, sont des nobles.

Elles sont constituées en bataillons, formés pour les batailles en ligne. Au début du conflit, sont engagés les bataillons locaux, pour la plupart disposés le long de la côte, dans le but de contrer une éventuelle invasion britannique.

Leur nombre est difficile à évaluer car, outre les soldats stationnés dans l'Ouest, de nombreux renforts seront envoyés de différentes régions (bataillons parisiens, légion germanique, armée de Mayence...).

Le dispositif militaire sera, de 1793 à 1796, passé de 9-17000 à 130-150000 hommes.

J. Crétineau-Joly, dans son histoire de la Vendée (1895) précise les forces en présence :

Armée de Mayence : 24 000 hommes Armée de La Rochelle : 41 000 hommes Armée de Cherbourg : 15 481 hommes Armée de Brest : 35 300 hommes.

Soit un total d'environ 115 000 hommes auxquels s'ajoutent les volontaires (forcés le plus souvent).

Ils sont bien équipés, mais n'ont pas la connaissance ou la maîtrise du terrain et ne sont pas entraînés pour une guerre que l'on qualifierait aujourd'hui d'asymétrique, c'est-à-dire de guérilla. Ils bénéficient de l'appui des grandes villes, en général acquises à la cause gouvernementale, mais font face à l'hostilité (passive) des campagnes.

Les blancs

C'est une armée intermittente, ce qui la rend insaisissable. Pendant que les armées gouvernementales, organisées pour assurer des combats de ligne, étaient contraintes de faire suivre leur équipement et leurs vivres dans un pays hostile, les royalistes, maîtres du terrain, assuraient une guerre de harcèlement à la faveur du bocage.

Des guet-apens étaient organisés, semant la mort et la désorganisation parmi les troupes des bleus, les agresseurs se dissipant immédiatement dans la nature, devenant insaisissables grâce au soutien actif d'une population largement acquise à la cause.

On se souvient de l'épisode des moulins, dont la position des ailes indiquait l'emplacement et le mouvement des troupes révolutionnaires.

Ils sont mal équipés, les armes à feu sont celles prises à l'ennemi, sinon, fourches, pics, faux sont leurs seules armes.

Pas d'uniforme, mais généralement une chemise nouée sur la taille par une ceinture, un chapelet et souvent un cœur ou une croix brodée sur la poitrine. Ils portent parfois un chapeau autour duquel est noué un linge blanc, parfois vert.

Le courage du combattant vendéen est proverbial, mais la discipline n'est pas sa qualité première. Il monte cependant plus facilement au combat au son du Vexilla Regis, un ou deux abbés marchant souvent au milieu de la troupe.

Vexilla Regis prodeunt, fulget Crucis mysterium Qua vita mortem pertulit, morte vitam protulit

Les étendards du Roi s'avancent, et la lumière de la Croix resplendit de son mystère. Où la vie subit la mort, la mort crée la vie.

On dénombre plusieurs armées constituées de soldats-paysans, auxquelles se joignent des hordes de paysans agglutinés autour d'un chef, qui apparaît plus comme un meneur de bande, constituant la force royaliste.

Le propre de ces armées est d'être constituées de volontaires, qui ont facilement tendance à « changer de chemise », au sens propre, revêtant un habit civil pour rentrer chez eux. L'intendance et toute stratégie, qui reposent évidemment sur le nombre d'hommes disponibles, deviennent un vrai casse-tête.

Ainsi, alors que Charette commandait à 28 000 hommes au siège de Nantes, seuls 1500 répondent présents trois jours plus tard au siège de Légé. Au total, de façon dispersée et sans coordination, plusieurs armées se forment :

Au centre, l'armée catholique et Royale de Cathelineau, entourée par l'armée catholique d'Anjou et du haut Poitou, l'armée catholique du bas Poitou et du pays de Retz.

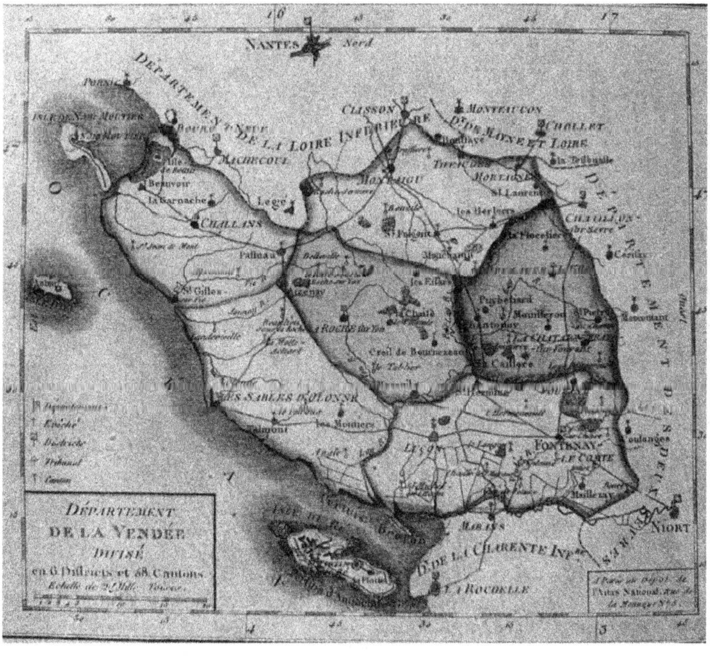

Les différentes armées de l'Ouest

La plupart vont au combat à pied, et au début du conflit ne sont armés que de fourches, piques et faux. Au fur et à mesure des conquêtes, ils acquièrent des armes à feu et quelques canons. Ces armées sont spécialisées dans la guerre d'embuscade, elles sont incapables de tenir le feu dans une bataille rangée, spécialité des troupes gouvernementales, au moins lors des premières batailles. La situation changera quand les armées se doteront de chefs de guerre, en général issus des anciennes armées royales.

Quelques cavaliers sont présents parmi les troupes à pied. Il s'agit de quelques artisans, boutiquiers, que leurs moyens financiers autorisent à s'équiper, ou parfois de simples paysans montant un cheval de trait.

On trouve également quelques troupes régulières, fantassins et cavaliers (armés par Bonchamps), qui constituent une sorte de corps d'élite, mais toujours ces difficultés à conserver une troupe qui a tendance à regagner ses pénates à la fin de la bataille...

On tentera de professionnaliser la troupe, par l'incorporation de déserteurs du camp adverse et de volontaires des régions voisines. Au total ils représenteront 6 à 10 000 hommes.

La diversité dans la composition des troupes explique la diversité des comportements.

Si on a mis en avant le comportement exemplaire de l'armée de Cathelineau, qui interdisait la maltraitance des prisonniers et des blessés, il n'en était pas de même dans les autres armées, dont les généraux tenaient davantage du chef de guerre que du meneur charismatique, qui portait en étendard sa Foi et sa profonde affection pour les hommes. Dans les autres armées, les combattants tenaient parfois plus du soudard que de l'homme de Foi. On se souviendra de Bonchamps, sur son lit de mort, qui ordonnera d'épargner les 5000 soldats bleus prisonniers que son armée venait de capturer.

Si les premières batailles sont commandées, dans les Mauges, par Cathelineau, qui bénéficiait d'une aura particulière sur les paysans, rapidement, ces derniers comprennent qu'ils doivent se doter de chefs ayant une expérience militaire. Stofflet, garde-chasse et ancien militaire, dirigera ainsi les premières batailles (Jallais, Chemillé, Cholet) aux côtés de Cathelineau. On retrouvera plus tard Charette, La Rochejaquelein, et bien d'autres, à la tête des insurgés.

Henri de La Rochejaquelein (1772-1794), 20 ans au moment des faits, représente l'idéal du sacrifice de la jeunesse face à la tyrannie gouvernementale. Sa devise restera célèbre « Si j'avance, suivez-moi ; si je meurs, vengez-moi ; si je recule, tuez-moi ».

Si tous les chroniqueurs admettent le courage proverbial du combattant vendéen, il serait injuste de ne pas citer le rôle des femmes.

C'est un fait historique qu'un grand nombre de femmes furent victimes d'outrages voire d'atrocités en particulier dans le camp vendéen, mais ce serait oublier également que beaucoup firent preuve, comme souvent en pareil cas, d'un grand courage. Dans les batailles du passé, des femmes accompagnant les troupes ont toujours participé aux soins, assuré le ravitaillement (la célèbre cantinière), et offert d'autres services souvent moins avouables. Disons qu'elles soutiennent activement le moral des troupes.

Durant la guerre de Vendée, si quelques-unes prirent une part active au combat, on cite souvent Françoise Despres, beaucoup assurèrent un rôle de soutien important à l'armée catholique et royale.

Outre le soin aux blessés, que ces bonnes âmes ont apporté sans formation dans des hôpitaux de fortune ou dans les forêts de Vendée, quelques-unes ont fait preuve d'une audace incroyable.

On peut citer ainsi Marie Lourdais (1762-1856), épicière dans le village de La Gaubretière, qui prit une part active dans la guerre de Vendée en assumant de nombreuses missions.

Marie n'est pas vendéenne mais bretonne, nul ne sait comment elle s'est retrouvée mêlée à ces événements.

Elle participa au ravitaillement des troupes, au transport des médicaments entre les différents hôpitaux, assurait les soins sous la direction de chirurgiens, et surtout s'est illustrée à plusieurs reprises en franchissant lignes ennemies et régions en transmettant les ordres d'une armée à l'autre, en particulier sous les ordres de Charette.

Déguisée en épicière ambulante, elle faisait jusqu'à 15 lieues par jour pour transporter des lettres généralement cousues dans la doublure de ses jupes ou de son bonnet.

La trentaine, belle femme, de moyenne stature, le visage enjoué Marie sait enjôler les soldats qui se risquent à contrôler ses documents et son chargement et si à de nombreuses reprises elle fut fouillée par les troupes gouvernementales, jamais ils ne purent percer son secret.

Marie Lourdais a souvent été la providence des soldats, en particulier sur le front des combats, en leur apportant sinon des soins efficaces, au moins une parole réconfortante et une présence féminine qui leur donnera du courage dans la mort.

Marie a survécu à la guerre.

À la mort de Charette, en 1796, elle restera quelques années à l'Éraudière puis retourna à La Gaubretière. Elle fut recueillie par la famille de Buor jusqu'à sa mort.

On ne lui connaît ni époux ni enfant, elle terminera sa vie à 95 ans dans son village qui lui a rendu hommage comme résistante et soldat de la Foi.

2- La médecine et la chirurgie dans le conflit

- Organisation générale

La formation

La situation médicale est radicalement différente selon que l'on considère Paris et les provinces.

À Paris, de grands hôpitaux, L'Hôtel-Dieu, la Pitié (qui sera renommée l'hôpital de l'unité), Necker, dispensent des soins de qualité pour l'époque, même s'il faudra attendre 1851 pour qu'un décret dissocie l'hôpital, consacré aux soins, et l'hospice, à vocation sociale.

Dans les provinces, et en particulier dans l'ouest de la France, la situation est bien différente. Les médecins ont une formation locale, essentiellement dans les universités de Nantes et Angers.

On distingue les *médecins forains* et les *médecins régents.*

Les premiers se destinent aux campagnes, on trouve les seconds dans les villes universitaires. Ces derniers ont la réputation d'une meilleure formation académique, mais les médecins de campagne ont une formation essentiellement pratique.

Des échanges épistolaires existent entre ces deux catégories, des avis sont partagés. On a vu, ainsi, des médecins forains acquérir une expérience telle que les régents les sollicitaient volontiers.

Dans les campagnes, ils étaient souvent mal payés, au service d'une population majoritairement pauvre, contrairement aux médecins des villes. Il n'était pas rare qu'ils reçoivent un lapin de garenne pris au collet, des œufs, une avance sur la prochaine récolte.

Il n'y avait que cinq médecins dans la région Ouest au moment du déclenchement des guerres de Vendée, essentiellement dans les villes de Beaupréau, Cholet, Vihiers.

Ces médecins devaient composer avec les rebouteux et autres redresseurs d'os, qui avaient pignon sur rue et une grande influence sur la population.

On trouvera beaucoup de ces guérisseurs parmi les soldats des armées royalistes. Souvent en première ligne, ils intervenaient au plus près de la bataille (et y prenaient généralement part).

À cela, il fallait ajouter le secours de nombreux Saints connus pour leur intervention dans telle ou telle maladie, et bien sûr les bonnes femmes, dont la connaissance des herbes permet la réalisation de potions, et fumigations.

Car on souffre de la fièvre des marais en Vendée (le paludisme), et si l'on ne sait pas la traiter, on connaît les plantes à faire brûler dans les habitations pour éloigner les moustiques.

La santé de la population dépend ainsi plus de la croyance populaire que de l'intervention de vrais professionnels de santé, et les épidémies sont assez fréquentes, en particulier les dysenteries, à tel point que lors d'une inspection des hôpitaux, pendant les combats, on dénombra davantage de malades que de blessés parmi les bleus.

On a ainsi vu les troupes gouvernementales souffrir du paludisme et apporter avec elles la vérole, en particulier dans les villes de la côte où les troupes étaient stationnées au début du conflit. Échange de bons procédés, dirons-nous.

Si les médecins étaient rares, les chirurgiens, en revanche, étaient nombreux et accessibles.

Ils étaient cinq pour un seul médecin.

À cette époque, les grandes heures de la chirurgie n'ont pas encore été écrites, par Desault et ses élèves (Bichat, Dupuytren, Lisfranc...) et le chirurgien, s'il connaît mieux l'anatomie que dans le passé, n'est pas si éloigné du barbier et doit faire avec la concurrence du rebouteux.

Il pratiquait de petites interventions, perçait les abcès, redressait les fractures... il sera souvent le seul secours du blessé durant les affrontements mais son efficacité était entravée par l'absence d'anesthésie qui n'apparaîtra qu'au milieu du XIXe siècle.

Les infrastructures

Aucune infrastructure de soin digne de ce nom n'est disponible en dehors des villes principales, toutes occupées par des garnisons. On trouve bien quelques établissements dans les campagnes, souvent délabrés, et mal dotés.

Bien avant la guerre, on se plaignait de la mauvaise organisation du soin dans les campagnes de l'Ouest. La situation ne fera que s'aggraver pendant le conflit.

Dans ces conditions, il y avait également une forte différence de prise en charge des blessés entre ceux, gouvernementaux, qui accédaient aux hôpitaux des villes, et les soldats royalistes, entassés dans des églises, granges, voire à même le sol de la forêt. Les « hôpitaux forestiers » de Grasla et Vezins sont les plus célèbres, mais on en comptera dans la forêt de Torfou, Princé, Chaize le Vicomte...

Les forêts offrent un refuge relatif contre les colonnes gouvernementales et les conditions climatiques, en ce printemps-été 1793, sont plutôt favorables.

On y dresse des huttes de branchage, les charrettes sont renversées et servent d'abris de fortune.

Si les hôpitaux pouvaient être respectés par les belligérants, en tout cas du côté des royalistes commandés par Cathelineau qui avait expressément défendu de s'en prendre aux blessés et prisonniers, de nombreux prisonniers sont malgré tout passés par les armes par les Vendéens, comme les 600 prisonniers assassinés à Saint-Florent-le-Vieil le 17 octobre 1793.

Les armées républicaines, en particulier les troupes de Kleber et Westermann ne sont pas en reste, et il est fréquent que les prisonniers et blessés soient assassinés :

- 1500 prisonniers royalistes aux Ponts-de-Cé en novembre de la même année.
- 7800 prisonniers royalistes à La Flèche en décembre. Les exemples sont légion.
- Les soldats blessés n'échappent pas à la folie meurtrière. On a trace d'exactions perpétrées par les royalistes sur les blessés.
- 400 blessés de l'armée de Mayence massacrés par les Vendéens à Torfou le 22 septembre 1793, comme par le camp gouvernemental.
- 400 Vendéens blessés massacrés à la bataille de Cholet le 17 octobre de la même année.

Bien que ne disposant d'aucun hôpital, les Vendéens, au cours du temps, parviennent à organiser la prise en charge des blessés : des hôpitaux improvisés s'organisent, généralement dans des châteaux ou des abbayes. Durand de la Pommeraye est nommé médecin-chef des armées royales. On a la trace, également, de quelques chirurgiens (Adrien, Saint-Laurent, Langlais...).

Les infrastructures sont donc clairement du côté des troupes gouvernementales, mais les blessés n'y sont qu'en relative sécurité, car la promiscuité, l'absence d'hygiène favorisent les infections (fièvres et diarrhées principalement) et ce qu'on appellerait aujourd'hui les infections nosocomiales.

Les hôpitaux forestiers, s'ils offrent un refuge limité et ne protègent que partiellement des intempéries, offrent une relative protection vis-à-vis des infections.

Les médecins du camp gouvernemental

Ce sont des érudits, dont l'instruction est bien au-dessus de la moyenne de la population. Ils ont, en général, bien accueilli la révolution, en particulier la vente des biens de l'Église, dont ils ont pu profiter comme nombre de bourgeois.

Un certain nombre d'entre eux exercent des fonctions au sein du gouvernement. Si certains sont restés muets devant les exactions et massacres perpétrés en Vendée, il y a eu tout de même quelques exceptions, tel Martineau, qui dans un rapport parlementaire dénonçait le comportement des troupes gouvernementales.

Ce rapport resta lettre morte.

Bien que majoritairement anticléricaux, la majorité des médecins et chirurgiens donnaient leurs soins aux blessés des deux camps, du moins lorsque les soudards leur en laissaient le temps.

On se rappelle ainsi Aubry, qui donna ses soins à Cathelineau, après la bataille de Nantes. Il sera fusillé par le général Huché quelques mois plus tard.

L'honneur de la chirurgie fut sauvé par l'implication de ces quelques courageux, tandis que d'autres, oublieux de leur fonction, prenaient volontiers part aux combats et adoptaient un comportement répréhensible, en particulier Tellot, Coutard... qui justifiaient l'assassinat des blessés, par la nécessité de juguler les épidémies...

Les médecins du camp royaliste

Il est difficile de les dénombrer, car, comme les soldats-paysans, même s'il peut être arrivé qu'ils participent à une action militaire, généralement en donnant leurs soins aux blessés, dès la fin du combat, ils regagnaient leur demeure.

Ils usaient fréquemment de surnoms pour protéger leurs familles. On compte une cinquantaine de praticiens, médecins et chirurgiens, qui, dès le début du conflit, quittèrent leur cabinet pour gagner Nantes ou Angers.

Volonté de protéger sa famille ou adhésion sincère au projet politique du gouvernement ?

Les praticiens qui décidèrent de rester en leurs habitations n'eurent globalement pas à subir de mauvais traitements d'un camp comme de l'autre.

On compte ainsi, dans toute la Vendée militaire, environ 120 médecins et chirurgiens dans le camp royaliste, et 160 parmi les bleus.

Si l'on a pu mettre en cause l'intransigeance politique des médecins du camp gouvernemental, le camp royal eut aussi ses extrémistes, tel le docteur Jolly, qui fit fusiller son propre fils, pris parmi les troupes gouvernementales, ainsi qu'un certain nombre de médecins-prêtres, toujours au plus près des combats, mais n'y participant pas.

Les soins aux blessés étaient généralement assurés par les femmes de paysans, les prêtres, quelques chirurgiens, grand nombre de rebouteux et charlatans et parfois quelques transfuges du camp adverse.

Les transfuges

Il y a bien eu des transfuges d'un camp à l'autre, mais ceux qui ont rejoint les rangs royalistes l'ont-ils fait de plein gré ou de façon contrainte ?

Il s'agissait le plus souvent de praticiens faits prisonniers à l'issue d'une bataille et ils étaient sans doute peu à même de refuser leur aide au camp du vainqueur.

Ceux qui furent repris par les gouvernementaux furent passés par les armes.

L'action des chirurgiens, environ cinquante ans avant l'avènement de l'anesthésie, est des plus limitées, mais on peut penser que ces praticiens eurent à cœur de soigner au mieux de leurs moyens les blessés des deux camps que l'on entassait dans les hôpitaux de fortune.

On connaît un cas de transfuge volontaire en la personne de Xavier David de Norroit, ami personnel de Charette. En août 1792, lors de la prise des Tuileries, le jeune Charette dut fuir et trouva refuge chez un jeune étudiant en chirurgie.

C'est de ce même personnage dont les troupes de Charette se sont saisies. Persuadé que ses jours étaient comptés, le prisonnier dut son salut au Général qui le reconnut et lui offrit de se rallier à la cause rebelle.

3- Soins, gestes techniques et thérapeutiques

- La chirurgie au XVIIIe siècle

La chirurgie a bien évolué depuis Ambroise Paré, au XVIe siècle, l'anatomie est mieux connue, en particulier grâce à André Vésale, et à la création de l'Académie de Chirurgie dans la première moitié du XVIIIe siècle.

Le développement des livres a accompagné le développement de la médecine et de la chirurgie. Certains ouvrages (Lassus, Sabatier) connaissent un grand succès et participent grandement au développement technique. Les instruments, assez communs avec les nôtres, sont de bonne facture, et on sera étonné de constater qu'une bonne partie des gestes aujourd'hui réalisés font déjà partie de l'arsenal du chirurgien.

Bien sûr, les ostéosynthèses sont inconnues (elles n'apparaîtront réellement que lorsque l'on développera l'anesthésie, l'asepsie, puis la radiographie) et la chirurgie digestive se limite souvent à de la chirurgie de paroi, même si on sait depuis plusieurs siècles suturer l'intestin et réduire les éviscérations. Bien évidemment, l'absence de réelle asepsie, l'absence d'anesthésie fiable et efficace limitent fortement la portée des gestes et la mortalité des blessures reste élevée.

- Quels gestes sont réalisés ?

Les plaies ne posent pas vraiment de problèmes.

Aucun service de santé proprement dit n'existe, ni de système d'évacuation comme on en verra quelques années plus tard dans les armées impériales. Le blessé devait de lui-même gagner un lieu sûr pour y être soigné, ou attendre la fin de la bataille ; dans ce cas, son sort dépendait de l'issue la bataille, et du bon vouloir du vainqueur.

Sur le champ de bataille, les plaies sont simplement couvertes d'un linge, puis de retour en lieu sûr, elles bénéficient souvent d'une cicatrisation dirigée après lavage à l'eau claire ou coupée d'alcool.

Différents moyens de désinfection sont utilisés :

- Sulfate de zinc, tannin
- Hypochlorite de chaux
- Permanganate de potassium...

Pour les pansements, la charpie précède les bandes (Velpeau). Le blanc d'œuf, le miel sont connus pour leur pouvoir anti-infectieux et cicatrisant depuis l'Antiquité.

Les sutures sont également connues depuis l'Antiquité, Galien lui-même utilisait de petits crochets métalliques (l'ancêtre des agrafes), pour maintenir les plaies.

Les sutures à l'aiguille sont réalisables, le fil est d'origine animale (les plus anciens d'entre nous ont connu le catgut™...). Faute de disposer de fil spécifique, la soie, le lin, le coton ciré pouvaient faire l'affaire.

Se pose le problème de l'extraction des corps étrangers, en particulier des fragments métalliques (la mitraille) et des balles de mousquet.

Leur vélocité et leur force de pénétration sont variables avec la charge de poudre, et la distance, et il arrive fréquemment que l'on ne retrouve pas de point de sortie.

Plus de deux siècles auparavant, Ambroise Paré avait décrit la technique pour estimer le trajet d'une balle de mousquet, mais il faudra attendre encore un siècle pour localiser précisément les corps étrangers (voir les travaux de Louis d'Ombrédanne), avec la généralisation de la radioscopie et l'arrivée sur le front de 14 des appareils de radiologie mobiles, à l'initiative de Marie Curie. En attendant, c'est à la lancette et sans anesthésie que l'on tente de localiser la balle ou le fragment de métal, au risque d'aggraver une lésion vasculaire ou nerveuse, voire de repousser le corps étranger. La chose est relativement aisée lorsqu'il est situé à faible profondeur, mais dans un certain nombre de cas, l'excision du corps étranger s'avère impossible.

Ce qui pose problème, la plupart du temps, ce n'est pas le fragment de métal.

En effet, à la sortie de la bouche du canon ou du fusil, le métal chauffé par l'explosion n'est pas à ce moment porteur de germes. La surinfection des plaies n'est pas liée directement au projectile mais à l'environnement du blessé. En particulier les fragments de peau ou d'étoffe, qui, en l'absence de surinfection, peuvent créer un kyste d'inclusion. Il peut arriver que la plaie suppure, et que le corps étranger soit évacué spontanément. Ce fait est connu et même encouragé par certains auteurs depuis la Renaissance.

Les plaies profondes posent le problème des lésions viscérales, inaccessibles à un geste spécifique à cette époque. Les plaies des organes creux de faible largeur (coup d'estoc) peuvent parfois cicatriser spontanément, en particulier par l'interposition spontanée de l'épiploon. Les plaies thoraciques soufflantes sont généralement fermées, le blessé reposant en décubitus latéral du côté de la blessure. On compte sur la coagulation spontanée de l'hémothorax (ce concept sera développé par Larrey quelques années plus tard) pour colmater la plaie pulmonaire éventuelle et bien sûr épargner le côté sain. `

En réalité, une grande partie des blessures traitées après la bataille concerne les membres car les lésions du thorax et de l'abdomen, souvent mortelles, ne laissent que peu de chance au blessé de rejoindre l'arrière.

Les infections

Il n'est pas rare que les plaies traumatiques se compliquent d'infection. Les conditions d'hygiène sont catastrophiques dans les deux camps.

Chez les royalistes, les hôpitaux de fortune ou les camps improvisés dans la forêt ne sont pas techniquement adaptés à la prise en charge de ces blessés, tandis que les troupes gouvernementales prises en charge dans les hôpitaux y côtoient blessés, infectés et surtout malades (dysenterie, typhus, gale, paludisme...). On a ainsi, dans les hôpitaux, dénombré plus de malades de la dysenterie que de blessés par arme.

Les abcès superficiels peuvent être drainés sans difficulté, mais les infections profondes, si elles s'évacuent spontanément, peuvent guérir, au prix de séquelles fonctionnelles plus ou moins sévères. Les autres, en l'absence d'antibiothérapie, connaissent souvent une issue fatale. Ce fut le cas de Cathelineau, qui mourut deux semaines après une blessure par balle à la poitrine.

Les fractures

Leur prise en charge est connue depuis la nuit des temps. Les fractures fermées sont généralement immobilisées dans des attelles ou des tractions.

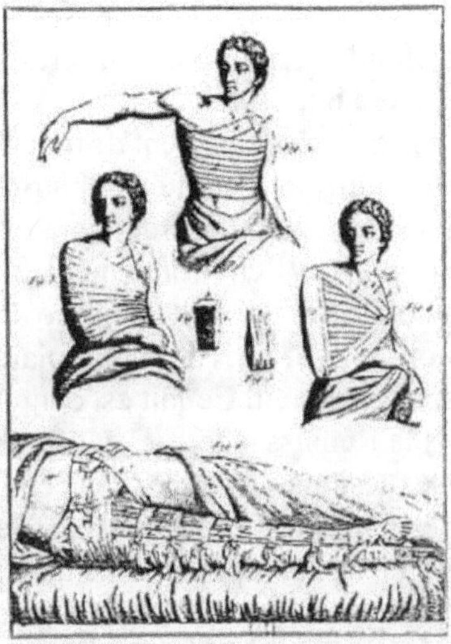

On se souviendra que c'est à cette époque que Desault décrit son bandage éponyme de l'épaule.

Les fractures ouvertes, lorsqu'elles s'accompagnent d'un délabrement des parties molles ou d'une surinfection, ne laissent pas d'autre choix que l'amputation ou la désarticulation.

Le célèbre bandage de Desault

Sont-elles réalisées « à la volée » sur le champ de bataille, comme ce sera le cas durant les batailles napoléoniennes ? Généralement non.

Durant les siècles précédents, les amputations n'étaient réalisées qu'en chirurgie secondaire, en général imposées par une surinfection mettant en jeu la vie du blessé. Sans l'exprimer clairement, le chirurgien devait mettre en balance le risque de décès spontané du blessé et le risque de décès après l'amputation, de l'ordre de 50 à 70 %.

L'amputation est considérée comme une chirurgie de sauvetage, on est loin, encore, des considérations d'appareillage.

Les traumatismes neurologiques (enfoncement des os du crâne / hématome) peuvent imposer une craniotomie ou le relèvement d'une embarrure. Les crochets nécessaires à ce geste sont disponibles et d'utilisation simple, sur un blessé souvent inconscient. Ce type de traumatisme se révélera particulièrement fréquent en chirurgie navale.

L'évacuation d'un hématome extradural est connue depuis Jean Louis Petit.

La technique de la trépanation est accessible au chirurgien du XVIIIe siècle, mais si de nombreux cas sont décrits, on reste souvent évasif sur les suites, et en particulier les séquelles neurologiques. Malgaigne sur une revue de cas en 1830 relevait une mortalité proche de 100 % après trépanation.

Malgré toute sa bonne volonté, le chirurgien, en cette fin du XVIIIe et début du XIXe siècle, est malheureusement plus souvent le témoin de l'évolution naturelle de la blessure que l'acteur de sa guérison. Le blessé, s'il parvient à rejoindre l'hôpital de campagne, vient y guérir ou y mourir, selon la gravité de ses blessures, car la portée des gestes techniques est limitée par l'absence de réelle anesthésie, imposant des gestes rapides et simples et un contrôle de l'asepsie plus que rudimentaire. Il faudra attendre encore plus d'un demi-siècle pour que la notion d'asepsie / antisepsie se fasse jour, permettant de réaliser des gestes techniques plus évolués, l'antibiothérapie permettant de sécuriser le geste opératoire.

- La pharmacie au XVIIIe siècle

La pharmacopée, en cette fin de XVIIIe siècle est largement d'origine végétale, et se compose de 150 à 200 « médicaments » classés selon leur mode de fonctionnement.

Car on reste persuadé que la guérison est l'œuvre du corps seul (ou de la providence, ou de Dieu, selon ses convictions), le médicament n'est qu'un adjuvant, proposé selon la manifestation ou le mode de pénétration du mal.

On distingue ainsi :

- Les médications émétiques (antimoine par exemple)
- Les médications purgatives (séné, rhubarbe)
- Les médications tonifiantes (quinquina, camomille)
- Les médications calmantes (laudanum, thériaque)
- Les médications apaisantes (réglisse, tilleul)

La plupart de ces traitements avaient une efficacité toute relative, à l'exception du quinquina, reconnu pour son efficacité dans le traitement de la fièvre des marais.

La saignée reste encore souvent l'alpha et l'oméga du soin.

Un petit mot sur le laudanum

C'est à Paracelse, contemporain de Vésale et Paré, que l'on doit la dénomination du « laudanum », dont il faisait un bon usage.

En réalité, les vertus analgésiantes et soporifiques de l'opium du pavot sont connues depuis l'Antiquité en Europe, et bien avant en extrême orient. On ne connaît pas exactement l'origine du mot, peut être en rapport avec « laudare » (louer), pour souligner les vertus d'un médicament digne de louanges ?

Il existe plusieurs formulations de Laudanum en plus de celle de Paracelse. On citera celle de Sydenham, et celle de Rousseau, qui sont les deux variantes disponibles à l'époque des guerres de Vendée. Le médicament se présente sous une forme de sirop, que l'on administre au futur opéré, dans le but d'atténuer sa douleur. Jusqu'à l'apparition du chlorhydrate de morphine, le laudanum restera le principal analgésique. Le chirurgien du XVIIIe siècle n'était donc pas complètement démuni face à la douleur de l'opéré, à condition bien sûr que le laudanum soit disponible. Il était placé sous la responsabilité des pharmaciens, qui ne pouvaient le dispenser que sur avis médical.

Il est à noter que le laudanum avait également une vertu antidiarrhéique fort utile à bord des navires, et que son usage médical, jusqu'au XIXe siècle, en fut largement détourné dans un but « récréatif »... Patrick O'Brian, dans *Les aventures de Jack Aubrey*, précise que son acolyte et ami, le docteur Mathurin, en consommerait 18 000 gouttes par jour !

Pour obtenir du laudanum liquide de Sydenham : « *Prendre du vin espagnol, une pinte ; de l'opium, deux onces ; du safran, une once ; de la cannelle et de la girofle réduites en poudre, une dragme chacune ; les faire infuser ensemble au chaud pendant deux à trois jours, jusqu'à ce que la teinture soit de bonne consistance et après l'avoir filtrée, préparez-la à son usage.* » (*Œuvres*, Chap. III, years 1670, 1671, 1672)

En guise de conclusion

Si la population a bien payé le prix fort pendant les guerres de Vendée, les soldats des deux camps ont souffert d'une prise en charge chirurgicale incapable de faire face à la gravité des lésions. Les infrastructures défaillantes, l'absence de médicaments efficaces, en particulier contre l'infection, condamnaient souvent le blessé à une lente agonie et à une issue funeste.

D'un point de vue technique, la chirurgie de cette fin du XVIIIe siècle est à mi-chemin entre la chirurgie moyenâgeuse, qui reposait plus sur des incantations que sur des principes scientifiques, laissant à Dieu le soin de la guérison (ou non…), sur des gestes inutiles, voire dangereux (la fameuse saignée), sur l'utilisation d'onctions ou de potions d'origine douteuse, comme cette pommade de chiot bouillie qu'Ambroise Paré utilisa pendant les guerres d'Italie, et une chirurgie moderne qui n'apparaîtra que plusieurs années plus tard.

Il faut attendre les campagnes napoléoniennes pour que des chirurgiens de guerre comme Larrey, Percy... développent et posent les principes de ce qui deviendra la chirurgie de guerre et la traumatologie, ainsi qu'un système d'évacuation du blessé qui donnera naissance à la Croix-Rouge et in fine au SAMU.

Mais ce n'est qu'un siècle plus tard que la chirurgie pourra prendre un réel essor avec l'alignement de trois planètes : l'anesthésie, l'asepsie puis la radiographie.

On peut dire que c'est la révolution pasteurienne de la deuxième moitié du XIXe siècle qui autorisera une chirurgie osseuse de plus en plus audacieuse, avec dans un premier temps, le développement des ostéosynthèses, puis, avec l'avènement des antibiotiques, le développement de la chirurgie prothétique. Mais, c'est une autre histoire.

Chapitre IV
La chirurgie de la Royale

1- Introduction

Dans une ancienne vie, je fus officier de marine, un tout petit, quasi sans grade, aspirant comme on disait à cette époque du service national.

Je fus nommé au bout de la terre, là où elle finit, où les tempêtes d'Atlantique se déchaînent sur une terre inébranlable, peuplée de Gaulois déjà réfractaires, droits et rudes comme les menhirs et pierres levées, pas plus accueillants que cela à vrai dire, mais les premiers à refuser la défaite et rejoindre le Général, de l'autre côté de la mer, leur mer.

Pour ma famille, j'y fus envoyé par contrainte, mais j'y fus heureux dans la mélancolie de la grisaille d'hiver. Déjà interne de spécialité, je ne fus pas autorisé à m'embarquer comme les copains, et j'officiais dans un hôpital d'instruction.

Je voyageais par procuration.

Je regardais les gris partir et rentrer, franchir le goulet, le télégramme annonçant le retour des braves.

J'ai toujours eu une attirance particulière pour les gris, mais à cette époque, je ne nourrissais pas encore de passion pour l'histoire de la chirurgie, trop jeune sans doute. Je ne réalisais pas que je fréquentais un haut lieu de l'histoire, marchant bien humblement dans les pas d'un Larrey, lui aussi, on l'a oublié, ancien chirurgien de la Marine, je foulais les mêmes quais que de grands circumnavigateurs avaient arpentés bien avant moi, Lapérouse, d'Entrecasteaux, Dumont d'Urville, Bougainville…

Je croisais, au détour d'une échelle de coupe, un commandant à la main gantée de noir, devisant avec un médecin de bord faussement naïf, qui rejoindrait pour un dernier adieu son crabe et sa féline conscience noire.

Je garde de cette ville et de cette époque une douce nostalgie, celle d'avoir un tout petit peu côtoyé des géants, connus ou anonymes. Je suis parti pour un voyage, celui qu'on ne fait jamais, mais dont on ne revient pas.

Dans cet opus, je tente de brosser le tableau de la chirurgie de la Royale, c'est-à-dire du temps de la marine à voile, du XVIIe et du XVIIIe siècle. Les chirurgiens, à cette époque, sur la terre ferme, vont progressivement passer du statut d'artisan à celui de médecin, après une lutte acharnée et fratricide.

Quelques dates repères :

1410 : Création du corps des galères 1492 : Découverte des Amériques.

1494 : Le traité de Tordesillas divise le monde au profit des Portugais et des Espagnols

1626 : Création de la marine royale (Richelieu) 1666 : Création de l'arsenal de Rochefort

1681 : L'ordonnance de Colbert impose la présence d'un chirurgien à bord des navires effectuant un trajet au long cours et plus de 20 membres d'équipage. Cette ordonnance ne sera généralement appliquée qu'aux navires de commerce

1689 : L'ordonnance de Seignelay impose la présence d'un chirurgien à bord des navires de guerre

1722 : Création de l'école de chirurgie de Rochefort 1731 : création de l'académie de chirurgie.

On pourrait décrire 3 périodes correspondant à l'évolution du métier de chirurgien de marine

1. Les chirurgiens ne sont que des barbiers
2. Les chirurgiens de marine : les « chirurgiens navigans »
3. Les chirurgiens savants

2- Le contexte géopolitique et philosophique

- Le partage du monde

La (re)découverte des Amériques par Christophe Colomb à la fin du XVe siècle déclenche une frénésie de navigation, dans le but de faire main basse sur les richesses supposées des continents nouvellement ralliés. Afin d'éviter une lutte fratricide entre Espagnols et Portugais, qui sont les seules grandes nations colonialistes à la charnière des XVe et XVIe siècles, un accord est signé le 07 juin 1494, sous l'égide du pape Alexandre VI : le traité de Tordesillas.

On propose ainsi un partage du monde entre les deux grandes puissances selon une ligne méridienne (orientée nord-sud) à 370 lieux à l'est des îles du Cap Vert. À l'est, les découvertes portugaises, à l'ouest, les découvertes espagnoles.

Les îles d'Indonésie se trouvent ainsi sous domination portugaise, alors que la plus grande partie des Amériques devient espagnole, à l'exception du brésil, situé à l'est du méridien…

Sont exclus de ces accords l'Angleterre et les Pays-Bas, ce qui est compréhensible dans le contexte religieux de l'époque, mais François Ier n'entend pas se laisser déposséder d'éventuelles terres à découvrir. Il obtient le soutien du Pape Clément VII qui assouplit la bulle pontificale précédente et n'applique le traité précédent qu'aux terres déjà connues.

Les terres à découvrir appartiendront donc à qui y mettra le pied et y dressera sa bannière.

La porte est désormais ouverte pour les grandes circumnavigations, qui, il faut l'avouer, sous couvert d'humanisme et de progrès scientifiques, avaient également pour objectif l'ouverture des routes maritimes et le développement d'échanges économiques. Cherchant un passage vers le pacifique par le nord de l'Amérique, Giovanni de Verrazzano (1485-1528), explore la côte est des Amériques (actuelle Amérique du Nord) de la Floride au Canada, puis Jacques Cartier, toujours pour le compte de la France explore le Saint-Laurent et y implante une colonie – la Nouvelle-France – en 1534.

Cette étape de la navigation va trouver son essor entre la fin du XVIIIe et le XIXe avec de grands noms de la marine royale, La Pérouse, Bougainville... évidemment, l'ennemi éternel, l'anglais, ne sera pas en reste. On connaît les exploits de Cook.

- Les grandes circumnavigations

Le siècle des Lumières trace des chemins nouveaux : Des monarques « éclairés » mettent sur pied de grandes expéditions, fort coûteuses, qui servent autant la gloire de leur maison que la nécessité de conquêtes.

Les chirurgiens, qui n'étaient au siècle précédent que de simples « barbiers », deviennent peu à peu l'égal des médecins (des docteurs). Ils sont anatomistes, souvent versés dans la botanique, l'entomologie. De grands noms sont associés à ces expéditions, tant du côté français que du côté anglais : parmi les innombrables, La Pérouse tient une place particulière en raison du mystère de sa disparition, son caractère tragique, et les mots prêtés à Louis XVI sur l'échafaud. *A-t-on des nouvelles de Monsieur de La Pérouse* ?

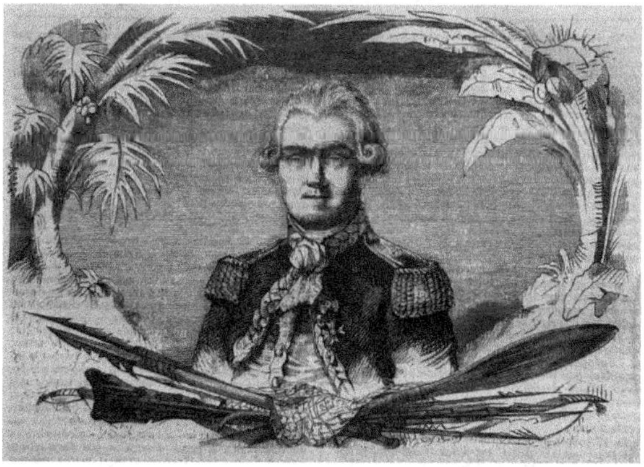

La Pérouse, portrait in *Voyages autour du monde*, 1853

De façon étonnante, l'Espagnol et le Portugais, très actifs sur les mers aux XVIe et XVIIe siècles, sont moins présents. Peut-être le partage des terres associé au traité de Tordesillas ne leur imposant pas d'armer des navires de conquêtes, ces derniers ayant déjà assuré de nombreuses possessions, et leur nom à de multiples passes et détroits : Magellan, Malaca... De nos jours, la circumnavigation revêt un caractère romantique, la découverte de terres inconnues, de peuples et la recherche d'un paradis perdu. C'est ainsi que Tahiti sera décrite par les marins qui y prirent pied.

Que les marins tombent sous le charme des autochtones à demi nues se comprend, mais quel charme pouvaient-elles trouver à des marins dépenaillés, à la propreté douteuse ?

Ainsi naquit le mythe de la vahiné, qui répond à celui du bon sauvage après que Diderot a publié un ouvrage sur les découvertes de Bougainville (expédition de 1766-69).

En réalité ces voyages pouvaient être sans retour, et sans aucune assistance. Les tempêtes, les maladies, les rencontres dangereuses, y compris avec des natifs agressifs, rendaient le voyage périlleux.

Ainsi disparut James Cook (1728-79), tué lors d'une escarmouche avec des « indigènes » anthropophages.

- Le siècle des Lumières

Que les monarques aient des vues expansionnistes ou politiques ne fait aucun doute, cependant, il ne semble pas permis de douter de la sincérité des scientifiques embarqués. Le XVIIIe siècle est celui des lumières et les vaisseaux embarquent les sociétés savantes.

Si les sociétés savantes françaises font peu de cas des voyages au long cours, ce sont les sociétés britanniques qui prennent la mesure de ces voyages, donnant ainsi le top-départ d'une course à la navigation au long cours.

C'est dans ce but que sont organisés les grands voyages. Cook est envoyé aux antipodes pour étudier le transit de la planète Vénus au large de l'île du Roi Georges (Tahiti). De grandes expéditions sont mandatées pour cartographier le grand sud, en particulier à la recherche du continent austral. Nouvelle-Zélande, Australie (ancienne Nouvelle Hollande) ne sont découvertes que dans la deuxième moitié du XVIIIe.

L'Antarctique se dérobe aux découvreurs, pourtant elle est mentionnée sur des cartes anciennes (*Terra Antarctica Incognita*). Cook, lors de son voyage de 1772, s'en approche, sans parvenir à y mettre pied.

Il faudra attendre 1819 (capt W. Smith) pour que le continent soit découvert puis cartographié. Jules Dumont d'Urville découvre la terre Adélie en 1840.

En Europe, les œuvres de Buffon, les narrations des grandes expéditions, attisent la curiosité de la population, et font comprendre au pouvoir politique l'importance de ces navigations en termes d'image et de prestige.

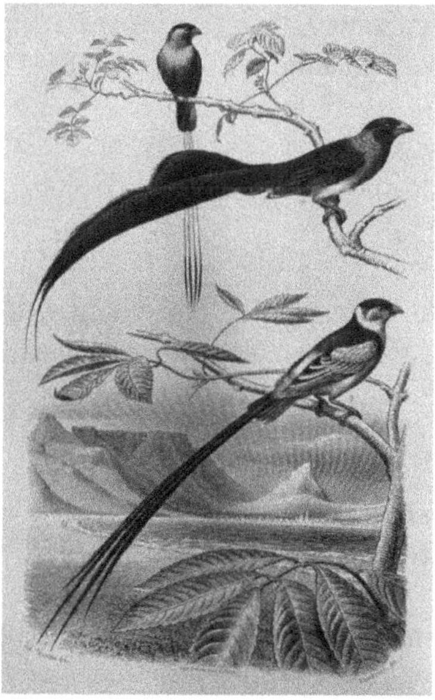

Illustration des œuvres complètes de M. de Buffon.
Tome 8 : les oiseaux

À bord du vaisseau de Bougainville, Veron (astronome) résout le problème de la mesure de la longitude, par calcul astronomique, rompant avec l'évaluation à l'estime de la position des navires. Les Anglais développeront une technique mathématique, qui ne sera possible qu'avec l'invention du chronomètre (John Harrison), qui accompagnera désormais toutes les expéditions.

Les expéditions sont désormais organisées et financées par les états, et ce sont les sociétés savantes qui se déplacent à bord.

Grâce au concours de ces sociétés, naturalistes, géographes, botanistes partent à la recherche, qui de nouvelles espèces animales ou végétales, qui de nouvelles terres

De nouvelles sciences se développent au fur et à mesure des découvertes et des besoins de classification. De nouvelles espèces apparaissent (la taxonomie) aidées par des instruments de mesure et d'observation de plus en plus précis.

Les grandes circumnavigations ne sont donc désormais plus des expéditions guerrières ou commerciales, mais des œuvres scientifiques, dans lesquelles le médecin, outre son rôle de soin pour l'équipage, participe de la reconnaissance du monde.

Si la chirurgie a progressé depuis le XVIe, les fièvres et maladies carentielles font tout autant de ravages.

La deuxième moitié du XIXe siècle sera celle de la microbiologie, de l'observation microscopique des maladies (Pasteur), et à terme du développement de sérums dans un premier temps (cf. *la chirurgie des poilus*) puis de l'antibiothérapie avec les travaux d'Alexander Fleming (1881-1955).

3- La vie à bord des navires du Roy

- Les arsenaux

De l'arabe Dar'as san'a, maison de construction, le terme adapté au vieux français en Tarsenal, désigne un site de construction et d'entretien des flottes.

On doit à Louis XIV et à son homme de confiance, Colbert, la création de la marine royale.

« *La première chose qu'il faut faire est de se rendre puissant sur la mer, qui donne entrée à tous les États du monde* » (Louis XIV)

En réalité, l'idée de disposer d'une marine de guerre (qui deviendra la marine royale) n'est pas récente.

C'est en 1204 que le royaume de France accède à la mer par l'assimilation de la Normandie au domaine royal. Au début du règne de Philippe Auguste (1180-1223), le royaume de France se limite à la région parisienne et à la région Centre actuelle. Il est jusqu'alors enclavé entre de nombreux duchés et fiefs de seigneurs locaux à l'est et les régions sous influence anglaise à l'ouest.

Aucune ouverture sur la mer.

Les ducs de Normandie, vassaux du Roi de France, sont plus puissants que lui, en particulier depuis l'invasion de l'Angleterre par Guillaume.

L'accès à la mer offre l'occasion de créer le premier arsenal à Rouen, en 1292, sous Philippe IV dit le Bel.

Sous le règne de Louis XIV, la France dispose déjà de plusieurs arsenaux : Rouen (1292), Toulon (1514), le Havre (1517).

Richelieu, qui a compris l'importance d'une marine organisée lors de l'épisode du siège de La Rochelle, impose la création de la marine royale par un décret en 1626. Il est fait « grand maître, chef et surintendant général des mers, navigation et commerce ».

Si Richelieu dote la France de galères et de vaisseaux de ligne, c'est surtout à Colbert que l'on doit l'organisation de la flotte, de sa fabrication, à son organisation. Il rationalise la création des navires, qui sont construits en quelques mois, ce qui représente pour le trésor royal un effort financier considérable, numéraire et en matière première, en particulier en chênes, dont il ne faut pas moins de 2000, pour la fabrication d'un vaisseau de ligne.

Les arsenaux sont conçus pour gérer au mieux la fabrication et l'entretien des navires. Bien avant l'heure, les arsenaux sont conçus pour concentrer tous les corps de métier nécessaires à la construction navale. Ce sont des places fortifiées à l'abri des tentatives d'espionnage ou de raids de la marine ennemie.

Outre les efforts de construction, Colbert impose une orientation globale de l'économie, basée sur le contrôle de la ressource, en particulier dans la gestion des forêts.

Les vaisseaux sont considérés bien sûr comme des armes de guerre, c'est-à-dire des plateformes de tir, mais également comme les ambassadeurs de la grandeur du Roi, et à ce titre sont richement décorés, de la proue, portant figure (allégorique le plus souvent) au château arrière, siège de l'autorité du bord, par délégation du Roi.

La nécessité de disposer d'une marine permanente impose de disposer de bases au Levant (basée à Toulon) et au Ponant (à l'ouest).

1666 - Sur ordre du Roi, on décide de la création d'un arsenal sur la côte atlantique, à mi-chemin entre Bordeaux et Nantes.

Ce sera Rochefort, en raison de sa position facilement défendable, à l'abri des incursions anglaises, protégé par les méandres de la Charente et face à un bras de mer protégé par l'île d'Oléron à l'ouest, l'île de Ré au nord, et plusieurs îlots facilement défendables, dont le fameux fort Boyard.

On y crée de toutes pièces des formes de radoub, des ateliers de construction, une corderie, et bien entendu de quoi y loger garnison et ouvriers, hôpital, et bagne...

La flotte est composée d'une multitude de navires, de tonnage variable.

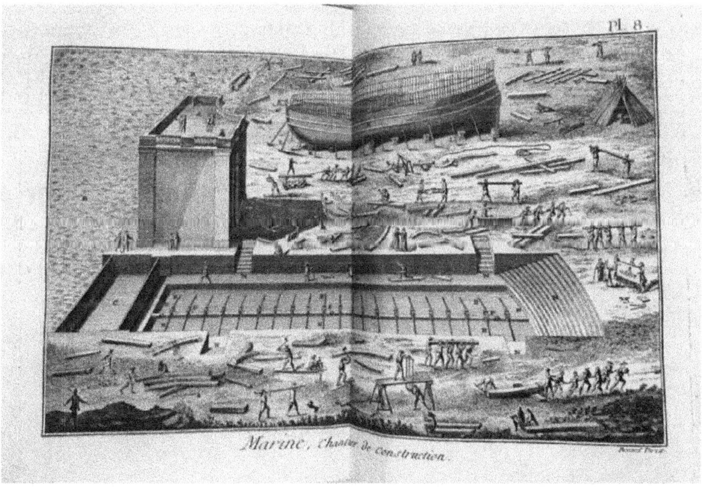

Organisation d'un arsenal. Encyclopedia universalis, 1779

Le destin de la chirurgie de marine ne peut être dissocié de celui de l'arsenal de Rochefort et de deux hommes, Jean Cochon-Dupuy et Michel Bégon.

Michel Bégon (1638-1710), est issu d'une famille de robe, il est officier de plume et administrateur de Marine. Il devient administrateur et principal responsable du développement de l'arsenal de Rochefort de 1688 à sa mort en 1710).

C'est un érudit, féru de botanique. Il est à l'origine de la création et du développement d'un jardin botanique au sein de l'arsenal, qui fournira des médications pour les navires au départ, et participera aux cours de botanique qui seront dispensés aux étudiants de l'école de chirurgie.

Jean Cochon-Dupuy (1674-1757)

Il est médecin ordinaire de la ville de La Rochelle lorsqu'il est remarqué par Michel Bégon, qui l'attire à Rochefort.

Il est nommé médecin en second de l'arsenal, puis premier médecin. Il est à l'origine de la création de l'école de chirurgie, bien qu'il soit lui-même médecin (diplômé de la faculté de Toulouse). Ses cours de chirurgie et d'anatomie sont appréciés, et diffusés aux autres écoles de la marine.

- Les navires

En ce milieu de XVIIe siècle, la marine royale est encore composée de galères, héritières des navires de l'Antiquité.

Ces embarcations de longueur et de composition variable (autour de 30 mètres) sont mues à la fois par la voile et par la rame. Elles sont réservées aux eaux côtières en raison de leur incapacité à affronter les conditions de la haute mer. Elles ont un fond relativement plat, un franc-bord limité. Elles sont composées d'une ou deux rangées de rames disposées sur chaque bord. La chiourme, c'est-à-dire les rameurs, est disposée par bancs, actionnant à plusieurs (cinq en général), une rame de dix à douze mètres de longueur. La coordination est assurée par un maître de manœuvre qui imprime le rythme de rame. On compte habituellement 26 rames par bord, pour 260 galériens, le double dans les cas de double rangée.

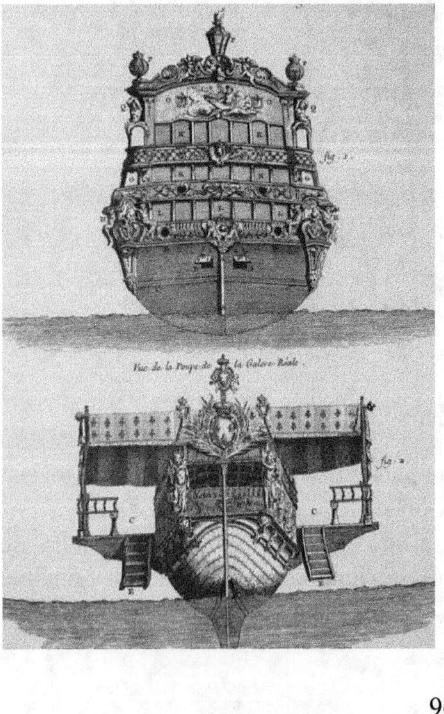

Comparaison d'une galère et d'un vaisseau de ligne. *Encyclopedia Universalis*, 1779

La chiourme est composée d'environ un tiers de condamnés de droit commun ou politiques, un tiers d'esclaves (moyen-orientaux, assimilés aux Turcs) et environ un tiers de volontaires. Les protestants refusant d'abjurer après la révocation de l'édit de Nantes connaîtront ce sort. La mortalité est importante, environ 70 % à trois ans, et bien souvent le destin de la chiourme est lié à celui du navire lors des combats navals. La galère est peu armée, un canon, parfois deux ou trois, sont positionnés en proue et tirant dans l'axe du navire qui doit être orienté vers sa cible (on parle de canon de chasse). Des gardes sont positionnés à bord pour mater la chiourme, prévenir les mutineries et participer aux combats. Ce sont les précurseurs des fusiliers marins. Les galères bénéficient d'une administration spécifique de la marine, basée à Marseille. Pendant le règne de Louis XVI, on en comptera 40 à 50 unités. La bataille de Lepantes (1571) représente leur dernier engagement au combat.

Les vaisseaux de ligne apparaissent à la fin du XVIIe siècle et connaissent un essor formidable au cours du XVIIIe. Les galions, qui ont conquis les Amériques, vaisseaux de commerce et d'exploration à fort déplacement, lents et peu manœuvrants laissent la place aux frégates et vaisseaux de ligne.

Les vaisseaux de ligne mesurent 50 à 60 mètres (une dizaine de mètres de maître-bau et 6 mètres de tirant d'eau) et proposent une plateforme de tir de forte puissance. Ils sont composés de 2 à 3 ponts, chacun disposant de batteries bâbord et tribord.

Le calibre des canons est déterminé par le poids du boulet, 9, 18, 36 livres. Les batteries de 36 livres, dont le poids dépasse 4 tonnes, sont placées au plus bas pour des questions d'équilibre.

La classe des vaisseaux est déterminée par le nombre de canons embarqués. Les navires de 1er rang embarquent 90 à 110 canons, les navires de 2e rang 70 à 88, puis 56 à 66 pour les unités de troisième rang. Les vaisseaux de ligne appartiennent à ces trois premières catégories.

Les 4e et 5e rangs portent 40 à 50 et 28 à 35 canons respectivement. Ce sont les frégates.

À ces canons de bordée, sont ajoutés des canons de plus petit calibre sur le pont, aptes au tir de mitraille, et des canons de poupe (de défense), et de proue (de poursuite).

Une bataille d'escadre implique plusieurs dizaines de navires et représente plusieurs milliers de canons. À la bataille de Barfleur (29 et 30 mai 1692) l'escadre française alignait une quarantaine de navires pour une puissance de feu de plus de 3000 canons, contre 80 navires pour la coalition Anglo-Hollandaise, pour environ 6000 canons.

Pour mémoire, quand 400 canons se font face à Austerlitz, ce sont 4000 bouches à feu qui sont engagées à Trafalgar.

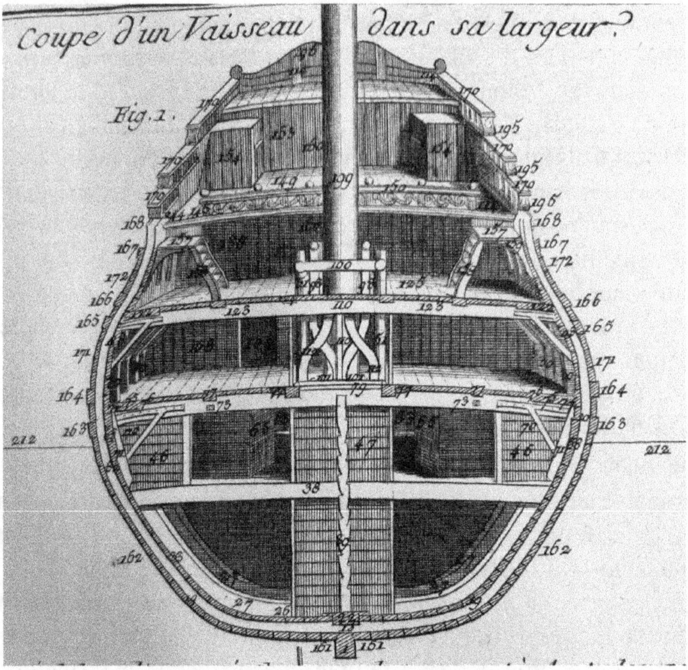

Coupe transversale d'un vaisseau de ligne.
Encyclopaedia universalis 1779

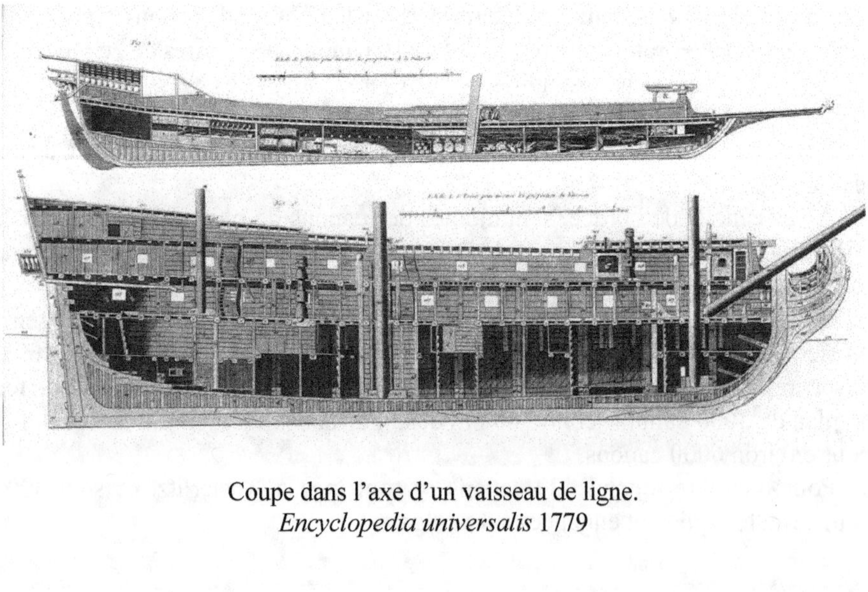

Coupe dans l'axe d'un vaisseau de ligne.
Encyclopedia universalis 1779

Les frégates sont bâties sur le même modèle que les navires de ligne. Leur longueur est plus faible, 30 à 40 mètres (7 mètres de maître-bau et 4 mètres de tirant d'eau), elles sont rapides et plus manœuvrantes que les vaisseaux de ligne et sont en général munies d'une seule rangée de canons de plus faible calibre.

À la mort de Colbert (1683), la marine royale est composée de 127 vaisseaux de ligne, 69 frégates et 50 galères. Elle est la première marine du monde.

- La vie des marins

Volontaires, avancez d'un pas !

Peu de marins sont volontaires pour servir dans la marine royale. La vie y est dure, la solde maigre voire inexistante, et le risque de blessure ou d'y laisser sa peau est réel.

Au XVIIe, on procède par rafles (comme les Anglais d'ailleurs), essentiellement dans les villes portuaires et les régions avoisinantes. Bien entendu, les habitants qui tentent de se soustraire à ce service tout sauf volontaire vont s'éloigner des côtes, aussi, le 15 avril 1689, Colbert impose le système des classes. Les habitants susceptibles de servir à bord des vaisseaux du Roi, essentiellement des pêcheurs, sont enregistrés et se doivent de servir à tour de rôle. Des compensations financières sont prévues pour dédommager les familles du manque à gagner tandis que des caisses de secours mutuel (pour décès ou invalidité) sont mises en place. Les familles de marins décédés perçoivent une demi-solde, les marins blessés ou malades sont pris en charge gratuitement dans les hôpitaux de la marine. On retrouvera des systèmes similaires parmi les ouvriers et mineurs à partir du XIXe siècle, ce sont les sociétés de secours mutuel.

Une ville flottante !

On ne réalise pas l'encombrement d'un vaisseau de ligne, qui emporte plus de 700 hommes !

À cela il faut ajouter les animaux sur pied, qui fourniront des œufs et de la viande fraîche, les réserves d'eau, les réserves de bouche, et bien sûr armes, munitions et poudres. La place à bord est donc comptée, et chaque mètre carré est utilisé.

P. Villiers (in La marine de Louis XVI) rapporte l'embarquement d'un 74 canons (le vaisseau Hector, navire de 2° rang), au départ pour les Amériques :

- 691 membres d'équipage, dont 1 commandant et son second, 18 officiers, 95 officiers mariniers, 370 matelots, 189 soldats embarqués, sans compter mousses (46), domestiques, valets, chirurgiens, apothicaire, boulanger, armuriers...

Plus insolite, l'embarquement fait état de

- 100 tonnes de vivres
- 100 hectolitres de vin

- 500 poules, 24 dindes, 50 canards, 40 pigeons, 24 moutons, 12 cochons, 8 bœufs, 6 veaux, 2 vaches à lait...

La place à bord est donc comptée, les marins sont divisés en deux groupes, les tribordais et les babordais.

Les deux équipages se succèdent par quarts, alternant travail et repos : 2 quarts de 6 h et 3 quarts de 4 heures par jour, ce qui permet d'assurer un temps de travail équitable entre les équipes sur une durée de 48 heures.

Si la place le permet, chaque marin dispose d'un hamac (le branle), dans le cas contraire, ils partagent le même hamac de façon alternative, ce que la marine, encore récemment, appliquait à bord des navires de combat, connu sous le nom de « la bannette chaude ».

En termes clairs, les babordais dorment quand les tribordais travaillent. Les hamacs servent donc à deux hommes, ils sont placés côte à côte, parfois sur deux rangées superposées. En réalité, une équipe ne dort pas lorsque la seconde assure son quart, car de nombreuses tâches doivent être accomplies, d'entretien ou de réparation, de nettoyage...

Les officiers bénéficient d'une cabine rudimentaire, et d'une bannette. Si le chirurgien-major est admis parmi les officiers, il est en général logé soit dans l'infirmerie, soit dans la sainte-barbe, c'est-à-dire la soute aux poudres et munitions... Les aides sont assimilés aux officiers mariniers (les sous-officiers), ils partagent l'entrepont avec l'équipage. Parfois, ils bénéficient d'un peu d'intimité par des toiles tendues.

La promiscuité est importante, le confinement, le défaut d'aération et l'humidité favorisent les maladies de peau et les pneumopathies, tandis que la piètre qualité des aliments favorise carences et dysenteries.

Les repas de l'équipage

Bien entendu, aucune commune mesure entre les repas de l'équipage et ceux de l'état-major.

Les repas sont présentés sous forme de ration de base et si le commandant était initialement doté en numéraire pour assurer lui-même son avitaillement, on a rapidement constaté des fraudes concernant la qualité des rations, au détriment de la santé des hommes embarqués. Colbert, 1670, décidera d'une dotation en nature, qui uniformisera la ration dans la marine royale. Un commissionnaire est désigné pour calculer l'avitaillement du navire, en fonction de la composition de l'équipage et de la durée prévue du voyage.

La ration journalière est composée de 20 onces de biscuit (+/-600 gr), agrémentées de 3/4 de pinte de vin rouge et 3/4 de pinte d'eau 3 repas sont servis :

- Le déjeuner (dé-jeuner), composé d'une galette de biscuit
- Le dîner (vers midi), composé d'une galette agrémentée soit de viande (lard, bœuf séché) les jours gras (mardi/jeudi/ dimanche) ou de poisson séché les autres jours
- Le souper, composé de pois/riz les jours gras, et fèves les autres jours.

Les marins prennent leurs repas en groupes (6/8), à l'entrepont, puisant à la même gamelle. Les récriminations sont nombreuses, à la fois du fait de la monotonie des menus, sans doute pas plus diversifiés que ceux d'un terrien, et surtout du fait des difficultés de conservation des produits. Moisissures, charançons et autres vers de farine sont monnaie courante.

La ration moyenne est évaluée à environ 3000-3500 Cal, tout juste suffisante pour un travailleur de force, en particulier soumis aux intempéries qui ajoutent à la déperdition d'énergie.

Ces rations sont par ailleurs carencées, en particulier en vitamine C, ce qui sera compensé par les escales de rafraîchissement, l'occasion de stocker des nourritures fraîches, en particulier en fruits et en légumes.

Le stockage de l'eau est problématique. Bien sûr, on récupérera autant que possible les eaux de pluie et on profite des escales pour refaire les réserves. L'eau est stockée en tonneaux de bois, et devient rapidement impropre à la consommation ; elle est fréquemment coupée de vin, de vinaigre voire d'eau-de-vie, et filtrée à l'aide de linges.

4- Les maladies et blessures du bord

- Les traumatismes du quotidien

Contrairement à une idée faussement répandue par les livres d'aventures et films à succès, le chirurgien du bord ne passe pas son temps à couper bras et jambes ou à trépaner. En temps de paix, on trouve à bord le panel des blessures banales, plaies et contusions, luxations, fractures, suites à des chutes, ou quelque écrasement par un espar mal assuré, et bien sûr les conséquences de quelques rixes entre matelots. Les sutures sont déjà connues, mais sans antibiothérapie, sans moyen efficace de désinfection, dans un milieu confiné et à la propreté douteuse (on pense à cette époque que la crasse protège des maladies), le risque de surinfection de toute lésion ouverte, fracture ou simple plaie peut rapidement tourner vers une infection vite généralisée, laissant peu de chance au blessé d'y survivre, ou, s'il est chanceux, de n'y laisser qu'un membre.

- Les traumatismes du combat

Le combat naval peut se dérouler en plusieurs phases, dans le but de détruire ou paralyser les mouvements de l'ennemi, le contraignant à amener ses couleurs. La situation est un peu différente dans le cas des corsaires, qui n'ont pas pour but la destruction de l'ennemi, mais la prise (butin et hommes). Les abordages y sont préférés et la traumatologie du combat y est différente, marquée par des blessures par armes blanches et armes à feu de petit calibre.

Le combat naval typique se compose généralement de 3 phases, qui peuvent à tout moment être arrêtées en cas de reddition de l'un des protagonistes.

La canonnade

Il en est dans les combats navals comme des confrontations à terre, les escadres se présentent souvent en ligne et les échanges de boulets se font à distance. Les vaisseaux se déplacent parallèlement à leurs cibles, ou entrent au milieu de l'escadre ennemi pour faire feu des deux bords (bataille de Trafalgar-21 oct. 1805). Il est important de profiter du vent, seule force motrice des vaisseaux de ligne :

Tout l'art du commandant de bord repose sur l'analyse du vent et de ses variations, de la façon d'en tirer le meilleur parti, et bien entendu d'anticiper les mouvements de l'ennemi : combattre au vent ou sous le vent ?

Lorsque le navire est sous le vent de l'adversaire (faire feu à bâbord, avec un vent de bâbord) : il peut bénéficier de la gîte (sur tribord) pour faire donner ses canons à démâter et mettre en œuvre ses batteries les plus basses, généralement les plus dévastatrices. En revanche, le vent rabat les fumées et restes de poudre dans les entreponts, incommodant l'équipage et susceptibles de créer des incendies à bord et des brûlures aux servants de canon, qui sont littéralement asphyxiés et aveuglés par les fumées.

Lorsque le navire est au vent (l'ennemi est à bâbord, mais le vent vient de tribord). La gîte à bâbord ne facilite pas le tir à démâter, et empêche souvent la mise en œuvre des batteries basses, mais, avantage, les fumées et restes de poudres sont chassés par le vent.

De plus, sous l'effet de la gîte, les canons ont tendance à rouler contre les sabords, rendant le rechargement difficile. Ce désagrément est compensé par l'avantage dans la capacité de manœuvre, avec la possibilité de passer en poupe de l'ennemi pour détruire son étambot.

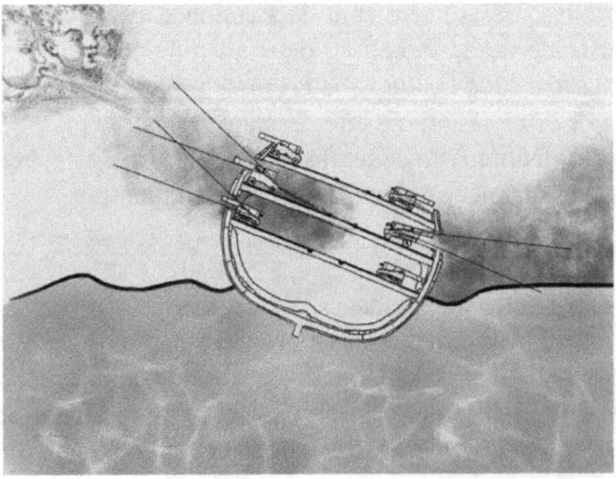

Illustration de la gîte et de ses conséquences sur le tir (composition personnelle).

Dans cette configuration, le navire au vent peut virer à l'ennemi vent arrière (abattre), tandis que pour une manœuvre identique, le navire sous le vent devra virer vent debout (au plus près). On se souvient que les voiles carrées sont peu adaptées pour cette allure.

Les coques des vaisseaux de ligne sont constituées de chêne, et l'épaisseur de la muraille peut dépasser un à deux pieds d'épaisseur. Seuls les boulets les plus lourds et tirés à distance idéale (maximum 600 m, pour une portée réelle de plus de 3000) sont susceptibles de percer la coque. En revanche, l'impact sur la muraille est à l'origine de nombreuses esquilles et fragments de bois qui entraînent d'importantes blessures sur l'équipage. Comme tous les navires, les vaisseaux de ligne sont vulnérables de l'arrière, en particulier au niveau de l'étambot et la perte de la capacité de manœuvre entraîne la reddition.

Dans ces conditions, on tire souvent à démâter, tandis que les boulets à tir tendu dévastent les ponts.

Les traumatismes sont brutaux, écrasement par la chute des espars, hommes précipités dans l'abîme, et bien sûr les amputations traumatiques des membres, les enfoncements et écrasements par les projectiles qui ravagent le pont. La mortalité est importante d'emblée, et les rares survivants à une canonnade directe ont peu de chance de survivre à leurs blessures.

On rapporte le cas du commandant Aristide Aubert du Petit-Thouars, amputé des deux jambes et d'un bras par une volée, et qui commanda son navire, le Tonnant jusqu'à la mort lors de la bataille d'Aboukir (1798).

Tous les rapports de combats font état de pertes importantes : 90 % de pertes sur le Thésée, 50 % sur le Superbe à la bataille des cardinaux (14 nov.1759).

Antoine des Tourelles, officier à bord du Formidable fait état de 200 morts, et 250 blessés, dont un bon tiers ne survivra pas (Philippe de Ladebat).

La mitraille

Une fois les navires à faible portée, on peut faire donner la mitraille. Les armes de plus petit calibre dévastent le pont du navire abordé, dans le but d'incapaciter au maximum l'équipage. Les fusiliers arrosent le pont ennemi à partir des hunes.

Les blessures sont en apparence moins graves que lors de la canonnade, mais la multiplicité des plaies en rend la prise en charge difficile, et le chirurgien de bord est rapidement débordé par l'afflux de blessés. À cela s'ajoute la gîte, le vacarme, les fumées, un entrepont encombré et un éclairage rudimentaire. Pas de tri, les blessés sont pris en charge dans l'ordre d'arrivée.

Le corps à corps

Les grappins sont lancés et les combattants prennent pied sur le navire adverse, marins et hommes de troupes. Il s'ensuit un corps à corps qui met en jeu des blessures de petit calibre (mousquets et pistolets) et toute la diversité des plaies par armes blanches, de taille, impressionnantes mais parfois seulement superficielles, ou d'estoc, potentiellement plus graves.

- Les fièvres

Ce sujet occupe une bonne partie du temps du chirurgien de bord, et constitue un sujet de préoccupation majeur dans toutes les marines. Sous ce vocable sont groupées de nombreuses maladies – infectieuses ou carentielles – qui peuvent rapidement décimer un équipage, voire infecter la population civile lors du débarquement. Les mesures de quarantaine, prises au sens littéral du terme, prennent tout leur sens dans les villes portuaires.

La peste de mer, ou scorbut

Le nom d'origine islandaise (skyrb-jûgr) apparaît au Moyen Âge, d'abord parmi les marins du nord de l'Europe, puis se généralise chez les marins de l'ouest du continent. La maladie carentielle accompagne les voyages au long cours depuis la nuit des temps, et l'on a vite établi un lien entre la pathologie et une nourriture insuffisamment diversifiée. Elle survient après environ 2 mois de mer. Le marin est frappé d'un affaiblissement, puis apparaissent des troubles de l'hémostase (hématomes, classiques saignements des gencives), dont l'issue est funeste.

On a tendance à croire que le scorbut est indissociable de la navigation. En réalité, sa première description est ancienne. Elle apparaît dans les écrits de Strabon et Pline, évoquant une maladie de la « bouche puante » chez les soldats romains stationnés dans le désert d'Arabie. On peut penser que ces soldats souffraient des mêmes carences vitaminiques que les marins 1500 ans plus tard. De façon étonnante, la maladie ne semble pas présente dans la marine de l'Antiquité ou du haut Moyen Âge, sans doute parce qu'elle se limitait à du cabotage, autorisant un approvisionnement régulier de fruits et légumes frais.

Pour limiter le risque de scorbut, il est imposé aux commandants des vaisseaux de la flotte, d'observer des « escales de rafraîchissement » à intervalles réguliers, permettant l'ajout de fruits et légumes frais à l'ordinaire du marin, et bien sûr de renouveler l'eau du bord.

C'est à James Lind que l'on doit le traitement de la maladie par le jus de citron. On remarquera que les Anglais utilisaient du citron méditerranéen quand les Français utilisaient du citron des Amériques, sensiblement moins efficace. La Marine royale française recommandera l'utilisation de la pomme de terre (à forte teneur en vitamine C) en complément alimentaire.

En 1795, l'amirauté britannique généralise l'utilisation d'une cuillerée de jus de citron à tout marin tous les 15 jours (généralement agrémentée d'une rasade d'alcool). Il faudra attendre les travaux d'Albert Szent-Györgyi (1933) pour isoler l'acide ascorbique (vitamine C) et déterminer son rôle dans le scorbut.

La fièvre des vaisseaux

Décrite pour la première fois dans la marine anglaise en 1636, la fièvre des vaisseaux correspond en théorie au typhus, mais elle s'apparentait au groupe des fièvres avec « tuphos » (stupeur en grec), décrivant l'état de prostration des malades

En réalité, ces fièvres correspondent à deux entités distinctes : le typhus et les fièvres typhoïde et paratyphoïde.

Le typhus est dû à la contamination par un germe connaissant plusieurs sous-types, les *rickettsies*. La transmission se fait par contamination par le pou du corps (contamination interhumaine) ou la puce du rat (zoonose).

La fièvre typhoïde est une toxi-infection liée à une *salmonelle*. La contamination se fait par l'ingestion de viande contaminée et insuffisamment cuite, ou par la contamination alimentaire par les selles de malades ou de porteurs sains.

La clinique est assez proche : asthénie, fièvre importante, météorisme, douleurs abdominales, diarrhée, troubles de l'hémostase. La mortalité est importante, de l'ordre de 30 %.

Dans les deux cas, les mesures préventives sont fondamentales : isolement des malades, réhydratation (avec une réserve d'eau souillée ?), mesures hygiéniques, lutte contre les rats (embarquement de chats), désinfection et aération des branles, lavage des hardes de l'équipage et douches. Toutes les conditions à bord sont réunies pour favoriser de telles épidémies que l'on connaîtra également dans les prisons, et nombre de villes de garnison et arsenaux de la marine. Le retour de l'escadre de Dubois de la Motte à Brest, en 1757, sera à l'origine d'une contamination étendue à toute la ville.

-Diarrhées et dysenterie. Les troubles digestifs sont monnaie courante à la fois du fait de la difficulté de conserver des aliments et surtout de l'eau de boisson, et du fait des conditions d'hygiènes, pour ainsi dire inexistantes. Pas de réelles toilettes à bord. Les officiers bénéficient de toilettes rudimentaires disposées à l'arrière du bâtiment et donnant directement à la mer (les bouteilles). Les marins ne bénéficient que d'un emplacement sur l'avant, sous le mât de beaupré, de forme triangulaire dont la terrasse à claire-voie permet de se soulager (et de faire sa toilette).

La dysenterie est particulièrement redoutée. Elle est essentiellement de deux types : amibienne (*entamoeba histolitica*) et bacillaire (shigella). Elle se caractérise par une diarrhée séro-sanglante, avec choc hémorragique/déshydratation puis défaillance multi-viscérale. Louis Antoine de Bougainville en mourut en 1811.

- Maladies cutanées

- La verette - la gratelle - la gale - dermatites et autres maladies vénériennes.

Milieu confiné, promiscuité, humidité sont favorables au développement de nombreuses dermatites, souvent en rapport avec des mycobactéries.

On retrouve également de nombreuses infections à Gram+ (staphylocoque aureus, streptococcus, erysipelotrix...) et à Gram-(vibrio vulnificus) ; à l'origine de fasciites nécrosantes et/ou bulleuses, dont la mortalité dépasse 25 %. Rapidement les malades sont isolés, mais les transmissions interhumaines sont légion. En l'absence d'antibiothérapie, une partie de ces malades ne survivra pas, et seule une amputation du membre est susceptible de limiter la généralisation de l'infection.

Cas particuliers des navires « négriers ».

Que le lecteur se rassure, employé en ce sens, cette dénomination n'a rien de vexatoire ou provocateur, le terme étant repris dans la littérature de l'époque.

La durée du voyage

Le commerce triangulaire, s'il est lucratif (Nantes va connaître un essor considérable grâce à ce commerce), n'est pas sans risque. Les campagnes sont de longue durée, souvent plus d'un an. Le départ des côtes de France amène équipage et navires sur les côtes d'Afrique noire, ou les futurs esclaves sont razziés par des rabatteurs dans les terres. Les hommes, femmes et enfants sont « stockés » à bord jusqu'à l'embarquement complet de la « cargaison », étant entendu qu'il était hors de question de faire la traversée vers les Amériques sans « chargement » complet. Dans ces conditions, les esclaves passent parfois plusieurs mois à fond de cale avant le départ du navire des côtes d'Afrique. Ils sont sujets aux maladies diverses et à la dépression, qui les conduit le plus souvent à la mort.

Une « cargaison précieuse »

Le chirurgien de bord, autre époque, est responsable de la « cargaison humaine », et comble de l'ironie, touche un intéressement de 20 sols par esclave transporté arrivant en vie aux Antilles.

Il a donc pour rôle de sélectionner la « cargaison », en vérifier l'état, éliminer les plus fragiles ou sans valeur marchande, puis les marquer. La consigne était claire : « *point de vieux à peau ridée, testicules pendantes et ratatinées (!). Point de grands nègres efflanqués, poitrine étroite, yeux égarés, air imbécile, qui auraient des dispositions à l'épilepsie* »

Dans ce registre, il n'y a sans doute pas matière à se glorifier du comportement de nos prédécesseurs.

Des pathologies atypiques

La station devant les côtes africaines, le climat chaud et humide du golfe de Guinée expose à nombre de pathologies parasitaires ou bactériennes, en particulier cutanées et digestives, tandis que les fièvres (paludisme) touchent autant les matelots européens que les autochtones. Concernant le paludisme, endémique dans certaines parties de la France de l'époque, les fumigations, qui visent à éloigner le moustique sont connues, mais pas de thérapeutique efficace disponible.

La mortalité

Si la mortalité des Noirs est importante (on cite une mortalité de 18 % en 1768 à bord des navires de la flotte nantaise), elle l'est plus encore parmi les membres d'équipage (25 %). En cause, les accidents et maladies habituelles du bord, mais également les pathologies tropicales, auxquelles les organismes européens ne peuvent résister. On citera ainsi les fièvres (dont le paludisme, endémique), les dysenteries, aggravées par la promiscuité, la difficulté à conserver une eau potable à bord, et des escales de rafraîchissement impossibles lors de la traversée transatlantique, ne permettant pas de réapprovisionnement avant l'arrivée aux Antilles.

Le chirurgien avant d'être un opérateur est hygiéniste, pathologiste et apothicaire...

Rapidement, il est apparu que sa formation était particulièrement insuffisante.

5- DE LA NÉCESSITÉ DE FORMER DES CHIRURGIENS DE MARINE

- Évolution du métier

Première époque : des barbiers navigants
De l'empirisme à la science

Depuis plusieurs siècles, chirurgiens et médecins s'opposent dans une lutte fratricide, avec d'un côté des « scientifiques », que l'on qualifie de doctes, qui parlent latin, n'ont pas de contact physique avec le patient, et qui se contentent de gloser autour des écrits des anciens. De l'autre côté, des praticiens « empiristes », assimilés à des travailleurs manuels, qui se transmettent un savoir-faire basé sur l'expérience des plus anciens.

Ambroise Paré est l'exemple type de ce praticien qui a forgé son expérience sur une pratique personnelle, en particulier pendant les guerres d'Italie et son séjour à l'Hôtel-Dieu.

Comme dans tout le pays, avant la création de l'école de chirurgie de Rochefort et l'Académie de chirurgie de Paris, pas de programme de formation imposé, et des chirurgiens à la formation et à l'expérience disparates. Les praticiens navigants peuvent bénéficier des remontées d'expérience de leurs confrères plus anciens, qui doivent tenir registre des soins et actes de chirurgie qui sont réalisés en mer.

Les docteurs restent irrémédiablement bloqués sur les principes d'Hippocrate et Galien, dont André Vésale montrera les approximations anatomiques.

Les maladies sont liées à des déséquilibres, soit par excès (la pléthore) soit par déficit (la cacochymie). Ils peuvent parfois « tomber juste », comme dans le cas du scorbut, pour lequel, sans connaissance physiologique, tous avaient compris le bénéfice des fruits frais.

Au mieux, les savants évoquent les miasmes, dont la nature ne saurait être définie avec certitude. On imagine le rôle pathogène de petits animalcules véhiculés par l'air. Quelque part, sans aller jusqu'à parler de germes, de spores, ou de virus (il faudra attendre les travaux de Pasteur), il était admis que l'aération des entreponts, si elle ne causait quelque fluxion, ne pouvait être que bénéfique. Ne sachant pas le latin, les chirurgiens, qui sont dans la pratique, ne sont pas influencés par les écrits des anciens, admis sans discussion par les docteurs. Pour ainsi dire, leur esprit est libre de toute influence pour exercer leur art à l'abri des influences du passé.

Deuxième époque : des praticiens spécialisés et amarinés

Malgré cette opposition presque philosophique entre ces deux corps de métier, ce sont bien des médecins qui vont mettre de l'ordre dans la formation des chirurgiens, en particulier Cochon-Dupuy, qui, constatant les pertes des marins de blessure ou maladie, saisit le ministre de la Marine (1715), le Comte de Pontchartrain, en insistant sur l'absence de formation spécifique des chirurgiens, en particulier en anatomie. Il propose la création d'une école de formation spécifique qui aura pour objectif de former des chirurgiens à l'anatomie (donc à la chirurgie) à la pathologie et à la botanique. Il faudra attendre 1722, pour obtenir l'ouverture de l'école de Rochefort.

Le chirurgien devient peu à peu un spécialiste, dont la formation est adaptée aux conditions de mer, aux traumatismes et pathologies rencontrées.

Troisième époque : le chirurgien de bord est un polymathe

La fin du XVIIIe et le XIXe siècle sont les siècles des grandes circumnavigations, et le chirurgien de bord, désormais médecin, participe pleinement aux recherches scientifiques qui sont menées pendant ces navigations qui durent souvent plusieurs années. Le chirurgien est souvent féru de botanique, de biologie, d'astronomie, mathématiques et autres sciences. Le siècle des Lumières accompagne la navigation, Diderot et D'Alembert publient leur encyclopédie, Buffon ses observations de biologie.

- Une formation longtemps insuffisante

Au XVIe siècle, le chirurgien n'est pas encore médecin, et il faudra attendre le début du XVIIIe pour qu'il le devienne, à la création de l'Académie de chirurgie de Paris en 1731, à l'initiative de Louis XV

Il est considéré comme un artisan, et à ce titre il est inscrit au registre des métiers manuels, comme tous les artisans.

Depuis l'ordonnance de 1689, la présence d'un chirurgien est obligatoire à bord des vaisseaux du Roi.

Le chirurgien doit acquérir son savoir-faire auprès d'un maître. La formation est assez proche de celle d'un Compagnon du devoir actuel, la notion de maître et d'apprenti est prépondérante, et il est d'usage que le postulant passe chez plusieurs maîtres, réalisant l'équivalent du tour de France actuel des Compagnons du devoir. Avant la création d'un ordre spécifique de « chirurgien de bord », le chirurgien est avant tout un marin, dont la compétence en chirurgie est des plus limitées, tout autant que celle de ses confrères terriens...

Certains commandants de bord expriment davantage le besoin d'un homme apte à participer aux manœuvres voire aux combats qu'un opérateur, entendu que la portée des gestes est limitée par une formation insuffisante, l'absence d'anesthésie, d'antalgiques et une asepsie toute relative...

L'embauche se fait par cooptation par un collège de chirurgiens assermentés, qui valident la formation du postulant, forcément disparate, l'autorisant à gagner le bord.

Très clairement, il apparaît que l'embarquement est un complément de formation nécessaire pour valider ses compétences, et assez peu de chirurgiens font carrière. Beaucoup quittent la marine pour la vie civile après quelques campagnes de navigation. Certains se fixent dans les colonies, en particulier les Antilles. Les chirurgiens sont donc majoritairement jeunes et peu expérimentés.

Rapidement, la mortalité après les blessures et les ravages des fièvres font prendre conscience de la nécessité d'uniformiser la formation des chirurgiens de marine, tenant compte de la spécificité de leur fonction à bord. À Rochefort, un hôpital de la marine ouvre dans un premier temps dans le Prieuré Saint Eloi, puis est transféré dans l'arsenal en 1683 pour cause de manque de place.

C'est à Cochon-Dupuy que l'on doit la création de l'école de chirurgie de Rochefort (1722), dont l'activité commence dès 1725. Il faudra 7 ans entre la première demande de Cochon-Dupuy au ministre de la Marine et l'ouverture effective de l'école, qui ne semble pas être une priorité pour les décideurs.

Elle sera suivie quelques années plus tard par la création de celles de Toulon (1725) et de Brest (1731), à l'initiative du ministre de la Marine, le comte de Maurepas.

Chaque école forme ses chirurgiens selon son propre programme et il faudra attendre 1760 pour que le programme soit uniformisé avec les autres écoles de chirurgie de la Navale.

La population de Rochefort profitera grandement de cet établissement, en particulier concernant les fièvres (paludisme) endémiques qui concernent environ 30 % des hospitalisés (pour une mortalité faible, moins de 1 % grâce à l'utilisation du quinquina)

Dès son ouverture, l'école connaît un vif succès. Les conditions d'inscription sont des plus simples :

« Il faut avoir quatorze ans révolus, savoir écrire, raser et saigner, avoir les mains saines et sans difformité, et subir un examen de passage devant les chirurgiens du port. »

Pour une formation complète, l'école dispense des cours d'anatomie, de pathologie et de botanique, l'art du bandage et l'art de fabriquer des remèdes.

Un jardin botanique attenant à l'école fournit des médicaments essentiellement d'origine végétale. Il est créé à l'initiative de l'intendant du port, Michel Bégon (qui donnera son nom à une plante exotique-*devinez...*)

Les cours dispensés :

L'accent est mis sur les cours d'anatomie, dont découle la chirurgie, souvent limitée à des gestes de faible portée (évacuation et drainage d'abcès, réduction de fracture et de luxations). Les gestes lourds, en particulier digestifs, sont limités par l'absence d'anesthésie. Les fractures et plaies délabrantes sont généralement traitées par amputation.

En plus des cours théoriques, des cours pratiques « au pied du lit » sont organisés matin et soir, le bagne fournissant la matière aux dissections.

Les cours pratiques étaient couronnés par un stage à la mer où les élèves étaient employés comme aides-chirurgiens.

Les cours sont assurés par les médecins du port, la chirurgie est sous la responsabilité du premier chirurgien, qui assure les cours d'anatomie et la réalisation des actes opératoires.

L'école recrute principalement dans le pays de Saintonge, ou tout au plus dans les départements voisins, comme la Vendée.

Une fois admis, les étudiants sont répartis en 4 catégories selon leur âge et leurs connaissances :

- les *aides chirurgiens* et les *seconds chirurgiens* sont appointés.
- Les élèves chirurgiens « *à la ration* » sont logés et nourris, sans appointements
- les élèves chirurgiens « *surnuméraires* » ne sont ni nourris ni appointés.

Il faudra attendre 1760 pour que la rémunération des élèves chirurgiens se généralise. Il faut souvent 5 à 10 ans pour franchir les étapes de formation, et satisfaire à un examen final de médecine et de chirurgie.

Encore fallait-il qu'un poste se libère ou se crée pour embarquer. Les chirurgiens embarqués sont majoritairement jeunes, moins de 30 ans, et peu formés.

Comme précisé plus haut, bien peu font carrière.

- Grades et conditions de vie

Dans un vaisseau de ligne (74 ou 80 canons), on trouve généralement deux chirurgiens et 3 ou 4 aides-chirurgiens. Leur nombre varie d'une classe de navire à l'autre, et des conditions de paix ou de guerre.

On différencie les chirurgiens « entretenus », c'est-à-dire touchant une solde régulière de la marine, et les chirurgiens de levée, qui signent un contrat à durée limitée, ou pour une ou plusieurs campagnes.

Les chirurgiens sont classés en grades :

- le chirurgien major, seul à être considéré comme un officier (à partir de 1765)
- le chirurgien aide-major
- le chirurgien en second
- l'aide chirurgien.

À l'exception du chirurgien-major, les autres classes de chirurgie font partie de la maistrance (sous-officiers)

- Le rôle du chirurgien de bord

L'activité du chirurgien commence avant l'embarquement. Il est responsable de l'hygiène à bord et de façon générale de la bonne santé de l'équipage, y compris en veillant à la nourriture du bord. Comme nous l'avons déjà vu, du bétail sur pied est embarqué, généralement destiné aux officiers et aux malades, tandis que les simples marins doivent se contenter de galettes.

Des chirurgiens pour quels gestes ?

L'essentiel de l'activité du chirurgien de bord consiste à traiter les maladies (les fièvres) et les innombrables blessures du quotidien. Les actes opératoires proprement dits ne sont pas majoritaires hors période de combat.

Les actes du quotidien

La chirurgie digestive est à peu près inexistante, et toute affection digestive, de la simple appendicite à l'ulcère, peut connaître une issue funeste.

Les plaies sont cautérisées, laissées à la cicatrisation dirigée, parfois suturées.

Les fractures fermées sont traitées par bandages et immobilisation. Une place importante est consacrée à la pratique de l'immobilisation à l'école de la Marine, Desault lui-même y restera attaché.

Reste le problème des plaies délabrantes et des fractures ouvertes. Si la perte de substance est de faible étendue, une consolidation est possible à condition qu'aucune infection ne se déclare. Les conditions de vie ne sont pas favorables aux soins en raison de l'importante promiscuité, du confinement et de l'humidité omniprésente, même si des efforts sont faits pour isoler les malades et améliorer leur ration quotidienne.

Bien souvent, les blessures graves conduisent à une amputation de sauvetage.

Pas d'anesthésique, tout au plus du laudanum pour les officiers, et une double rasade de gnôle pour les hommes du commun.

On connaît les ligatures depuis Ambroise Paré, mais bien souvent l'amputation est réalisée par simple saucissonnage, avec cicatrisation dirigée, coagulation au fer rouge ou à la poix fondue. La chirurgie n'est envisagée que dans le but de sauver la vie du blessé (il vaut mieux un marin boiteux qu'un marin mort) ; et il faudra attendre la deuxième moitié du XIXe siècle (Malgaigne, Lisfranc) pour prendre en compte la restauration d'une fonction et un appareillage fonctionnel. Rappelons que les ostéosynthèses proprement dites ne feront leur apparition qu'à partir de la fin du XIXe siècle.

La prise en charge des maladies du bord repose soit sur la prévention, en particulier pour les maladies carentielles comme le scorbut, soit sur l'utilisation de médications essentiellement d'origine végétale. Des escales de ravitaillement sont prévues lors des longs voyages. Sans connaître encore la vitamine C, on a remarqué le rôle préventif du citron (marine anglaise), ou de la pomme de terre (marine royale de France) pour le scorbut.

Onguents et crèmes traitent les dermites, fréquentes du fait de la condensation qui règne à bord, laxatifs et vomitifs sont utilisés pour les maux de ventre, avec plus ou moins de bonheur...

Les malades sont isolés de l'équipage. Ils bénéficient d'une alimentation adaptée. On croit aux miasmes, mais personne n'a encore pris conscience du rôle de l'hygiène et de la transmission interhumaine des infections. On a pu ainsi voir des équipages entiers être décimés par les fièvres, que les marins débarqués ne manquent pas de ramener à terre.

On rapporte ainsi que 800 marins sur 1500 de l'escadre de l'amiral d'Anville périrent de fièvre typhoïde et typhus en 1746. Se propageant à terre, l'épidémie fit 8000 morts civils dans la ville de Louisbourg. Les fièvres touchent autant la marine française qu'anglaise : 6500 marins sur les 8000 de l'escadre de l'amiral Vernon meurent de fièvre tropicale (malaria ?) à Carthagène en 1740.

La chirurgie pendant le combat. Faire simple et rapide

Le lecteur qui aura parcouru les autres chapitres, en particulier « la chirurgie du Poilu », remarquera la similitude de prise en charge avec celle des blessés de 14.

Le chirurgien, déjà démuni par l'absence d'antalgiques et d'anesthésiques, détenteur d'une technique opératoire limitée ne peut souvent faire autrement que des amputations qui permettent de traiter les blessés au plus vite. Chaque intervention ne dure que quelques minutes, les sangles de cuir font office d'anesthésique. On se souviendra de Larrey, capable de réaliser une amputation de membre en moins d'une minute...

Les règles de prise en charge des blessés en condition d'afflux massif ne sont pas encore déterminées, et les blessés sont souvent pris en charge selon leur ordre d'arrivée, voire en fonction de leur grade.

L'attente peut durer plusieurs heures, obérant d'autant les chances de survie ou augmentant les risques de complication rapide (hémorragie massive, choc) ou secondaire, en particulier infectieuse.

Les enfoncements et embarrures peuvent être traités par trépanation. Le pronostic de survie n'est pas si défavorable, mais les séquelles ne sont généralement pas précisées.

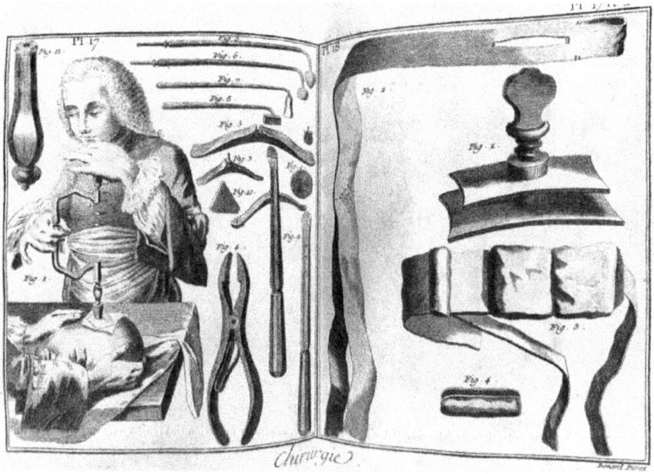

La trépanation. *Encyclopédie universelle Diderot et d'Alembert* -1779

On se rappellera les travaux du Jardin du Roi et de l'Hôtel-Dieu, dont la mortalité catastrophique était en relation avec l'absence d'isolement des malades infectés.

En 1781, on recommandera aux hôpitaux de prévoir un hospitalisé par lit, ce qui était impossible à bord des vaisseaux.

Les plaies pénétrantes du thorax, avec hémothorax, sont généralement traitées par le décubitus latéral, du côté de la blessure, afin d'en favoriser la coagulation spontanée et d'éviter l'asphyxie par la diffusion de l'hémothorax à l'hémi-poumon sain. Les blessures abdominales sont en général de mauvais pronostic. Les blessures superficielles peuvent cicatriser spontanément, les blessures profondes des organes creux exposent aux complications septiques ou chimiques (plaie de l'estomac), les plaies des organes pleins exposent au risque hémorragique.

Il peut arriver qu'une plaie digestive cicatrise par l'interposition spontanée de l'épiplon.

- Le matériel embarqué

Le matériel de soin embarqué est des plus rudimentaires :
Une caisse de chirurgie, permettant de faire face aux soins de base. Son importance est variable, mais sa composition est standardisée. La caisse doit contenir « un arbre de trépan, un trépan perforatif, un trépan exfoliatif, un tire-fond, deux rugines, un méningophylax, un couteau lenticulaire, des aiguilles à sutures, un tire-balle, des scalpels et couteaux, des ciseaux, maillets, cautères, sondes, lancettes, tenailles, scies...

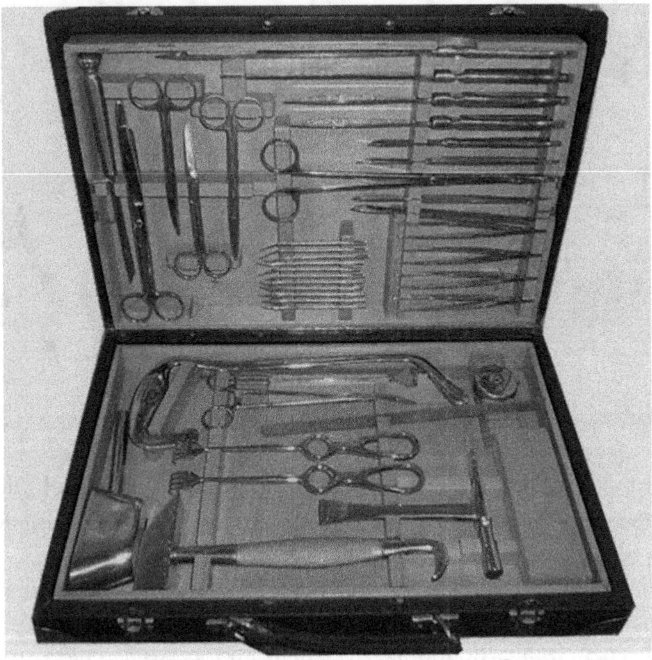

Caisse de chirurgie (fin XVIIIe), propriété de l'auteur

Une caisse de médicaments, fournie par l'apothicaire du port, ou à défaut par un apothicaire de la ville. Dans ce cas, la caisse est fermée à clef et n'est ouverte qu'après l'appareillage. Les médications d'origine végétale sont stockées en flacons de verre ou de terre cuite, parfois de forme carrée pour une meilleure stabilité.

6- Conclusion

La chirurgie de la marine royale a été historiquement importante pour traiter les blessures et les maladies des marins en mer. Les chirurgiens de la marine royale étaient souvent pionniers dans le développement de techniques chirurgicales avancées, notamment pour le traitement des fractures, des amputations et des maladies infectieuses.

On se souvient que Dominique Larrey, avant sa carrière dans les troupes de l'armée impériale, fut chirurgien de marine. Il professait une chirurgie rapide, au plus proche du combat, profitant de « l'état de stupeur » du blessé pour pratiquer amputations et désarticulations « à la volée ».

On doit garder à l'esprit que la chirurgie de mer n'était pas plus avancée que la chirurgie de terre, et que les grandes avancées furent également le fait de praticiens civils, Desault, Dupuytren, Malgaigne, et de nombreux autres...

Tous les auteurs développaient des techniques de réduction et contention des fractures (on se souvient du bandage de Desault), mais il faudra attendre la fin du XIXe siècle pour voir apparaître la contention chirurgicale des fractures, lorsque l'anesthésie, l'asepsie puis la radioscopie faisaient leurs premiers pas.

Leurs contributions ont également influencé le développement de la médecine militaire et de la chirurgie moderne.

Y a-t-il des contributions spécifiques des chirurgiens de marine ? En médecine certainement, en particulier dans le traitement de certaines maladies comme le scorbut, mais du point de vue chirurgical, comme à terre, ce sont les conflits qui ont toujours permis le développement de la chirurgie, en particulier dans la prise en charge des blessés lors d'un afflux massif. Si les blessés du bord, durant les batailles, étaient pris en charge dans l'ordre de leur arrivée – certains mouraient avant même d'arriver à l'infirmerie – la chirurgie de marine et plus généralement la chirurgie militaire va développer des règles de prise en charge qui tiennent compte de la gravité des blessures et des chances de succès d'une prise en charge rapide.

Le premier conflit verra l'affrontement de deux logiques, les interventionnistes et les abstentionnistes. Le chirurgien de marine, lui, seul face à la blessure, l'équipage et ses propres limites, devait faire rapide et simple, situation peu propice au développement de techniques complexes et de mise en œuvre difficile dans un « bloc opératoire » exigu, et instable. Selon ses compétences (ou sa chance), le chirurgien de bord pouvait être vénéré ou honni par les membres de l'équipage.

Plus que le caractère « marin » de la chirurgie, c'est la chirurgie de guerre, qui a participé au développement de la chirurgie.

Chapitre V
La chirurgie des Poilus

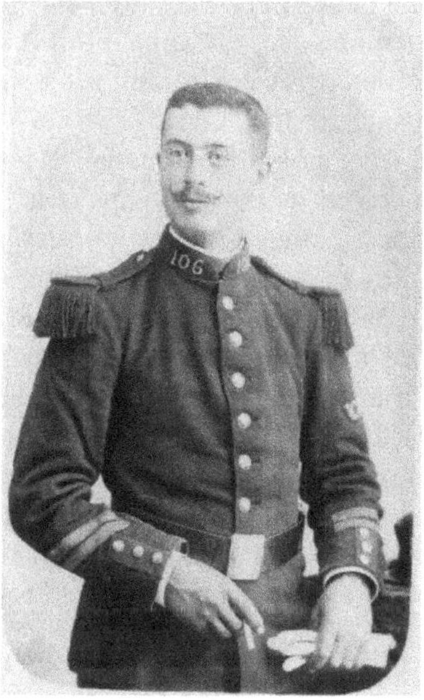

À la mémoire d'Émile-Charles Deboy (1880 - 1918), 106e régiment d'infanterie, vétéran de la Somme et de Verdun, tué par un obus allemand en 1918 dans la Marne.

1- Prologue

1,4 million de soldats français morts pour la France, 4 millions de blessés dans un pays de 40 millions d'habitants.

Comment expliquer ce fiasco ? L'armée, pas prête ?

On laissera ce sujet aux spécialistes, mais on peut quand même se poser la question de la qualité des décideurs, quand, par exemple, on rejette l'idée du casque de protection avant le conflit ou lorsqu'on laisse les soldats porter un uniforme bleu et rouge... Notre chirurgie pas à la hauteur ?

Nous devons prendre notre part de la catastrophe des premiers mois de conflit. Des techniques opératoires et anesthésiques balbutiantes, des chirurgiens vieillissants et dont l'expérience, au mieux, remonte à la guerre de 1870, de jeunes chirurgiens peu expérimentés, lancés en première ligne.

Avec notre regard moderne, on mesure le fossé entre nos connaissances actuelles et les techniques opératoires de l'époque, l'absence d'antalgie efficace, l'absence d'antibiotiques, des évacuations chaotiques...

En réalité, pour ce qui nous concerne, un mal bien plus profond et sournois explique en grande partie cette catastrophe humaine : Le dogme, la conduite imposée, largement abstentionniste, incompatible avec une démarche scientifique mais défendue par des praticiens faisant référence mais dépassés par la gravité des blessures de la guerre moderne.

Ce sont les plus jeunes, les moins expérimentés et pourtant en première ligne qui vont dépoussiérer la chirurgie de grand-papa et la faire entrer dans une ère moderne. Je ne raconte pas la grande histoire, celle des historiens, mais la petite, ou plutôt les petites histoires du quotidien, les joies et les désillusions, les échecs. Car nos prédécesseurs, en particulier les plus jeunes, placés au plus près du front, ont partagé le quotidien de la troupe. La boue, les pilonnages, les avancées et les « reculs stratégiques », le manque de tout, de matériel, de rations, de médicaments, d'expérience… Ces hommes ordinaires ont été placés dans une situation extraordinaire que les autorités avaient mal anticipée, en particulier du point de vue de la chirurgie. Nouvelles armes, âpreté des combats, afflux massif, nouvelles blessures, retour de la gangrène. Dans de pareils cas, on s'en remet à Dieu, à une main invisible, au destin, à un grand architecte qui décide de qui reste et qui s'en va.

Untel est tué le premier jour, un autre le dernier. Les soldats aguerris diront que le premier est le plus chanceux, mais qui décide ?

L'abstentionnisme chirurgical a été le dogme au début du conflit. Comment l'expliquer ? Défaitisme devant la gravité de la blessure ? Clairvoyance devant l'inéluctable ? Soumission à une volonté divine ou à un destin immuable, selon ses croyances ? Respect bête et aveugle des consignes ? Peut-être tout cela à la fois.

Il y a une question que je me pose depuis au moins vingt ans : la chirurgie est-elle une science ? Un de mes fils, ingénieur et intransigeant comme la jeunesse sait l'être, rétorquera que la science ce sont les mathématiques, tout ce qui touche au social et à l'homme n'est pas la science. Pour lui, les sciences sociales sont un non-sens sémantique. Soit.

Un bactériologiste marseillais, répondant récemment à une interview, précise avec bon sens ce qui m'apparaît être une évidence, la science c'est le doute.

On admet une vérité jusqu'à ce qu'elle soit démentie par une autre, par l'expérience ou des preuves nouvelles.

Quand le doute n'est pas permis, on est dans la croyance, dans le dogme, voire dans la religion, certainement pas dans la science.

Pourtant, en chirurgie, on peut avoir une intime conviction, souvent expression de sa propre expérience. Pas de preuve, mais une situation que chacun d'entre nous a connue. Le doute peut être constructif.

Qu'on doute du bien-fondé scientifique du réchauffement climatique et là le doute devient transgressif.

Il en fut de même en 1914 quand les références chirurgicales soutenaient « *qu'en chirurgie de guerre, moins on en fait, mieux on fait* ».

Gare à celui, surtout jeune et moins expérimenté, qui se hasarderait à contredire la doxa dominante. Des chirurgiens ont été exclus des instances académiques, et pourtant des voix se sont élevées, pleines de bon sens, au point que quelques mois après le début du conflit, les mandarins durent admettre la nécessité d'une chirurgie systématique et précoce en cas de plaies abdominales, plus difficilement dans les cas de traumatisme des membres.

Les autres histoires décrites dans ce livre mettent en lumière ce qu'est la chirurgie française, dont nous sommes les héritiers et que notre devoir impose de transmettre : Des errances et des fulgurances, des hommes de bien dans la majorité des cas, et malheureusement, il faut bien l'admettre, l'influence des guerres et conflits. La chirurgie française s'est aussi écrite dans la bouillasse et les boyaux, ceux creusés par ceux de 14 et ceux détruits par la mitraille. Nos prédécesseurs ont fait du mieux possible les pieds dans la boue et les mains dans la merde.

Michel Marc Gentilhomme

2- LE TOCSIN SONNE DANS LES CAMPAGNES

L'image d'Épinal nous offre la vision de troupes jeunes, souriantes, qui montent au combat la fleur au fusil, prêtes à « bouffer du boche ». Tous veulent venger la défaite de 70, tous ont été élevés dans la haine de l'Allemand, les programmes scolaires ont été orientés dans ce sens, on apprend même aux jeunes garçons à se servir d'un fusil.

Ils sont persuadés que le conflit ne durera que quelques semaines et qu'ils seront de retour à Noël.

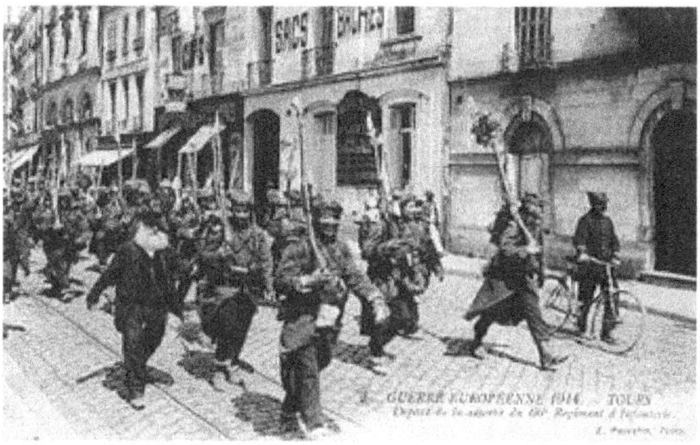

Le départ au front est souvent joyeux

La lecture de mémoires de poilus met en lumière une situation qui semble bien différente. Il y avait bien quelques exaltés, sans doute minoritaires, car la grande majorité de ces hommes, ceux du petit peuple, aurait sans doute préféré poursuivre leurs études pour certains, continuer à labourer leur champ pour d'autres. Il y a une similitude entre le paysan de 14 extrait de sa terre et celui de Vendée appelé en 1793 à défendre les frontières de la nation. Nation qui, pour ce paysan, ne dépasse pas les frontières de son diocèse, dans le meilleur des cas.

Après trois mois de conflit, 600 000 hommes blessés ou tués sont hors de combat. L'exaltation fait place à la résignation, la résignation laissera la place à la révolte, qui sera sévèrement réprimée.

Si l'abstentionnisme chirurgical a cédé devant l'évidence de l'interventionnisme, il semble que le fossé soit encore plus profond entre une certaine élite et l'homme de troupe.

Dans un article du Figaro de 1916, un de nos confrères s'enorgueillit de sauver ses blessés afin de permettre de les renvoyer au front. Par cela, le soin n'est pas celui d'un homme, de chair et de conscience, mais la simple réparation d'un outil. Drôle d'humanité.

3- Le dogme contre l'expérience

En chirurgie de guerre, moins on en fait, mieux on fait !

L'histoire de la chirurgie des poilus pourrait se résumer à un conflit entre les chirurgiens de l'arrière et ceux de l'avant, les anciens et les jeunes placés en première ligne. Il apparaît nettement que la chirurgie française n'était pas prête à faire face à un conflit d'une telle intensité.

Faire admettre à ceux qui faisaient référence que le dogme défendu par l'autorité était un non-sens fut une bataille de plusieurs mois. Les anciens, les praticiens les plus expérimentés durent se résoudre à admettre la justesse de la conduite de ceux du front qui surent « dépasser le dogme et renverser la table ».

Pour illustrer ce propos, nous pourrions dire ces errances, nous prendrons l'exemple de trois situations différentes : Les blessures de l'abdomen, les traumatismes cranio-céphaliques, et les blessures des membres.

- Les blessures de l'abdomen

La chirurgie digestive est un exemple type du dogmatisme des autorités.

Il est un fait que l'historien ne peut nier, c'est l'abandon du blessé à l'abdomen !

On a mis en avant les principes soutenus par Delorme, relayés par l'autorité sanitaire militaire qui prônait l'abstention en cas de plaie abdominale.

Si Delorme a effectivement une part de responsabilité, il faut admettre que les constatations des résultats de la chirurgie abdominale lors des conflits précédents ne poussaient pas à l'interventionniste, et que tous les chirurgiens de cette époque se sont ralliés à cette méthode.

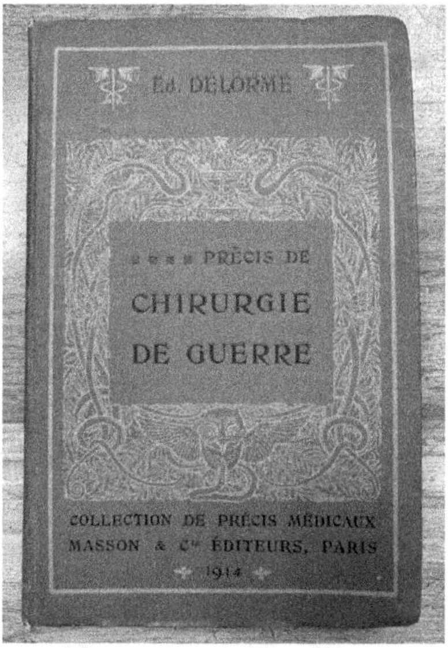

Précis de chirurgie de guerre, 1914, Masson éd.

La guerre de Sécession (1861-65), la guerre des Boers (1880-81) ont servi de modèle dans la prise en charge des blessés du ventre, mais on objectera que les blessures étaient sans aucun doute différentes de celles observées lors du conflit de 1914. Il n'en est sans doute pas de même des guerres des Balkans (1912-13), qui ont eu lieu seulement quelques mois ou quelques années avant le déclenchement du premier conflit, et dont l'intensité et l'armement étaient assez similaires à ceux de la Première Guerre Mondiale. Les retours d'expérience des chirurgiens impliqués dans ces conflits, en particulier de ceux engagés auprès de la Croix-Rouge, mettent en évidence que la mortalité après laparotomie, évaluée à 95 %, rendait caduque toute tentative de chirurgie exploratrice.

Au début du conflit, le dogme communément admis, rappelé par Delorme, qui cite Ferraton propose :

1 - De ne pas toucher aux orifices

2 - De ne pas explorer la plaie abdominale

3 - De faire une toilette sèche de la peau avec désinfection à l'alcool ou à la teinture d'iode

4 - D'appliquer un pansement ordinaire

L'auteur précise que « l'occlusion des orifices, la suture, le débridement des plaies » sont à proscrire et pourtant, ces mêmes praticiens, en temps de paix, prônaient l'exploration par laparotomie des plaies abdominales « civiles » (Delbet).

Certains se sont offusqués d'une telle différence de réflexion entre les blessures de guerre et les blessures de paix, pourtant réputées moins graves…

Quelques chirurgiens (Stern) se sont plus ou moins ouvertement opposés à la doctrine imposée, admettant que l'abstention soit prônée en cas de lésion d'évidence bénigne, ou imposée par l'état du blessé, inopérable ou par un environnement inapproprié (évacuation, bombardement...).

Il ne viendrait à l'idée d'aucun chirurgien actuel de ne pas explorer une plaie pénétrante abdominale.

Il faut faire la différence entre une plaie pariétale et une plaie viscérale. Nos confrères du Moyen Âge faisaient déjà la différence et connaissaient l'évolution funeste de la deuxième catégorie.

Les plaies des organes creux exposent essentiellement au risque septique (grêle, côlon) ou chimique (estomac). La mortalité des blessés est de 80 à 90 % en quelques heures d'agonie. Le *ventre de bois*, à la contracture invincible et douloureuse, est décrit par les praticiens qui assistent impuissants au décès du blessé.

Le lavage de la cavité péritonéale (recommandé par Delbet dès 1889) associé à une solide antibiothérapie (la pénicilline ne sera découverte par A. Fleming qu'en 1928) aurait sans doute pu sauver quelques hommes, mais la gravité des lésions, en particulier du grêle, présentant souvent des plaies multiples, voire une éviscération, les rendait inaccessibles à une réparation chirurgicale et ne laissaient que peu de chance au blessé de survivre.

Les plaies des organes pleins exposent plus au risque hémorragique, en quelques minutes ou quelques heures.

La gravité des blessures de l'abdomen rend compte de la répartition des localisations des blessures dans les hôpitaux de l'arrière, qui concernent souvent l'appareil locomoteur et les plaies cranio-céphaliques, les blessures abdominales étant souvent mortelles avant le transfert du blessé.

Est dont né, peu à peu, un mouvement interventionniste porté par les chirurgiens du front.

Les jeunes sont en première ligne : ils vont révolutionner la prise en charge des blessés.

Il en va à la guerre comme dans les services d'urgence. Les plus jeunes, par essence les moins expérimentés, sont souvent en première ligne (garde de porte), tandis que les « praticiens seniors » sont en arrière.

Ces jeunes chirurgiens, qui, comme toute jeune génération, cherchent à s'extraire des règles imposées par leurs aînés, fussent-elles légitimes, commencent, humblement, puis plus librement, à faire des remontées d'information du front. Ils mettent en avant quelques succès opératoires, et décrivent les techniques mises en œuvre.

Dupont et Kendirdjy, d'abord tenants de l'abstentionnisme, faisant état de 100 % de mortalité dans leur expérience au début du conflit, prôneront ensuite ouvertement une position interventionniste, allant jusqu'à proposer la création d'antennes chirurgicales au plus proche des combats, dans le but de procéder à une chirurgie abdominale la plus précoce possible.

Mais les impératifs de la bataille priment sur l'intérêt des blessés, et cette mesure de bon sens, déjà proposée en son temps par Larrey, se heurte à plusieurs considérations :

- La préparation des secours en amont de la bataille.

Les soldats ne battent mieux lorsqu'ils savent que les soins appropriés seront disponibles au plus près du théâtre des opérations. La doctrine est désormais appliquée par toutes les armées modernes, qui accompagnent leurs troupes d'éléments de soins avancés, anesthésistes-réanimateurs, infirmiers, qui mettent en condition le blessé, traitent le choc hémorragique avant une prise en charge plus spécifique à l'arrière.

- Le tri des blessés

La décision de soin ou non est conditionnée aux chances de survie. La situation varie en fonction de l'afflux, qui peut être massif et imposer des conditions d'opérabilité plus strictes afin de concentrer les moyens techniques sur certains blessés. Il apparaît clairement que dans un contexte d'afflux massif, des blessés graves sont abandonnés à leur sort, alors que dans d'autres conditions, ils auraient peut-être été sauvés.

H. Rouvillois, 1915, sur ses propres statistiques (ambulance chirurgicale n° 2) rapportait que sur 254 blessés au ventre accueillis, 60 n'avaient pas été opérés « *en raison de l'absence à peu près complète de pouls radial* ». Ces blessés, dont moins d'un tiers étaient pris en charge en moins de 6 heures, souffraient à l'évidence d'un choc hémodynamique, que les moyens de l'époque (simple réchauffement, perfusion sous-cutanée de sérum, injection intramusculaire d'huile camphrée) n'étaient pas à même de stabiliser. Ils étaient abandonnés à leur sort et relevaient alors de l'Aumônier militaire.

Ces mêmes statistiques sont parlantes :

Pris en charge en moins de 6 heures, les blessés avaient un taux de survie de 43 %. Ce taux de survie tombait à 33 % à 12 heures et 16 % à 24 heures.

Pour Rouvillois, si la multiplicité des organes atteints est un facteur de gravité majeur, c'est souvent le retard à la prise en charge qui conditionne les chances de survie du blessé. Rouvillois fait à l'évidence partie des interventionnistes.

- Les conditions opératoires, disponibilité du matériel/ salle d'intervention…

Il faut différentier les hôpitaux de l'arrière, bien dotés, et les hôpitaux de l'avant, plus sommairement équipés, et souvent animés par des chirurgiens moins aguerris. Il n'est pas rare que l'intendance ne suive pas (intempéries, assaut en cours), aussi les moyens peuvent manquer en matériel, empêcher ou ralentir les évacuations.

Imposer d'intervenir dans ces conditions dégradées ne peut que limiter les chances de survie du blessé et favoriser les complications opératoires elles-mêmes, qui s'ajoutent aux complications du traumatisme initial. Les chirurgiens vont ainsi assister au grand retour de la gangrène.

Il est étonnant de constater comment, en deux ans de conflit et quelques centaines de milliers de morts et d'estropiés, les avis ont évolué, même chez les plus rétifs des chirurgiens. Le retour d'expérience du front a considérablement changé les mentalités et l'organisation du soin.

On admet désormais :

- que le soin doit être envisagé au plus proche du combat, et dans les plus brefs délais,
- la nécessité d'un ramassage efficace des blessés, ce que Larrey préconisait un siècle plus tôt,
- un tri efficace des blessés afin de concentrer les moyens techniques sur les cas « sauvables »,
- enfin d'un interventionnisme largement admis par les praticiens.

- Les blessures cranio-céphaliques

L'horreur des gueules cassées

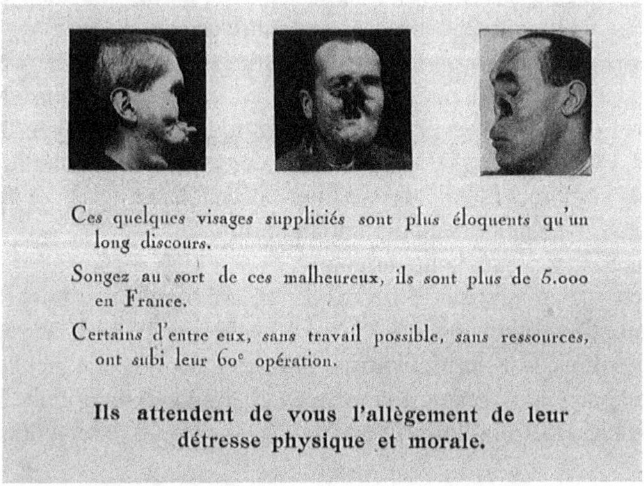

Appel aux dons en faveur des gueules cassées

Citant un brancardier, S. Delaporte (Les gueules cassées, éditions Noesis) rapporte : « *Comment un éclat d'obus a-t-il pu faire seul une telle blessure ? Cachez cette face hideuse, cachez-la. Je détourne les yeux mais j'ai vu et je n'oublierai pas, dussé-je vivre cent ans. J'ai vu un homme qui à la place du visage avait un trou sanglant. Plus de nez, plus de joues, tout cela a disparu, mais une large cavité au fond de laquelle bougent les organes de l'arrière-gorge. Plus d'yeux mais des lambeaux de paupières qui pendent dans le vide. Cachez ce masque d'horreur* ».

Des gueules cassées, il y en a sans doute toujours eu dans les guerres modernes, en particulier depuis l'apparition de la poudre à canon. Mais même avant cela, le traumatisme de la face était à la fois impressionnant et redoutable. Une mortalité élevée, des séquelles effroyables. On se souvient du Duc de Guise, dit « le balafré », qu'Ambroise Paré au XVIe siècle sauva d'un fer de lance fiché dans le crâne.

On imagine le traumatisme subi par le blessé au premier chef, et par le chirurgien peu aguerri, induit par la gravité au moins apparente de ces lésions, qui touchent à l'identité même de l'homme, c'est-à-dire à son visage.

La mortalité immédiate ou dans les heures qui suivent le traumatisme est importante. Elle peut être liée à un tableau hémorragique massif, en particulier en cas de lésions des vaisseaux du cou ou de la langue, mais également à une asphyxie par obstruction des voies aériennes supérieures, que ce soit par un caillot, par un corps étranger, ou simplement par la langue elle-même. À cela s'ajoutent des traumatismes multiples, du crâne, des viscères...

Dans un certain nombre de cas, ces « blessés à la face hideuse » auraient pu être sauvés, mais il faut comprendre les conditions d'évacuation, car à l'exception des blessés dans les tranchées, assez facilement évacuables, un certain nombre de ces traumatisés l'ont été lors d'assauts. Ils se retrouvaient, ainsi, gisant à demi morts dans le no man's land entre les deux camps. Les brancardiers en charge de l'évacuation de ces hommes éprouvaient les plus grandes difficultés à assurer leur mission. On rapportera à de nombreuses reprises des tirs délibérés sur les brancardiers pourtant facilement repérables, dans le but évident de leur interdire de porter assistance.

Condamnés à ramper jusqu'à leur ligne, un grand nombre de ces blessés sont morts sans aucun secours.

Et puis, il y a l'évidence de la subjectivité. Les brancardiers doivent faire un tri, dans l'urgence de l'afflux massif et souvent sous le feu de l'ennemi, c'est-à-dire choisir celui qui pourra vivre et celui qui est condamné. L'apparente gravité des blessures a sans aucun doute été un élément de choix ; les brancardiers considérant condamnés des blessés sans doute sauvables. Pourquoi une telle concentration de blessés cranio-céphaliques ?

Parce que le conflit de 14 n'a pas été pas une guerre de mouvement, mais de position. Dès la fin de 1914, les troupes s'enterrent.

À l'abri dans une tranchée, que ce soit par un tir tendu ou par des éclats d'obus, c'est l'extrémité céphalique qui est la plus exposée. Mais il y a une raison plus inavouable et franchement dogmatique, c'est l'absence de casque de protection. On l'a déjà dit un peu plus haut, les poilus ont commencé la guerre avec une tenue inadaptée, de couleur rouge garance et bleu ciel, offrant une cible facilement identifiable aux tirs ennemis, et surtout un simple couvre-chef de tissu, le casque étant jugé « trop allemand » pour les autorités ! Ce n'est qu'à partir de 1916 que l'usage du casque va se généraliser (le fameux casque Adrian), inspiré de la *bourguignotte*, casque de protection du... XVIe siècle. Peu protecteur, ce système va malgré tout faire tomber la fréquence des blessures cranio-céphaliques de 77 à 22 % en quelques mois.

Dans l'imaginaire populaire, non sans raison, blessure de 14 est synonyme de gueules cassées. De nombreux ouvrages montrent les dégâts crânio-faciaux, des films récents mettent en avant les difficultés de reconstruction tant chirurgicales que psychologiques.

Le conflit de 14, c'est la grande victoire de la chirurgie maxillo-faciale et de la neurochirurgie. La difficulté de réparation des plaies du massif facial va induire un changement des habitudes anesthésiques avec le développement de l'intubation. Les considérations fonctionnelles sont associées à des considérations esthétiques, les pertes de substance tégumentaires et osseuses vont imposer une chirurgie de reconstruction dès le stade de l'urgence, avec nécessité de gestes en plusieurs temps, puis développement des épithèses et orthèses pour masquer au mieux les séquelles des accidents traumatiques.

Les greffes de peau sont monnaie courante, ainsi que les plasties locales. Dufourmentel décrira à cette époque une plastie toujours d'actualité qui permet la couverture de pertes de substance parfois étendues.

On dit que ces blessures sont glorieuses, et à cette époque la priorité n'était certainement pas à l'accompagnement psychologique du blessé. On commençait à peine à prendre en compte le choc traumatique qu'il soit par blast ou hémorragique, quant au syndrome post-traumatique, il ne sera pris en charge efficacement lors de conflits beaucoup plus récents.

L'évacuation des blessés de la face

Soins de premier recours

Le tri, l'évacuation, la mise en sécurité et en conditions de transport, le cheminement vers un centre de référence, sont toujours d'actualité dans les armées modernes. On imagine lors du premier conflit les difficultés d'évacuation sur un terrain détruit par les bombardements, de nuit, avec des conditions précaires de transport des blessés.

Le transport des blessés de la face est rendu plus complexe par l'hémorragie et surtout le risque d'asphyxie, en particulier en position de décubitus dorsal.

La plupart du temps, l'évacuation se fait sur de simples brancards de toile portés par deux brancardiers, des patients allongés tant bien que mal sur le dos (au risque d'une asphyxie rapide) ou sur le côté. Rappelons qu'il faudra attendre les années 60 (un demi-siècle après le conflit) pour que le Pr Marcel Arnaud (1896-1977) généralise la PLSA : Position Latérale de Sécurité.

Le transport à travers les boyaux complique l'évacuation des blessés. Les tranchées sont profondes, étroites, rarement plus de quelques mètres en ligne droite, et les brancardiers éprouvent les plus grandes difficultés à transporter leurs blessés. On utilisera différents systèmes, telle une sorte de palanquin de toile posée sur une perçhe que portent deux hommes l'un derrière l'autre ; on tentera l'utilisation de brancards sur roues, qui ne s'avèrent pas plus pratiques, car ils s'enfoncent dans la boue. Larrey, un siècle plus tôt, avait déjà testé différents modes d'évacuation.

Les blessés les plus chanceux peuvent gagner un poste de secours à l'arrière, au plus proche des tranchées où les pansements provisoires réalisés sur le front sont changés ou complétés. Les valides accompagnent souvent les plus gravement touchés.

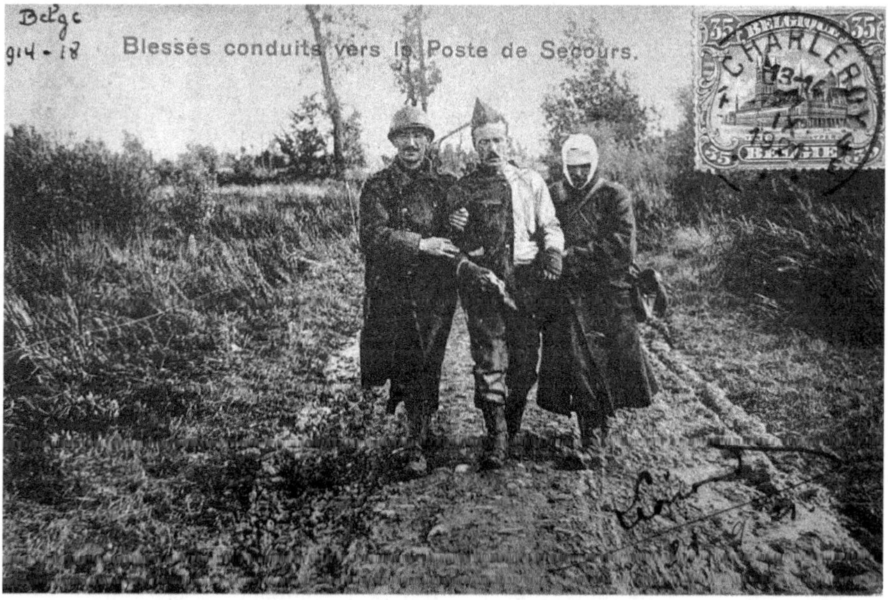
Belgc
914 - 18
Blessés conduits vers le Poste de Secours.
BELGIQUE
CHARLEROI
BELGIE

Deux blessés encadrent un camarade blessé

S'il est toujours vivant, le blessé est adressé au poste de chirurgie de référence. Le chirurgien, qui doit faire face à un afflux massif, doit choisir à son tour qui peut être sauvé.

Ainsi, pour toutes ces raisons, on conçoit l'extrême difficulté d'acheminement des blessés extraits du front. Tuffier en 1915 rapporte le cas d'une vingtaine de blessés de la face. Le délai moyen entre la blessure et une prise en charge spécialisée était de 42 jours !

Ce délai, inacceptable même en temps de guerre, aggravait bien évidemment la situation, favorisait les infections, et augmentait la durée des soins. Cependant, rares sont les cas de gangrène en dépit du milieu septique représenté par les voies aériennes et la bouche. En cause, la richesse de la vascularisation du visage. Cela ne dispensait pas de prendre les mesures de désinfection/parage et irrigation (éther, teinture d'iode) le plus tôt possible.

Soins spécialisés de deuxième ligne

Les blessés de la face, ceux qui avaient survécu au front et qui étaient parvenus à joindre un poste de secours, étaient ensuite adressés vers une deuxième ligne de soins : le centre spécialisé de l'avant.

Concernant les blessés de la face, ces centres n'ont pas été officialisés dès le début du conflit, mais ont rapidement convaincu par leur pertinence. Ils étaient placés sous la responsabilité de stomatologues, et avaient pour vocation d'accueillir les blessés en urgence secondaire, au mieux dans les heures qui suivaient la blessure.

Sur le front, 3 centres de soin de l'avant étaient spécialisés dans la prise en charge des blessures de la face, les centres d'Amiens, de Bar-le-Duc, et de Verdun.

Les blessés y étaient transférés par moyen hippo/automobile, et pour le centre d'Amiens par des bateaux à vapeur qui compensaient la lenteur du transport, par la possibilité de véhiculer un grand nombre de blessés. Ces centres de soins avaient la particularité de réunir des stomatologues, des ophtalmologues ainsi que des ORL, une équipe d'infirmiers(ères) essentiellement de régime militaire en respectant un ratio de 1 infirmier pour 4 patients, ratio largement dépassé durant les périodes d'afflux massifs.

Ces équipes étaient chargées de la mise en condition des blessés afin d'y recevoir les soins nécessaires à leur état : Pansements à visée de cicatrisation dirigée et/ou intervention chirurgicale. Ils étaient ensuite, dès que leur état le permettait, transférés vers un centre spécialisé de l'arrière.

Blessures et blessés

Le temps moyen de séjour dans le centre de l'avant était de six jours.

Le docteur Pierre Blot, responsable du centre d'Amiens, nous apprend qu'environ 1 % des blessés de la face était des officiers supérieurs, et 5 % des officiers subalternes. L'immense majorité des blessés étaient des hommes de troupe ainsi que des sous-officiers, répartition que l'on retrouve également dans les blessures d'autres localisations.

La mortalité globale des plaies céphaliques était faible, de l'ordre de 4 %, rarement liée aux complications infectieuses ou hémorragiques, qui eurent été fatales plus rapidement, mais aux complications des traumatismes cranio-encéphaliques graves.

Henri Rouvillois, dans un rapport adressé à la société de chirurgie en 1916, fera état d'une série de plus de 200 trépanations, insistant sur l'importance du repérage spatial des corps étrangers métalliques et sur leur localisation. Si l'extraction de fragments est de bon pronostic en superficie du cerveau, les corps étrangers situés en profondeur (sous la faux du cerveau) ne permettent que rarement d'espérer la survie du blessé.

Si, toute localisation confondue, la majorité des blessures étaient causées à parts égales par balles et par éclat d'obus, les blessures de l'extrémité céphalique l'étaient surtout par les bombardements. Cela s'explique par ce que l'on appellerait aujourd'hui un « biais de recrutement », lié à la gravité de ces blessures et à une mortalité immédiate plus importante (blessures multiples, choc hémorragique, blast...) lors des tirs directs. La « Maxim », la « Maschinengewehr », la mitrailleuse « Vickers » restent de triste mémoire.

Toujours selon P. Blot, la répartition des blessures est étonnante : 80 % de blessures de guerre, 15 à 20 % sont des blessures « civiles » (chute de cheval, accidents automobiles…), quelques rares cas de blessures auto-infligées, mutilations et tentatives d'autolyse manquées ont été retrouvés, facilement identifiables par le mode opératoire, la trajectoire des balles et des blessures avec brûlures de la porte d'entrée.

Les soins primaires

Les blessés présentaient des plaies fortement souillées de matière tellurique, de sang coagulé, et pour ceux qui avaient tardé à être évacués, des complications locales infectieuses, en particulier au-delà de 6 heures de délai post-traumatique. Rouvillois insistait sur la nécessité d'une prise en charge rapide « *chez ces malheureux réduits pendant le premier hiver de la campagne à l'état de bloc de boue ensanglanté* ».

À leur arrivée, ils bénéficiaient d'un premier lavage au savon autour de la plaie, et d'un rasage.

Les plaies étaient couvertes de compresses d'éther, d'eau oxygénée, changées plusieurs fois par jour.

Les gestes techniques étaient limités, car tous les chirurgiens à même de prendre en charge les plaies de la face observaient une conduite économe en raison des capacités étonnantes de cicatrisation de lésions parfois fortement délabrantes. Les corps étrangers étaient extraits lorsqu'ils étaient accessibles et lorsque l'acte de chirurgie ne faisait pas courir un risque démesuré au blessé (Ombrédanne). Le développement de la radiologie (et son déploiement sur le front) va permettre l'extraction que l'on qualifierait aujourd'hui de radioguidée de corps étrangers autrefois localisés à la lancette, ou parfois simplement d'en confirmer la présence.

Les esquilles osseuses devaient être excisées lorsqu'elles étaient largement exposées, les plaies anfractueuses mises à plat.

Beaucoup de plaies étaient laissées à la cicatrisation dirigée et au drainage. Fistulisation, rétraction, suppuration étaient fréquentes, imposant parfois plusieurs interventions successives de mises à plat.

Rapidement sont apparues des difficultés de nutrition chez des blessés incapables de déglutir. La nutrition entérale par sonde naso-gastrique a été proposée par nombre de praticiens, tandis que d'autres assuraient la nutrition des blessés par gastrostomie. Les blessés les moins valides étaient nourris par de bonnes âmes, qui administraient patiemment de la nourriture liquide, soupe, jus de viande… toutes les deux heures dans la journée, toutes les quatre heures durant la nuit. Au fur et à mesure de l'amélioration de l'état du blessé, des bouillies, puis de la nourriture solide pouvaient être proposées après quelques semaines ou quelques mois. On peut se faire une bonne idée de la difficulté de prise en charge de ces blessés par la description d'une extrême réalité dans le roman « Au revoir là-haut » de Pierre Lemaitre, récemment porté à l'écran par Albert Dupontel.

Le transfert

Les blessés de la face n'avaient pas vocation à rester en centre spécialisé de l'avant. Ils étaient, dès que leur état le permettait, transférés vers des centres spécialisés de l'arrière, avec un étiquetage précis, indiquant le mode de transport, généralement par voie ferroviaire, la position à adopter, les soins prodigués durant le transport et les suites à envisager.

Centre spécialisé de l'arrière

« *Quand la sensibilité a cédé la place à la réflexion, quand l'homme fait place au chirurgien, celui-ci se demande comment il va pouvoir réparer de tels délabrements* » – Dr Lemaitre, centre spécialisé de l'arrière de Vichy – 1915.

Cette citation reflète parfaitement le désarroi de chirurgiens, pourtant spécialistes de la face, devant des blessures inhabituelles, à la fois par leur sévérité et par leur fréquence. Les blessés ne sont plus en danger, ils ont été stabilisés dans les centres de l'avant. Il ne s'agit désormais plus de sauver le soldat, mais de reconstruire l'identité de l'homme.

Les centres de l'arrière ont été créés de façon disparate, par vagues successives, à l'initiative de chirurgiens ou de services de chirurgie locaux, d'abord dans les plus grandes villes, Paris, Lyon, Bordeaux, puis, Toulouse, Angers, Marseille, Montpellier... pour atteindre à la fin de la guerre, une quinzaine de centres spécialisés, pour la plupart éloignés du théâtre des opérations.

Mal préparés à la prise en charge de lésions aussi sévères, il a été nécessaire d'établir une classification des blessés, selon la localisation de la blessure, l'étendue des lésions, et le tissu touché (osseux ? articulaire ? cutané ?)

Peu à peu les transports s'organisent par tout moyen disponible. Des trains de blessés sont organisés vers les centres de l'arrière.

Les complications étaient de plusieurs ordres :

- Les rétractions cicatricielles étaient légion, en particulier lors des traumatismes de la mandibule où 25 % des blessés avaient des troubles de l'articulé dentaire, ou une limitation d'ouverture et de mastication. Une prise en charge initiale déficiente, un délai d'évacuation trop important expliquaient ces complications dont la prise en charge reposait essentiellement sur des mesures rééducatives, les solutions chirurgicales ayant été rapidement abandonnées en raison du risque opératoire et du délabrement qu'elles provoquaient, au profit de traction élastique, progressive, apportant des résultats plutôt satisfaisants à long terme.

- Les pseudarthroses, en particulier de la mandibule, étaient de prise en charge difficile, à la fois du fait du délabrement associé des parties molles, de complications infectieuses locales et souvent d'un délai opératoire trop long. Rapidement, les mesures fonctionnelles ou prothétiques seront abandonnées au profit de la chirurgie. La prise en charge de ces lésions va être le déclencheur d'une révolution dans la greffe osseuse.

La mise en œuvre de *xénogreffe* osseuse à partir de donneur animal va être rapidement abandonnée en raison des complications infectieuses et de phénomènes de rejet plus ou moins rapides du greffon.

On citera l'équipe de Marseille, qui décrira des méthodes *d'homogreffe* osseuse, à partir de tissus osseux prélevés sur des nouveau-nés déclarés morts.

C'est enfin Delagenière (centre de l'arrière du Mans) qui posera les principes de *l'autogreffe* osseuse à partir de tissu osseux du blessé lui-même, mettant en œuvre le principe d'Ollier, qui, quelques décennies plus tôt, avait déterminé le rôle prépondérant du périoste dans la vascularisation osseuse et la consolidation (qui ouvrira la porte à la stabilisation centro-médullaire...)

La méthode de Delagenière reposera sur la réalisation de greffe ostéo-périostée avec de bons résultats de consolidation : 23 consolidations de pseudarthroses de mandibule sur 26 greffes. En dépit de ces excellents résultats, plusieurs années furent nécessaires pour imposer ce principe de reconstruction, aujourd'hui largement reconnu.

- Le délabrement des parties molles posera des difficultés considérables aux praticiens de l'époque, et de leurs constatations et solutions thérapeutiques découleront les grands principes de reconstruction des pertes de substance des membres. Greffe de peau, autoplastie italienne, indienne ou française ont posé les bases de la reconstruction des parties molles.

Connue depuis le XVIe siècle, la technique de Tagliacozzi repose sur la réalisation d'un lambeau adipo-cutané pédiculé, prélevé à l'avant-bras, imposant de maintenir le membre au plus près du site receveur, pour une durée de 2 à 3 semaines. Après la période d'autonomisation du lambeau, le pédicule est sectionné. Plusieurs interventions sont nécessaires pour ajuster, dégraisser le lambeau sur le site receveur.

Il s'agit d'un lambeau pédiculé (vascularisation de hasard) à distance. Bien plus tard viendront les lambeaux à pédicule individualisé, puis les lambeaux libres.

L'autoplastie indienne est une plastie locale, surtout destinée aux pertes de substance de la région nasale.

On passera sur les plasties de glissement des berges cutanées, limitées aux pertes de substance de faible étendue, pour s'attarder sur la plastie de Dufourmentel.

Élève d'Hippolyte Morestin, père de la chirurgie esthétique, on lui doit différentes plasties cutanées, en particulier la réalisation d'un lambeau bi-pédiculé frontal, mis en œuvre pour la couverture de la perte de substance de l'étage inférieur du visage. Ce lambeau, que l'on laisse pédiculé à ses deux extrémités latérales, est basculé et autorise la couverture de la région mandibulaire.

La confluence des techniques de couverture cutanée et des autogreffes osseuses va ouvrir la voie des reconstructions multi-tissulaires. Mais ce n'est pas tout, car la spécificité des blessures de la face va induire une révolution, anesthésique celle-ci.

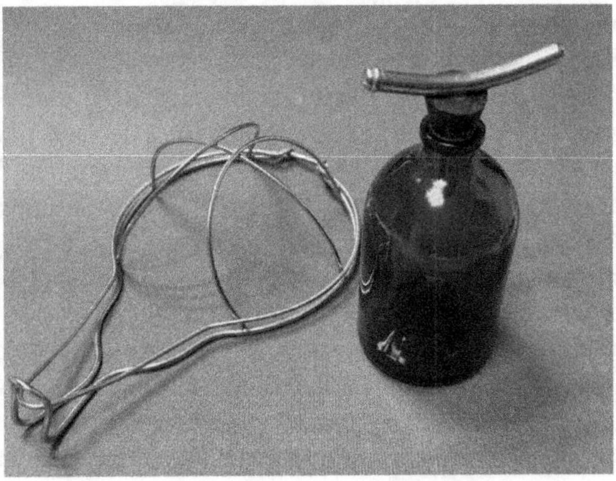

Kit d'anesthésie générale à l'éther

Le développement de la chirurgie faciale va provoquer une deuxième révolution, celle de l'anesthésie. Au début du conflit, l'anesthésie se pratique au masque, par instillation de chloroforme ou d'éther, parfois de protoxyde d'azote. La mesure est assez efficace, mais son contrôle est difficile. On reproche à l'éther de favoriser les saignements, de provoquer des inhalations, des chutes de tension, et, devant l'afflux massif des gueules cassées, il apparaît rapidement que le masque est difficilement applicable en cas de délabrement du massif facial.

Se développe alors l'intubation oro-trachéale, qui permet au chirurgien un accès facilité au visage et un temps opératoire continu.

Dans le même temps, se développe l'anesthésie loco-régionale, basée sur l'irrigation ou l'injection d'anesthésiques (novocaïne).

- Les blessures des membres

Les blessures des membres ont cela de particulier, qu'elles ne sont généralement pas mortelles, mais laisseront des séquelles fonctionnelles considérables

- Par la gravité des fractures : grande comminution, perte de substance inaccessible à une remise en continuité avec les moyens de l'époque.
- Par le délabrement des parties molles.
- Par défaut de stabilisation efficace, ouvrant la porte aux pseudarthroses éventuellement septiques.
- Par complications infectieuses, qui conduisent souvent à l'amputation segmentaire.

Les ostéosynthèses telles que nous les connaissons actuellement ne sont pas mises en œuvre, et bien souvent les fractures sont stabilisées par contentions externes et tractions. Au début du conflit, faute de matériel adapté, il faudra déposer les immobilisations pour réaliser les soins. Par nécessité, des appareils seront conçus pour laisser libre accès aux plaies souvent confiées à la cicatrisation dirigée (Delbet)

Pourtant, quand la guerre éclate, on connaît déjà nombre d'ostéosynthèses modernes.

- Les plaques vissées sont disponibles (Lambotte, puis Lane 1894), elles ne deviendront à compression dynamique qu'en 1938 (Arby).
- Le principe du fixateur externe est connu depuis 1897 (Parkhill), on citera également les travaux de Codivilla (1905), puis Steinmann (1907). Il ne deviendra dynamique qu'à l'aube du 2e conflit.

Ollier, lors du conflit précédent, avait décrit la vascularisation périostée, qui rendra possible, bien plus tard, la stabilisation centro-médullaire (Küntscher, 1939) et ouvrira la porte aux autogreffes, comme nous venons de le voir.

Il faut garder à l'esprit que si les moyens d'ostéosynthèse sont connus depuis quelques années à l'aube de la Grande Guerre, il n'en reste pas moins que ces techniques resteront décriées jusque pendant l'entre-deux-guerres. Deux rapports américains du *Committee on Treatment of Simple Fractures* (1912), puis quelques années plus tard, de l'*American Surgical Association* (1921) appellent à la prudence. R. Jones, en particulier, fait aux tenants de l'ostéosynthèse le reproche de recommander des techniques encore balbutiantes, « *alors que les principes des traitements conservateurs sont bien établis et devraient toujours être tentés* ». Bien sûr, le chirurgien moderne ne peut que contextualiser, car son homologue de l'époque :

- Doit faire face à des fractures de membre souvent associées à des délabrements sévères des parties molles. Les lambeaux de couverture ne sont pas encore connus, ou à peine, et les plaies sont souvent confiées à la cicatrisation dirigée, mettant en jeu la survie du membre voire du blessé.

- Doit faire face à des blessures souillées, à une prise en charge souvent tardive et qui, de nos jours, oserait poser une plaque sur une diaphyse dans ces conditions ?

- Doit faire face à un afflux massif, ce qui implique des choix thérapeutiques qui seraient différents dans des conditions d'accueil plus apaisées.

Pourquoi autant d'amputations de membres ?

On l'a dit, la sévérité des traumatismes, du délabrement, de la perte de substance osseuse, et des techniques de stabilisation encore rudimentaires sont une partie de l'explication. Il faut également évoquer les règles instituées par les autorités militaires, comme dans le cas des blessures de l'abdomen qui se voulaient économes. Ce sont les chirurgiens de l'avant qui furent confrontés à la réalité des traumatismes rencontrés qui sont parvenus à faire bouger les lignes, par la remontée de leurs rapports, et en s'appuyant sur les communications des Sociétés savantes. On se souviendra ainsi des communications de Pauchet et Sourdat, chirurgiens de l'avant, et tenants de « l'amputation en saucisson ».

Cette méthode, qui va à l'encontre des recommandations « officielles » tente de répondre à cette injonction : L'amputation doit-elle être réalisée en urgence, comme l'aurait préconisé Larrey un siècle plus tôt ? Ou entrer dans le cadre d'une chirurgie secondaire, sur un blessé affaibli, infecté, dénutri ?

La méthode, peu élégante, doit être comprise comme une solution d'attente, la plus économe possible ne sacrifiant que le segment de membre dont les chances de survie sont à l'évidence compromises. Il n'est pas question ici de considération fonctionnelle.

La technique se heurtera longtemps à la désapprobation de ceux qui faisaient autorité, qui, bien entendu, n'avaient pas à faire face à l'afflux massif et à la prise en charge de lésions qui dépassaient l'entendement et les compétences techniques.

S. Delaporte rapporte la communication de Pauchet (Académie de médecine, 1915), visant à défendre ce principe opératoire : il *« s'efforce ici de combler le fossé entre le réel du champ de bataille et l'inimaginable par ceux de l'arrière »,* mettant l'accent sur l'afflux et les heures d'opération qui s'enchaînent *« nous travaillâmes jusqu'à 36 heures sans arrêt... »*.

Cela lui vaudra sa radiation de l'Académie de médecine, en même temps que sa méthode opératoire, pour y être finalement réintégré quelques années plus tard.

Pourquoi donc cette opposition entre les jeunes chirurgiens de l'avant et les références, en particulier Delorme ?

Comme déjà précisé, aucun des praticiens n'avait connu de conflit récent, et les recommandations opératoires, les « protocoles » de prise en charge étaient basés sur des traumatismes par balle. Les balles « modernes » n'avaient plus rien à voir avec les balles de mousquets du siècle précédent : Pouvoir de pénétration accru, balles explosives... et la caractéristique de la guerre de position, c'est que 75 % des traumatismes étaient liés aux éclats (obus, mines, shrapnels...), à l'origine de plaies délabrantes, pertes de substance et fractures comminutives.

Les blessures de membres étaient par conséquent extrêmement sévères, multi-tissulaires, et le chirurgien moderne ne peut que se poser la question de la conduite qu'il aurait lui-même adoptée.

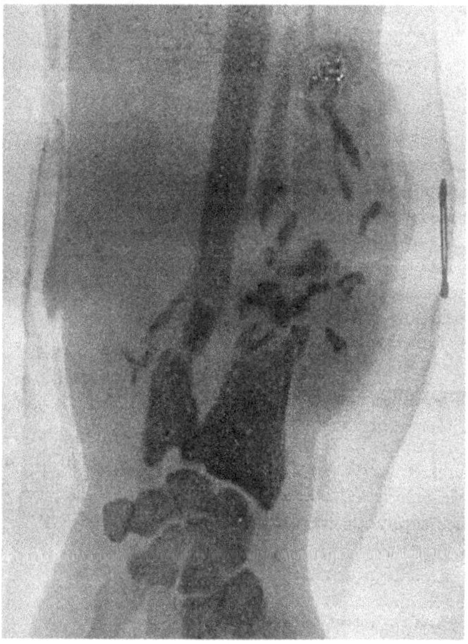

Illustration extraite de *Localisation et extraction des projectiles* (Ombrédanne et Ledoux-Lebard, 1917)

Delbet sauve des membres.

Après la catastrophe des premiers mois, le front se stabilise, les hommes s'enterrent. La fixation du front apporte une accalmie relative, moins de blessés, amélioration des conditions de prise en charge et d'évacuation. L'amputation par saucissonnage fait son chemin, Delbet, de son côté, avec une certaine opiniâtreté, défend le principe d'une immobilisation en extension continue. L'appareil plâtré était la norme en cas de fracture, mais assez rapidement, ce mode d'immobilisation apparaît peu approprié aux fractures ouvertes : macération de la plaie, absence de surveillance, soins malaisés ou inexistants, imposant de déposer l'immobilisation. Rapidement, les complications infectieuses apparaissent, en particulier la redoutable gangrène.

Delbet propose un procédé d'immobilisation par cadre métallique, permettant d'accéder à la plaie sans avoir à le déposer. La traction peut être progressive pendant les premiers jours, puis statique en attendant la consolidation. La verticalisation du blessé est favorisée, les soins locaux sont simplifiés.

Tenace et persuadé de la justesse de sa réflexion, il devra présenter plusieurs cas de blessés à l'académie avant que son appareillage ne soit testé, et enfin défendu par Quenu, très influent (et opposant de la première heure à l'amputation en saucissonnage) et surtout par Alquier, chirurgien de l'avant qui met en pratique sur le front même le principe de la traction. D'autres systèmes de traction seront décrits (Maisonneuve, Reclus...), basés sur un principe similaire, qu'on ne manquera pas de rapprocher d'une illustration présente dans les œuvres d'Ambroise Paré, quelques cinq siècles auparavant.

On gardera en mémoire que ce progrès relatif dans la prise en charge des blessures des membres sera favorisé par le développement concomitant de la radiologie (Béclère, Ombrédanne), l'amélioration de l'antalgie et la prévention de la gangrène.

Ombrédanne localise les projectiles

Dès le début du conflit, sous l'influence de Marie Curie, sont mises en place des ambulances autonomes de radioscopie.

Avec Ombrédanne, sont mises au point les méthodes de localisation des projectiles, qui font passer le stylet dans l'histoire de la chirurgie. La localisation des projectiles est assurée par radioscopie (les fameuses bonnettes), utilisable durant l'intervention. Le premier conflit, c'est la naissance de la radiologie interventionnelle.

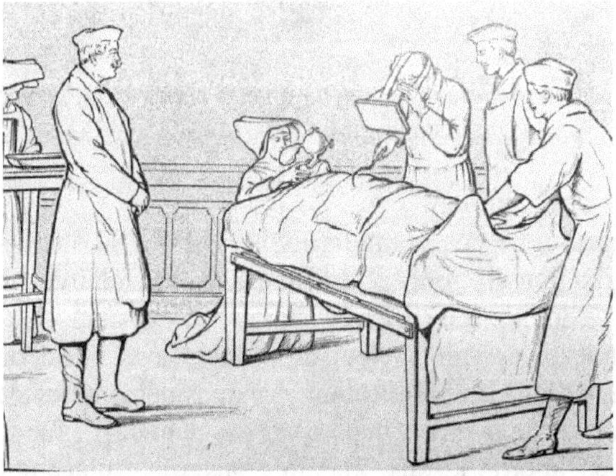

Chirurgien opérant sous contrôle scopique

Dans un ouvrage publié à la fin du conflit, Ombrédanne et Ledoux-Lebard précisent la méthodologie et les limites de l'exploration radioguidée, en particulier concernant l'évaluation du bénéfice de l'intervention.

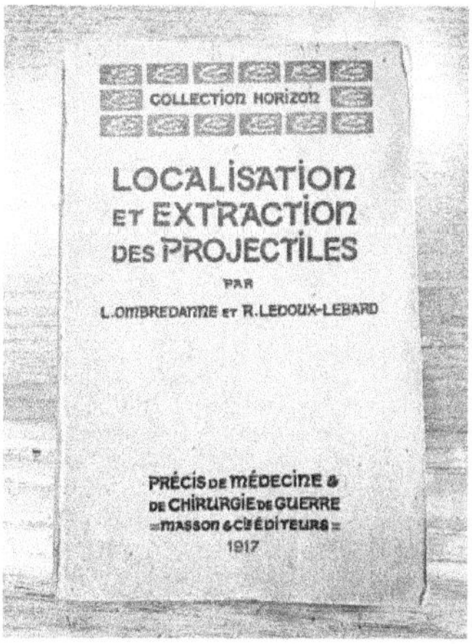

Localisation et extraction des projectiles
Précis de médecine et de chirurgie de guerre,
Masson, 1917

4- LES MÉDICAMENTS DES POILUS

Médicaments courants

Le poilu est pauvre en médicaments, comme l'ensemble de la population de ce début du XXe siècle. Il a dans sa besace ce qu'il a pris avec lui lors de sa mobilisation ou ce que sa famille lui envoie. Quelques pastilles pour la gorge ou le mal de ventre, souvent des extraits de plante : Antiseptique Jubol™, pour traiter les troubles digestifs, Pastilles Valda™ ou Vichy™ pour les maux de gorge, Révulsif Boudin™ pour les troubles pulmonaires...

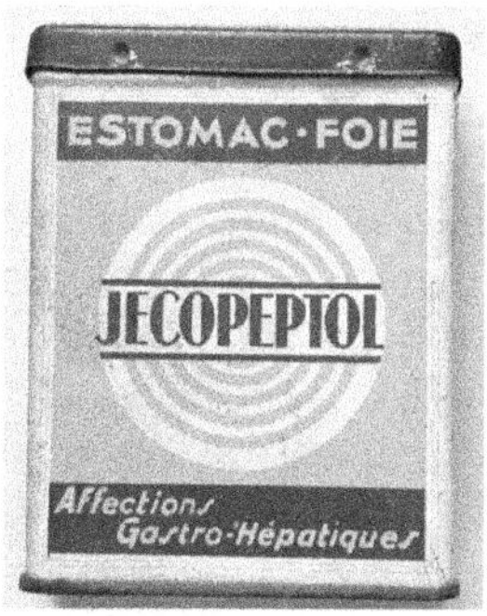

Pour les affections gastro-hépatiques

On remarque que ces médications appuient l'effort de guerre par une communication qui met en avant le soldat.

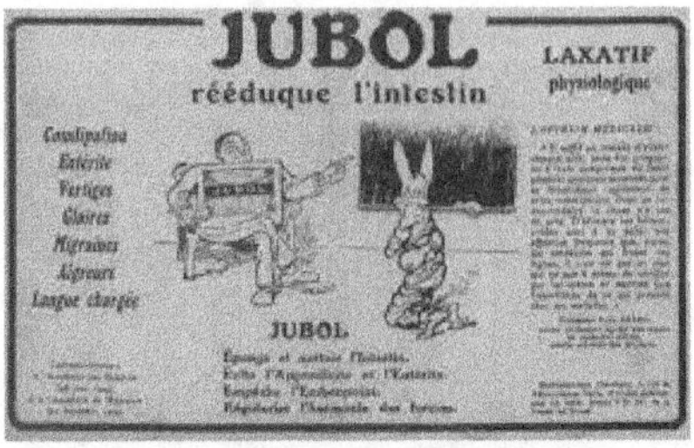

Publicité pour un traitement digestif

Ce qui semble évident, c'est que la gestion du médicament n'est pas une priorité au début du conflit et on ne prend visiblement pas la mesure de l'importance des pharmaciens, dont on ne met pas à profit les connaissances, et qui sont envoyés au front comme simples soldats. Les retours d'expérience concernent la pratique chirurgicale mais on est encore loin des préoccupations antalgiques et fonctionnelles.

Lutte contre la douleur

L'antalgie n'est probablement pas une priorité, et pour le traitement des douleurs simples, on ne connaît que la codéine et l'aspirine. Le *paracétamol* est connu depuis les années 1880, mais son usage antalgique ne sera effectif qu'à partir des années 50, après le deuxième conflit.

L'aspirine, au cœur du conflit !

1899, la firme allemande Bayer dépose le brevet d'une nouvelle molécule, *l'acide acétylsalicylique*, autrement dit l'aspirine, indiquée en traitement des fièvres et en antalgique de première intention.

1902, la firme Scur (Société des Usines du Rhône) acquiert les droits de diffusion de la molécule.

Arrive 1914, et il est hors de question d'utiliser des produits allemands et l'on fait appel au sens patriotique des citoyens pour se tourner vers des médicaments produits en France. Bien évidemment, hors de question de respecter le droit des brevets en période de conflit.

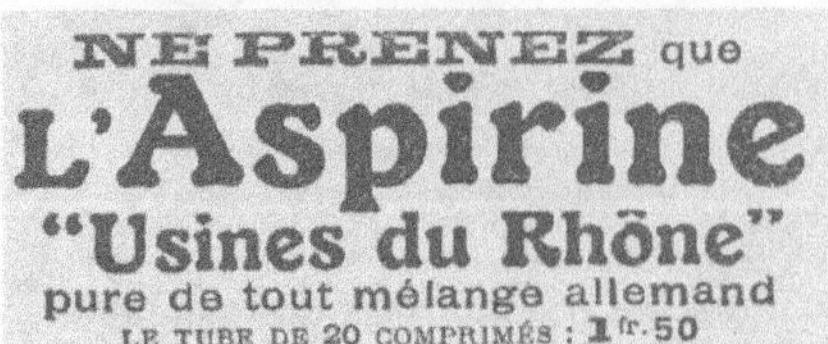
NE PRENEZ que
L'Aspirine
"Usines du Rhône"
pure de tout mélange allemand
LE TUBE DE 20 COMPRIMÉS : 1 fr. 50
1 Comprimé correspond à 1 Cachet de 50 cgr.

Publicité patriote pour l'aspirine des Usines du Rhône

La révolution du tulle gras Lumière

Les plus anciens d'entre nous s'en souviennent, même si des préparations plus modernes sont désormais utilisées, le tulle gras Lumière est une révolution, en particulier dans la prise en charge des brûlés.

Dès le début du conflit, l'ingénieur Auguste Lumière est assistant auprès du Pr Léon Bérard à l'Hôtel-Dieu de Lyon. On connaît depuis l'Antiquité les bienfaits des pansements gras (ou au miel), et Auguste Lumière a l'idée d'enduire un voile de tulle d'un mélange de paraffine, d'huile d'olive et de baume du Pérou. Contrairement aux pansements secs, le tulle gras ne colle pas aux plaies. Il permet des soins plus confortables et diminue considérablement le temps de cicatrisation.

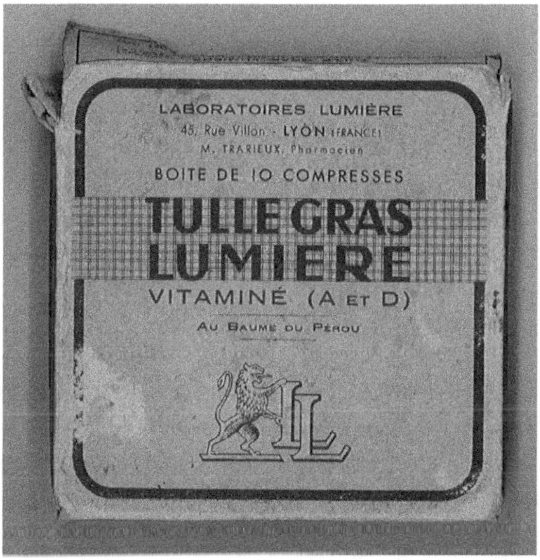

Authentique boîte de tulle gras Lumière

Le retour de la gangrène

Pour parer au plus pressé, le soldat est muni d'un kit de soins, en particulier de compresses, d'ampoules d'iode, de comprimés à stériliser l'eau, de traitements de la diarrhée... La composition variera au cours du conflit.

En dépit des soins qu'il peut assurer en cas de blessure, les infections sont légion, en particulier en cas de fracture ouverte. De nombreux protocoles de soins des plaies ont été proposés : lavage à l'iode, à l'eau phéniquée (agressive) oxygénée (efficace en prévention des infections anaérobies), au formol, au chlorure de magnésium (Delbet).

Sur le front, le chirurgien major Alexis Carrel, lauréat du prix Nobel de médecine, met au point la « méthode Carrel », qui réalise des lavages de plaie à l'hypochlorite de soude, plus connue sous le nom de sérum de Dakin, qu'il associe à des soins physiques (curetage des plaies, débridement, drainage…).

En dépit des bons résultats observés, le protocole aura du mal à s'imposer, en raison de l'opposition de praticiens influents.

Parmi ces derniers, on retrouve Quenu, qui s'était opposé, en son temps, à l'amputation en saucissonnage.

Les conditions de vie des soldats provoquent le retour de la gangrène.

On la croyait disparue, elle fait son grand retour en 14. Sa prévalence est assez modeste, moins de 1 % des blessures, mais sa mortalité est d'environ 50 %, et laisse des séquelles fonctionnelles majeures (amputations). Dans les années 1850, Louis Pasteur travaille sur la fermentation (alcoolique, lactique et butyrique).

Pour Pasteur, les ferments qui provoquent la fermentation sont de nature végétale, car immobiles au microscope. De façon fortuite, il découvre que ces germes qui provoquent la fermentation butyrique sont ubiquitaires, mobiles et sensibles à l'oxygène de l'air.

Il les baptise « bacilles ».

Rapidement, on en tire la conclusion que laisser la plaie à l'air interdit du moins de façon théorique, la gangrène, mais il faudra attendre le retour d'expérience du front pour que ces plaies bénéficient d'une mise à plat, avec sacrifice de tout tissu nécrotique, dévascularisé ou contus.

Indirectement, les constatations de Pasteur vont influer sur la philosophie de la prise en charge des blessés, comme il en fut de même quelques décennies plus tôt, concernant le lavage et la désinfection des mains et instruments.

On découvre ainsi que différents germes sont incriminés dans les infections du blessé : bacillus pefringens (Veillon), oedematiens, fallax, aerofetidus... rapidement, des sérums multi-cibles (Leclainche et Vallée) sont mis au point et utilisés sur le front. Il est difficile de préciser l'efficacité de ces sérums, mais les recherches se poursuivront (Weinberg) et les sérums largement utilisés dans les années suivantes.

Il ne serait pas juste d'évoquer la lutte contre les infections sans mettre en avant le rôle primordial de l'institut Pasteur (IP). La révolution pasteurienne est en cours depuis une cinquantaine d'années. De jeunes médecins et pharmaciens s'enthousiasment pour ce qui est en train de devenir la microbiologie.

Au démarrage de la guerre, on connaît des sérums anti-infectieux d'origine animale, et quelques vaccins (la rage (1885), la fièvre typhoïde (1896), la peste (1897)...). L'IP entretient des centaines de chevaux, dont l'inoculation permet de créer des sérums curatifs. Roux, élève de Pasteur, fait entrer l'IP de plain-pied dans la guerre dès le 3 août 1914 et réorganise totalement la vénérable maison pour l'effort de guerre. En 3 jours, 5000 vaccins antityphiques sont produits. Rapidement, les Allemands menacent Paris, et l'IP doit être évacué.

Ce sera Toulouse.

En 3 jours, hommes, chevaux et matériel de laboratoire sont transférés par voie ferrée.

L'IP reprend son travail et produit 670 000 doses de vaccin contre la typhoïde, qui, en cinq mois de conflit, avait mis hors de combat 45 000 soldats, auxquels s'ajoutent les morts et les blessés.

Roux, inlassable, multipliera les visites sur le front, luttant contre la diphtérie, proposant des mesures contre la vermine, vecteur de maladies comme durant les guerres de Vendée, à peine plus d'un siècle plus tôt, quand on avait constaté que « le feu tue moins que la maladie ».

Le cas particulier du tétanos

Sa prévalence au début de la guerre est de 12/1000 blessures. La fréquence de l'infection s'explique par la présence des chevaux – dont le crottin est porteur du germe – et le développement de la guerre de position, pour plusieurs années. Les troupes s'enterrent, creusent des tranchées et des casemates fortifiées. Les blessures, majoritairement causées par les éclats d'obus, sont rapidement souillées par la terre et la boue. Il faudra attendre 1926 pour voir apparaître un vaccin efficace contre le tétanos.

Le sérum produit par l'IP est efficace, à condition d'être administré de façon préventive, dans les suites immédiates de la blessure. Attendre l'apparition des premiers signes de la maladie voue le traitement à l'échec.

L'IP met toute sa capacité de production au service des armées, ainsi, lors de l'offensive allemande de mars 1918, il parvient à fournir 20 000 doses de sérum par jour !

En 4 ans de conflit, plus de 6 millions de flacons de sérum antitétanique auront été produits. Si la production du sérum antitétanique est suffisante, les moyens d'acheminement sur le front sont souvent déficients. Il en était de même de l'ensemble du ravitaillement.

5- La 4e armée

Il serait totalement injuste de terminer ce survol rapide de la chirurgie du blessé de guerre sans évoquer la contribution considérable des femmes durant le conflit. On se souviendra de celles qui ont assuré les travaux des champs, de celles qui ont relevé leurs hommes dans les usines. Nous nous intéresserons à celles qui ont donné leurs soins, parfois leur vie.

Au début du conflit, on compte environ 30 000 infirmières. En quelques semaines, 70 000 volontaires viennent grossir les rangs de cette 4° armée, armée de la charité, qui complète celles :

- De la guerre (troupes au sol)
- De l'air
- De la finance. Cette dernière est celle de l'effort de guerre, tout entier tourné vers le conflit : Les usines tournent à plein et réorientent leur production, les industriles se mobilisent (la famille Michelin fournira des avions de chasse)...

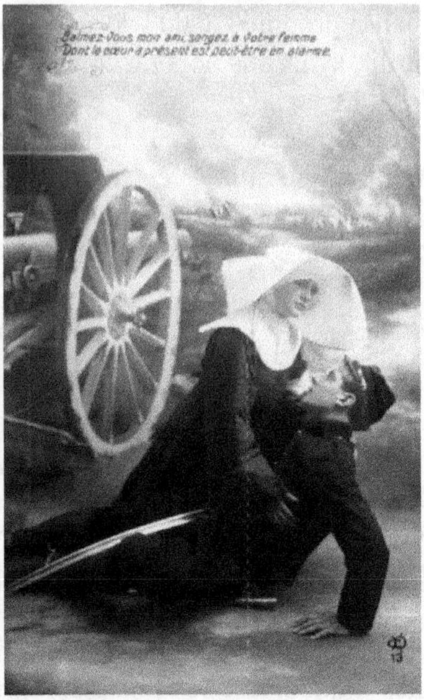
Calmez-vous mon ami, songez à votre femme
Dont le cœur à présent est peut-être en alarme.

Le soldat blessé, secouru et rassuré par l'infirmière
(image de propagande)

Dès le début du conflit, se met en place une propagande, sans doute motivée autant par l'élan patriotique que par la perspective de profits commerciaux.

Le dévouement de ces femmes de bien a été retracé à de multiples reprises. On se souviendra de « *la chambre des officiers* » (Marc Dugain 1998), du « *patient anglais* », tiré du roman « *l'homme flambé* » de Michael Ondaatje, pour les plus connus, mais les témoignages sont nombreux, souvent sous forme de souvenirs de guerre écrits de la main même de celles qui ont œuvré.

De tous les temps et durant tous les conflits, les femmes ont accompagné les combattants au plus près des théâtres d'opérations, traînant dans leurs jupons leur marmaille. Jules César lui-même vantait le courage des Gauloises qui suivaient les armées et secouraient les blessés, allant jusqu'à les soustraire à la pique des légionnaires.

Suivant époux, frère, père, elles assuraient le quotidien, le ravitaillement, et pour certaines, un soutien plus… près du corps… Qui a oublié la fameuse Madelon du chansonnier Charles Joseph Pasquier ?

Quand Madelon vient nous servir à boire
Sous la tonnelle on frôle son jupon
Et chacun lui raconte une histoire
Une histoire à sa façon
La Madelon pour nous n'est pas sévère
Quand on lui prend la taille ou le menton

Elle rit, c'est tout le mal qu'elle sait faire
Madelon, Madelon, Madelon !

Pour le soldat, celle que l'on appelle aujourd'hui, infirmière, est l'image de la mère, de l'épouse, de la sœur, d'autant plus que les infirmières ecclésiastiques vont largement laisser la place aux infirmières du corps civil (depuis la loi de 1905, les Bonnes Sœurs ne peuvent plus apporter leurs soins dans les établissements civils).

Si les soins aux blessés ont été prodigués de tout temps, il a fallu attendre la deuxième moitié du XIXe siècle, pour que l'infirmière abandonne le statut de vocation et acquière un statut de professionnalisation. Florence Nightingale (1820-1910) est considérée comme la première infirmière professionnelle, sa participation à la guerre de Crimée et ses efforts de formation des futures générations assureront sa célébrité, mais c'est Bourneville en 1878 qui crée la première école d'infirmières à l'hôpital de la Pitié-Salpêtrière.

Peu à peu des écoles ouvriront, sur tout le pays.

Quand éclate le conflit, les infirmières sont déjà des professionnelles reconnues, mais elles sont rapidement rejointes par nombre de volontaires dont la bonne volonté est évidente mais insuffisante pour faire face à l'indicible.

Julie Crémieux, dans ses souvenirs d'infirmière de guerre, en dira : « *Toutes les femmes mues par un bel élan de patriotisme et un besoin d'abnégation voulaient être infirmières, bien que beaucoup d'entre elles fussent incapables de supporter la vue du sang* »

De nombreux « ordres civils » viennent prêter main-forte aux « ordres ecclésiastiques » regroupés au sein de la croix rouge internationale : la S.S.B.M (Société de Secours aux Blessés Militaires), l'A.D.F. (Association des Dames de France, l'UFF (Union des Femmes de France).

Michelet nous fera remarquer la proportion importante de soignantes comparativement aux armées ennemies, dont les soins sont assurés souvent par des hommes. C'est qu'en chaque femme, se révélait une « Jeanne d'Arc », figure de la sauveuse de la nation, frêle et fragile, mais qui n'hésitera pas à braver le danger et payer de sa vie son engagement charitable. Tradition française.

Quel est le rôle de l'infirmière ?

À cette époque, il est assez mal défini : Infirmière de soin, assistante du chirurgien, aide-soignante, cuisinière, femme de ménage, et confidente.

La distinction que nous connaissons aujourd'hui (infirmière, aide-soignante, agent de service hospitalier) n'est pas encore apparue, et l'infirmière, outre son rôle de soin, apparaît un peu comme une maîtresse de maison, qui tient également un rôle ménager, et veille au bien-être de ses blessés. On pourrait parler de maison de soin. C'est sans doute aussi cela qui a fait leur réputation.

Enfin, n'oublions pas les « marraines de guerre », épouse, sœur, mère de substitution aux soldats sans familles qui trouvaient dans cette relation épistolaire un peu d'humanité perdue. Si le conflit de 14 marque le triomphe de ce qui va devenir la chirurgie reconstructrice et esthétique, le tableau descriptif du rôle des femmes dans l'effort de guerre serait incomplet si l'on omettait d'évoquer le travail de Anna Coleman Watts Ladd (1878-1939).

Elle anima, à partir de 1917, un atelier de sculpture situé à Paris, destiné à la création d'orthèses et d'épithèses destinées à masquer les séquelles esthétiques des blessures de la face.

Elle recevra la Légion d'honneur pour ses efforts.

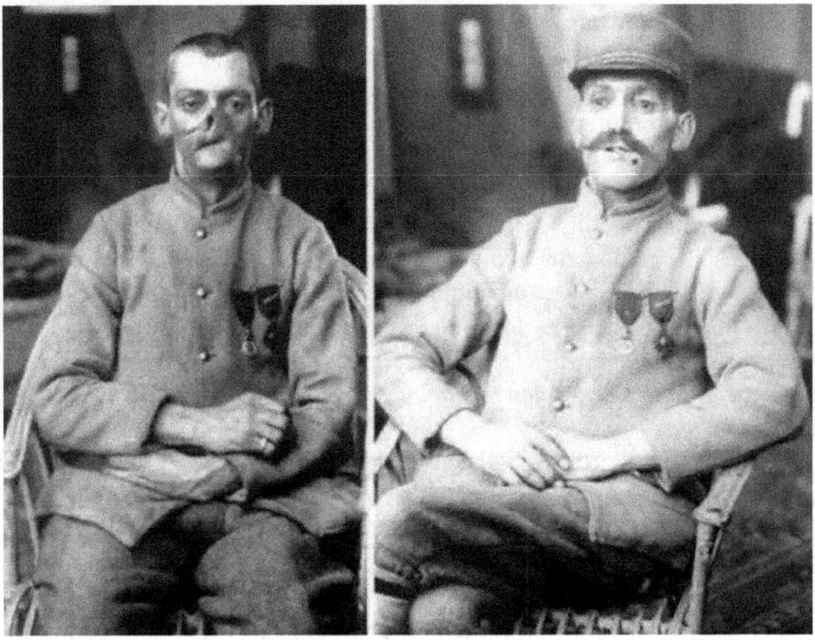

Une gueule cassée porteur de sa prothèse

6- CONCLUSION ?

Quelle conclusion formuler après avoir passé des semaines ou des mois à parcourir les correspondances, les comptes rendus opératoires, visionné des photos toutes plus épouvantables les unes que les autres ?

Le courage de ces hommes, plongés dans une guerre du XXe siècle, secourus par une chirurgie du XIXe, donne à réfléchir sur nos exigences modernes, et sur le confort inimaginable pour l'époque, de nos soins actuels.

Faut-il se plaindre des avancées dont nous bénéficions ?

Bien sûr que non, mais quand on entend nos patients se lamenter sur l'attente avant les soins, sur l'inconfort de la table d'intervention, on ne peut s'empêcher de comparer notre sort à celui de ces malheureux. Car il faut l'admettre, nous n'étions pas prêts, nous, chirurgiens, et comme souvent, c'est sous la contrainte que la chirurgie a évolué.

Il y a un parallèle entre un Ambroise Paré, qui, il y a cinq siècles, refusait le dogme en substituant l'onguent à l'ébouillantement des plaies et nos jeunes confrères du front, qui décidaient d'opérer contre l'avis des anciens, renversant la table de l'habitude et refusant le dogme.

C'est cela la chirurgie française, des erreurs et des tâtonnements, des fulgurances et des lâchetés, des dogmes que l'on fait voler en éclats, mais finalement, pour tous, que l'histoire ou notre propre expérience leur ait donné tort ou raison, le dévouement, le sens du devoir, jusqu'au sacrifice suprême.

Il me reste une question personnelle à laquelle je ne peux répondre : « Et si j'avais été là, qu'aurais-je fait ? »

DEUXIÈME PARTIE

Histoires de chirurgiens

Avant-propos

La chirurgie a cela de commun avec la littérature, que si tous les pays du vieux continent ont eu leurs gloires nationales, la France a cela de particulier, que les auteurs comme les chirurgiens célèbres y ont été particulièrement nombreux et cela sur une longue période.

On considère souvent Ambroise Paré comme le père de la chirurgie moderne, il tient une place de choix dans le roman national.

En réalité, l'analyse de ses écrits laisse peu de place à une application moderne de la chirurgie. Il est vrai qu'à une époque où la cautérisation au fer ardent des plaies traumatiques était la règle, la ligature vasculaire, qu'il a participé à faire connaître, mais qui avait été décrite plusieurs siècles auparavant, en particulier par les médecins abbassides, apparaissait comme une grande avancée.

Car ses œuvres sont imprégnées de magie et de croyances populaires. On y décrit des monstres improbables, des potions de chiots bouillis, des pierres magiques...

L'œuvre d'Ambroise Paré se distingue par deux points spécifiques :

- une vision scientifique du soin, avec moult expérimentations et analyses, en particulier vis-à-vis des sirops et potions, qu'il tient souvent en piètre estime.
- la volonté d'écrire en français, ne connaissant pas le latin, à l'époque la langue « officielle » de la médecine, ce qui a permis une diffusion large de sa pensée, en particulier auprès de ses confrères chirurgiens-barbiers.

Ambroise Paré et quelques-uns de ses contemporains ont su faire table rase des écrits des anciens et des remèdes de bonne femme. Mais cela ne se faisait pas sans risque, car l'Église exerçait alors une telle pression sur la science, que toute position considérée contraire au dogme pouvait vous envoyer *ad patres*.

Michel Servet, contemporain de Paré, le paya de sa vie. André Vésale dut subir l'exil et en mourut.

Depuis bien avant Ambroise Paré, il y eut, de temps à autre, quelque part un praticien pas encore totalement chirurgien, au sens actuel du terme, pour braver les édits épiscopaux et la pensée généralement admise d'Hippocrate et de Galien, sans fondement scientifique réel, et faisant plus de la médecine une branche philosophique qu'une science au sens moderne du mot, c'est-à-dire appuyée sur l'expérimentation, et laissant place au doute.

On pense à Guido de Chauliac, qui exerça son art sur le pape lui-même, en dépit de l'interdiction papale de faire couler le sang chrétien...

En vérité, c'est principalement au tournant de la révolution que l'on peut faire remonter la paternité de la chirurgie moderne, telle qu'on l'entend aujourd'hui, avec l'avènement de praticiens de talent et surtout de caractère, qui ont su « dépasser les dogmes et renverser les tables », pour faire rayonner la chirurgie.

Ce sont les enfants des Lumières, et de l'industrie, avec le développement d'instruments modernes et adaptés à la pratique, avec l'apparition de fabricants de matériel opératoire, dont certains, fierté nationale, sont toujours présents sur le marché, avec la généralisation, un peu plus tard, de l'anesthésie que certains auront du mal à adopter, craignant que le chirurgien ne s'affaiblisse moralement.

On parle à cette époque d'une mortalité opératoire de 50 à 70 %, et pour certains, l'acte de chirurgie n'était finalement rien d'autre qu'une exécution déguisée.

C'est Malgaigne le premier qui réalisera la première amputation de jambe sous anesthésie générale. Le procédé (à l'éther) se généralisera dans les mois suivants (Velpeau, Roux...) puis sera amélioré par Ombrédanne dont la production intellectuelle et l'implication dans le premier conflit constituent une grande avancée pour la traumatologie.

Le caractère de ces hommes était bien trempé, par obligation professionnelle, et par la dureté du temps. La plupart sont nés avec la Révolution, et à cette époque, le jeune homme du monde ne devait montrer aucun signe de faiblesse, il était avant tout un citoyen prêt à mourir pour la nation. La plupart des chirurgiens de cette époque étaient plutôt favorables à la Révolution. La majorité d'entre eux était de moyenne extraction, et ils voyaient dans la Révolution une manière d'émancipation du peuple.

Certains affichaient clairement leur position (Lisfranc/Larrey), d'autres restaient fidèles à la royauté (Pelletan, 1747-1829), tandis que certains, plus calculateurs, voguaient au fil des saisons et des régimes se succédant, ce que l'on reprocha entre autres à Dupuytren. Toutes ces individualités fortes avaient assez peu l'esprit de corps, à l'exception de Desault, à qui nous devons beaucoup, mais qui a disparu sans descendance biologique.

Desault, pour ses disciples, c'était le « bourru-bienveillant », sorte d'ogre assez mal dégrossi, s'estimant incapable de débattre en public, mais fin mathématicien, et qui a compris que c'est mathématiquement qu'il faut raisonner en termes de réduction et contention des fractures. Desault, c'est le père fondateur de la chirurgie moderne, le précurseur du cours de clinique « au pied du lit ». Ses successeurs, même les plus indépendants d'esprit s'attacheront à poursuivre dans cette voie.

Les découvertes s'enchaînent, l'anatomie progresse (Sabatier), l'anatomo-pathologie apparaît avec Bichat, les interventions s'affinent, les indications sont pesées en termes de bénéfice-risque.

« *La chirurgie n'est jamais aussi belle que lorsqu'elle ne fait pas couler le sang* » (Lisfranc).

Pour tous ces grands hommes, nous avons tenté de brosser un portrait le plus fidèle et objectif possible à partir des biographies disponibles.

Il faut admettre que, pour certains, il était tout de même difficile de déterminer quelque trait de caractère un tant soit peu « aimable ». Tous n'ont pas la notoriété et la mémoire collective méritée, d'autres, parfaitement reconnus étaient parfaitement infréquentables.

Que reste-t-il de ces hommes ? Le XXe siècle a conforté les premiers pas de la chirurgie moderne, avec le développement de l'anesthésie, de l'asepsie, de la chirurgie de guerre. On pense également à ces quelques « survivants », qui ont « remonté » l'orthopédie française après la deuxième guerre. Les chirurgiens français participent activement au développement des arthroplasties de hanche, de genou...

Le XXIe siècle voit se développer la chirurgie de transplantation, dont les chirurgiens français sont parmi les plus actifs.

Viendra bien plus tard le développement de la vidéochirurgie, puis de la réalité augmentée, de l'arthroplastie du pouce, invention tricolore aujourd'hui connue comme une réelle avancée dans le monde entier.

Cet ouvrage est un hommage aux chirurgiens de France, qu'ils soient connus ou anonymes, qu'ils travaillent seuls ou en équipe, et qui ont à cœur d'apporter à la population des soins consciencieux et de qualité.

Chapitre I
Les précurseurs

Il n'est pas possible de deviser sur la chirurgie française (ou européenne), sans évoquer les deux fondateurs de la pensée médicale que sont Galien et Hippocrate. Toute notre médecine, comme celle des civilisations arabes, est au moins partiellement empruntée aux praticiens grecs et romains.

1- Les deux protagonistes et leur influence

Si les deux courants de pensée se rejoignent sur de nombreux points, en réalité, près d'un demi-millénaire sépare ces deux protagonistes ; comme si un chirurgien moderne devisait avec Ambroise Paré... Il en résulterait un choc des idées, un choc de la langue.

- Hippocrate vécut au Ve siècle avant notre ère.

Ses écrits, rassemblés dans le « Corpus hippocratique », ont jeté les bases de la méthode médicale scientifique.

- Galien vécut au IIe siècle après J.-C. Il est né dans la Turquie actuelle.

Il a été influencé par les travaux d'Hippocrate. Il fut l'un des médecins les plus prolifiques de l'Antiquité et a contribué à de nombreux domaines de la médecine, notamment l'anatomie, la physiologie et la pharmacologie.

Leur point commun : Les connaissances d'anatomie sont sommaires ou fausses, et la culture médicale est empreinte de philosophie, d'origine hellénique, parfois de magie, même si la pharmacopée s'inspire largement de la pratique populaire.

- L'approche d'Hippocrate

La médecine d'Hippocrate est basée sur **l'observation**.

Connu pour son approche holistique de la médecine, il met l'accent sur l'observation des symptômes, la prise en compte de l'environnement et du mode de vie du patient. Il soutient que le traitement des maladies repose sur des méthodes naturelles et le retour à l'équilibre de 4 humeurs : le sang, la bile noire, la bile jaune et le flegme.

Approche holistique

Hippocrate considère la santé comme le résultat d'un équilibre harmonieux entre le corps, l'esprit et l'environnement. Cette approche a mis l'accent sur l'importance du mode de vie, de l'alimentation et de l'exercice pour maintenir la santé.

Juvenal, dans sa dixième satire, traduira ce principe dans cette locution célèbre « *Mens sana in corpore sano* ».

On sait aujourd'hui qu'une activité physique et une alimentation saine contribuent à maintenir une bonne santé, et nos confrères oncologues savent depuis longtemps l'effet bénéfique de la pratique sportive dans le traitement des cancers.

La théorie hippocratique de la maladie repose sur l'existence d'un déséquilibre entre ces 4 humeurs, ce qui en fait en réalité une théorie assez moderne, proche de concepts à la mode à notre époque (médecines douces, principe des alicaments-aliments qui soignent...) : La maladie résulte soit d'un excès (la *pléthore*) soit d'un déficit (la *cacochymie*). Il est vrai qu'un certain nombre de pathologies actuelles relèvent de ce principe : la pléthore de glucide (le diabète), le déficit de vitamine C (le scorbut), les exemples sont nombreux.

Outre cette approche originale de la pathologie, l'apport d'Hippocrate est plus large et sa lecture se fait à plusieurs niveaux :

Approche *éthique* de la médecine : Hippocrate a établi un code d'éthique médicale connu sous le nom de Serment d'Hippocrate, qui reste une référence pour la déontologie médicale et l'éthique professionnelle des médecins. On ne créera pas la polémique concernant le fait que ce serment, prêté devant témoins, est régulièrement mis en avant par les pouvoirs publics pour contraindre le médecin qu'on jugerait par trop revendicateur...

Approche *empirique et observationnelle :* Il a encouragé une approche scientifique de la médecine basée sur l'observation des symptômes, la collecte de données et l'établissement de diagnostics rationnels, posant les bases de la médecine actuelle : observation, déduction.

L'ensemble de cette pensée philosophique du soin est compilé dans le *corpus hippocratique* qui rassemble ses propres écrits ainsi que ceux de ses disciples. Ces textes traitent d'une grande variété de sujets médicaux, allant de la physiologie à la chirurgie en passant par l'éthique médicale. De nombreux ouvrages de commentaires, en particulier au Moyen Âge.

D'un point de vue chirurgical, l'apport d'Hippocrate est des plus restreints, et c'est plutôt à Galien que l'on prête un intérêt particulier dans ce domaine, bien que les travaux de Vésale contredisent grandement les avancées de ce premier auteur.

- L'approche de Galien

La médecine de Galien est basée sur **l'expérimentation**.

Outre ses nombreux écrits et commentaires sur les auteurs antérieurs, on doit reconnaître à Galien un esprit moderne basé sur l'expérimentation, et la dissection. Faute d'être autorisés sur l'homme, les travaux de Galien se limiteront à la dissection des animaux (vivants !), jetant, sans le savoir, le principe de l'anatomie comparée.

Apport en chirurgie : Bien que reposant sur des bases anatomiques fausses et une connaissance limitée de la physiologie humaine, on doit à Galien la description de techniques opératoires, en particulier dans le traitement des fractures, luxations et blessures par armes. Il a également perfectionné des techniques telles que la ligature des artères pour contrôler les saignements lors des interventions chirurgicales, ce qui a considérablement amélioré la sécurité des opérations. La légende qui attribue la ligature vasculaire à Ambroise Paré est donc fausse !

On se souviendra qu'avant de devenir le chirurgien attitré de Marc Aurèle, il fut chirurgien des gladiateurs et pouvait sans aucun doute mettre en avant une certaine expérience en matière de traumatologie.

En plus de ses contributions pratiques, Galien a développé une théorie médicale, basée sur 4 tempéraments (sanguin, bilieux, mélancolique, flegmatique) qui restera enseignée pendant quinze siècles, et largement influencée par les 4 humeurs d'Hippocrate.

2- La fusion des deux pensées forge la médecine du Moyen Âge

Hippocrate et Galien furent tous deux des figures majeures dans l'histoire de la médecine antique et à ce titre figureront au panthéon de la médecine jusqu'au développement de la physiologie proprement dite, qui attribue la maladie non plus au dérangement d'une humeur, mais au dysfonctionnement d'un organe. Il faudra attendre pour cela le XVIIe et XVIIIe siècle pour voir précisée la fonction des organes (le cœur ne sera plus le siège des émotions avec la découverte de son rôle dans la circulation sanguine). William Harvey, Xavier Bichat font figures de précurseurs en la matière pour leur nation respective.

Pendant des siècles, la médecine repose sur l'empirisme et l'expérience des anciens, en particulier par l'utilisation de remèdes d'origine végétale. Des croyances plus que des preuves scientifiques gèrent le quotidien du médecin, même s'il faut admettre une certaine efficacité dans ce que l'on appellerait complaisamment des remèdes de grand-mère, qui en réalité sont porteurs de principes actifs désormais identifiés. La décoction de saule, par exemple, est riche en acide acétylsalicylique.

Il n'en reste pas moins que le lecteur s'étonnera de certaines pratiques pas si anciennes, et dont on ne saurait identifier l'approche scientifique. On pense par exemple à la fameuse onction de chiot bouillie (Ambroise Paré), dans le but de traiter les plaies par arme à feu.

Quant à la chirurgie, elle reste réduite à sa plus simple expression jusqu'au XIXe siècle, qui verra le développement de l'anesthésie, de l'asepsie.

Chapitre II
Ecclesia abhorret a Sanguine

1- Le contexte historique

Nous sommes au début du XIVe siècle. La France n'est pas encore celle qu'elle est aujourd'hui et les luttes intestines entre petits seigneurs épuisent les paysans et détruisent l'économie.

La France est principalement agraire, les échanges commerciaux sont difficiles du fait des conflits, des bandits de grand chemin, d'un maillage routier encore limité.

Dans les campagnes, on croit au bon Dieu et au diable, on vit chichement, avec une espérance de vie d'une quarantaine d'années et survivre à un hiver rigoureux relève de l'exploit.

Il y a quelques dizaines d'années, la révolte des Albigeois a été lavée dans le sang et purifiée par le feu, les Templiers ont été exterminés, l'Église a repris la main sur le peuple. Son bras armé, la Sainte Inquisition, s'abat jusque dans la médecine pour remettre dans le droit chemin tout praticien au comportement déviant...

Les dissections sont interdites, la chirurgie est souvent commise par des ignorants.

Une caste de médecins, docte, parlant le latin, ne fait que répéter en boucle les aphorismes d'Hippocrate, largement diffusés et commentés, ne connaissant le plus souvent que la lancette et le clystère...

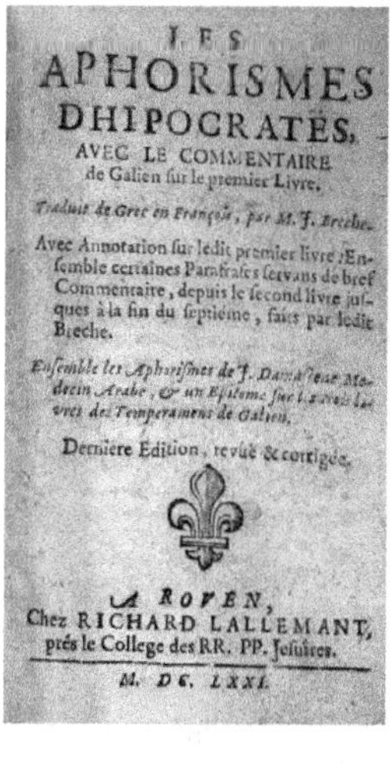
LES
APHORISMES
DHIPOCRATES,
AVEC LE COMMENTAIRE
de Galien sur le premier Livre.

Traduit de Grec en François, par M. J. Breche.

Avec Annotation sur ledit premier livre : Ensemble certaines Paraphrases servans de bref Commentaire, depuis le second livre jusques à la fin du septiéme, faits par ledit Breche.

Ensemble les Aphorismes de J. Damascene Medecin Arabe, & un Epitome sur les trois livres des Temperamens de Galien.

Derniere Edition, revûë & corrigée.

A ROVEN,
Chez RICHARD LALLEMANT,
prés le College des RR. PP. Jesuites.

M. DC. LXXI.

Les aphorismes d'Hippocrate

Longtemps on a prétendu que c'est au concile de Tours, en 1163, que fut prononcée la sentence interdisant la dissection humaine. En réalité, cette hypothèse est remise en cause, mais on connaît de nombreux cas de poursuite d'anatomistes par les tribunaux ecclésiastiques pour en valider le principe sinon la réalité de la date.

Dans les campagnes, ce sont ce que l'on appellerait aujourd'hui des rebouteux, qui officient.

Des bonnes femmes, ayant souvent hérité de la connaissance des plantes de leur mère, préparent des breuvages fortifiants ou purgatifs selon par où est entré le mal. Le Malin est partout, au coin des chemins creux, dans les bois, où les loups le disputent aux bandits de grand chemin en sauvagerie.

On ne voyage pas de Paris à Avignon en quelques heures. Il fallait, véritable expédition, plusieurs semaines de marche pour traverser le pays, en remettant son âme à Dieu. Les calvaires fleurissent aux coins des chemins, les amulettes garantissent le voyageur, Foi et charlatanisme font florès.

1314, le roi Philippe IV meurt, laissant le trône successivement à Louis X, Philippe V, Charles IV.

Sa fille, Isabelle de France, ne pouvant accéder au trône (Les lis ne filent point quenouille...), c'est le début de la guerre de Cent Ans. Le trône passe aux Valois en 1328.

La Papauté a quitté Rome pour Avignon sur l'insistance « bienveillante » du Roi de France.

Deux chirurgiens, le maître et l'élève posent les bases de la chirurgie pour les siècles à venir : Henri de Mondeville et Gui de Chauliac.

2- Cyrurgia (Henri de Mondeville)

Sur son lit de géhenne, le grand roi Philippe IV se meurt. Il est tombé de cheval, mais tous dans la salle ont en mémoire la malédiction de Jacques de Molay, mort sur le bûcher le 18 mars de cette même année.

« Pape Clément ! Roi Philippe ! Avant un an, je vous cite à comparaître devant le tribunal de Dieu pour y recevoir votre juste châtiment. Maudits ! Maudits ! Soyez tous maudits jusqu'à la treizième génération de vos races ! »

Il semble que les historiens n'accréditent pas ce propos rapporté par Maurice Druon. Nous laisserons le lecteur se replonger dans son œuvre magistrale.

Le Roi, le Pape, le chevalier Guillaume (Guillaume de Nogaret) et les 3 fils de Philippe Le Bel connaîtront un sort funeste.

La succession des Capétiens jettera la France dans la guerre de Cent Ans.

Henri de Mondeville, le chirurgien du Roi, n'y peut rien.

Aucun onguent, aucune saignée n'est à même de sauver le Roi qui rend son âme à Dieu le 29 novembre 1314.

Demain, Henri prêtera allégeance à son fils Louis, le Hutin, le Querelleur.

Henri de Mondeville est sans doute, avec Gui de Chauliac, l'un des deux auteurs les plus prolifiques du Moyen Âge. Leurs écrits font référence, ils inspirent des auteurs célèbres, au premier plan desquels Ambroise Paré lui-même.

Il naît vers 1260 à Mondeville (petite commune proche de Caen, dans le Calvados).

Si quelques érudits connaissent les œuvres de Gui de Chauliac, il faut admettre que celles de Henri de Mondeville sont noyées dans les méandres de l'histoire et pourtant, ce praticien, chirurgien de deux rois, fait figure de précurseur, deux siècles avant Ambroise Paré.

Pour quelles raisons obscures n'a-t-il pas connu la gloire qu'il aurait pourtant méritée ?

Il est difficile de tracer le parcours exact de ce praticien. Durant sa jeunesse, il fréquente les facultés de Montpellier et Paris, il suit les cours de Théodoric de Bologne, dont il développe une partie des préceptes en matière de plaies.

En 1301, il est nommé chirurgien de Philippe le Bel, peut-être sur recommandation de Jean Pitard, lui-même chirurgien du roi.

1306, il jouit d'une bonne réputation. On reconnaît son expertise dans le traitement des blessures de guerre. Il entreprend la rédaction de son grand œuvre, la *Cyrurgia*. 4 tomes sur les 5 prévus sont rédigés et diffusés :

Tome I - L'anatomie

Tome II - Les plaies

Tome III - Les maladies qui ne sont ni des plaies, ni des ulcères, ni des affections des os et pour le traitement desquelles on a recours à la chirurgie

Tome IV - Les fractures et les entorses (qui sera inachevé)

Tome V - L'antidotaire (recueil de médications)

Henri de Mondeville s'éteint vers 1320, peut-être de la tuberculose.

Quels sont ses préceptes ?

En matière de plaie, il poursuit et développe, avec l'aide de Jean Pitard, les recommandations de Théodoric, qui vont à l'encontre de celles de Galien. Ce dernier, qui fait autorité jusqu'à présent, basait sa pratique sur le principe de « *pus bonum et laudabile* », qui repose sur l'idée que la bonne évolution d'une plaie doit passer par une phase de suppuration que le chirurgien ne manquera pas de provoquer et entretenir. Les plaies sont couvertes, laissées à la macération, recouvertes d'onguents favorisant la suppuration : crottin de cheval (!), tissus occlusifs et autres crèmes émollientes. Bien entendu, sepsis et gangrènes sont fréquents, coûtant au mieux un membre, voire la vie au blessé. Le croyant ne peut manquer d'y voir l'expression de la volonté divine.

Henri de Mondeville développe des principes simples et reproductibles :

- Pas de débridement des plaies, position qui sera contestée plus tard
- Excision des corps étrangers et esquilles osseuses
- Rapprochement ou suture des plaies

- Pansements « antiseptiques » à base de vin, diverses plantes (plantain, ache...) et térébenthine.

Le lecteur remarquera qu'Ambroise paré, en manque d'huile de sambuc pour le traitement des plaies par arquebuse composera un onguent à base d'œuf et de térébenthine deux siècles plus tard. Faut-il y voir un simple hasard ou un l'héritage de Mondeville remis en lumière ?

On s'étonne de la modernité du traitement proposé par Henri de Mondeville, dont les principes restent pour la plupart d'actualité. Dans le même registre, il décrit les méthodes de suture, qui doivent être adaptées à l'étendue et à la profondeur des plaies, utilisant des aiguilles de section triangulaire, signe manifeste de modernité. Henri de Mondeville, dans sa pratique de la chirurgie, se révèle être un chirurgien moderne pour son époque, n'hésitant pas à contredire les principes de Galien. Ses positions vis-à-vis de l'Église sont plus surprenantes encore. Il est fier de son métier.

Il prétend que Dieu lui-même fut chirurgien lorsqu'il façonna l'homme et que, de sa côte, il fit Ève, tandis que le Roi tient de droit divin la capacité de soigner les écrouelles.

S'il place le métier dans une filiation divine, il n'en est pas moins critique vis-à-vis de l'Église, dont il conteste le rôle dans la guérison des malades et blessés.

Il ne peut admettre que Dieu peut accorder la guérison si le chirurgien lui-même échoue, façon peut-être de répondre aux injonctions des conciles (Latran, 1215, Ravenne, 1311), qui imposent au chirurgien de n'intervenir qu'auprès de blessés dûment confessés.

Cette position hérétique expose directement son auteur aux poursuites du tribunal ecclésiastique et il fallut sans doute toute la puissance du Roi de France pour que son chirurgien n'ait pas à répondre de tels propos.

Henri de Mondeville est aussi intransigeant à l'égard de ses confrères. Il n'admet aucune malhonnêteté ni duperie de la part des chirurgiens, condamne fermement l'absence de formation. Il les accuse de charlatanisme, d'escroquerie, soutenu en cela par le Roi qui y voit l'occasion de centraliser la formation des chirurgiens.

Il tient les docteurs en piètre estime, ne s'abaissant pas à toucher les malades, et ne reconnaissant jamais aucun tort.

Enfin, éminemment moderne, Henri de Mondeville est le premier chirurgien à discuter de l'indication opératoire, du bénéfice attendu et des risques, et caractère ultime de modernité, à mettre en place un questionnaire, forme primitive du consentement éclairé, qui expose au blessé les solutions proposées, leurs limites, les solutions de recours.

Le lecteur ne peut qu'être étonné que ce document, que nous connaissons tous, soit déjà évoqué il y a plus de 800 ans, mais il faut garder à l'esprit que si le blessé est dans la main de Dieu, déjà à cette époque, il n'était pas rare de reprocher au chirurgien un mauvais résultat, avec possibles récriminations ou vengeance de la famille... Pour s'en prémunir, ces derniers ne manquaient pas de préciser l'issue possible de la maladie ou de la blessure devant témoin, avant le début des soins... Ambroise Paré eut ainsi à plusieurs reprises à se justifier.

On ne peut faire que des supputations concernant l'oubli dans lequel est tombé ce praticien de renom, visiblement protégé en haut lieu. Condamnation des autorités ecclésiastiques ? Condamnation par la Faculté ? En guerre ouverte avec la confrérie de saint Côme, que son maître à penser, jean Pitard avait participé à créer dès 1260 ? Peut-être simplement l'animosité de confrères blessés dans leur orgueil ?

Ses écrits sont tombés dans l'oubli, et ce n'est qu'au XIXe siècle qu'ils connaîtront une notoriété bien tardive. Il n'en est pas moins vraisemblable que ses écrits aient exercé une influence sur les générations suivantes, en particulier sur son successeur spirituel, Gui de Chauliac.

3- Inventarium sive chirurgia magna : Guido de Chauliac

En ce début du XIVe siècle, les seigneurs ruraux vivent à peine mieux que leurs paysans.

En Gévaudan, on ne cultive que la Foi, la terre est pauvre et a du mal à nourrir ses enfants.

Dans la demeure du Sieur de Mercoeur, c'est la tristesse. La jolie Marie, le joyau de la maison, se meurt. Elle a fait une chute de cheval il y a quelques semaines, et souffre d'une fracture ouverte de la jambe.

La fièvre a commencé à la saisir, elle est prise de tremblements, son Père craint qu'elle ne présente son âme à Dieu.

La famille de Mercoeur est de haute ascendance, elle rivalise avec les plus anciennes familles du royaume.

Non loin de là vivent misérablement plusieurs familles de paysans dont on ne sait s'ils sont libres. La famine est le lot de tous.

La jolie Marie fait rêver les garçons de ferme qui se voient en preux chevaliers défendant les couleurs de la belle. Parmi ces jeunes hommes vigoureux habitués aux travaux des champs vit Guido, à peine plus âgé que Marie, qui déjà a la réputation dans le village et alentour d'avoir des prédispositions à soigner hommes et animaux.

On a bien mandé le chirurgien de la ville, qui a recommandé l'amputation de la jambe au-dessus de la blessure. Mais Marie est trop faible, elle ne peut supporter cet acte ultime pour la sauver. C'est un crève-cœur pour la famille et la domesticité.

Le baron se remémore la naissance de sa fille, ses premiers pas, ses premiers pas de danse, le soleil dans ses cheveux blonds, et la prédiction de cette vieille femme « *ta fille sera sauvée par un manant* ».

On ne sait exactement quels soins Guido prodigua à la jeune Marie, ni leur durée. On sait par ses écrits ultérieurs que Guido recommandait la contention des fractures. Il est possible que la plaie se fût refermée seule. Marie garda-t-elle des séquelles de cet accident ? C'est probable, mais l'histoire ne nous le dit pas. Non plus que si Marie était son vrai prénom…

Mais l'histoire de Guido, le plus célèbre chirurgien du Moyen Âge, connu sous le nom de Gui de Chauliac, pouvait commencer à s'écrire. Il deviendra le plus connu des chirurgiens de son temps, et nombreux sont les ouvrages qui décrivent et analysent la chirurgie de maître Guido.

À cette époque, les noms de famille reprenaient souvent le nom du village d'origine, ou une fonction. On a coutume de franciser le prénom en Guy, mais le prénom d'origine était plus probablement Guiguo ou Guiguon. On utilisera indifféremment l'un ou l'autre. La condition du jeune homme lui interdisait l'accès aux études, et c'est le baron de Mercoeur, dit-on, en signe de reconnaissance, qui assura les frais d'éducation du jeune homme.

Guy aurait été envoyé à Mende, pour y apprendre le latin.

Il est difficile de déterminer avec certitude le chemin suivi par le Maître, les facultés de Montpellier et de Toulouse, déjà fort réputées à cette époque se disputent la formation médicale de Guido et lui-même ; dans ses écrits, il cite ses maîtres dans l'une et l'autre faculté. Il fut l'élève de Henri de Mondeville.

Il est nommé maître de médecine en 1326.

Entre 1330 et 1342, on suit difficilement la trace de Gui de Chauliac, néanmoins on sait qu'il est passé par Bologne et Paris. Exerçait-il une forme de médecine itinérante, comme c'était régulièrement le cas à cette époque ?

En 1344, il devient Chanoine au monastère Saint-Just de Lyon, il y pratique la médecine et la chirurgie.

Sa réputation est grande autant auprès du clergé local (les papes Innocent IV et Clément V ont été les évêques de Lyon) que de la population. C'est de façon naturelle que Gui deviendra le médecin des papes à partir de 1348.

Il devra faire face à la grande épidémie de peste, qui sévit de 1347 à 1352, décimant le Clergé et la population. Il pratique l'incision des bubons et identifie les deux variantes de la maladie : pulmonaire et bubonique.

Il obtient du Pape lui-même, l'autorisation de pratiquer la dissection sur les cadavres des pestiférés, dans le but d'en découvrir la cause. Il faudra attendre 1894 pour découvrir le pathogène (Yersinia pestis) et encore quelques années pour faire le rapprochement avec le rat. En attendant, la maladie est associée à l'Ire de Dieu, et même le grand Ambroise Paré restera fidèle à ce dogme.

De 1353 à 1359, Gui de Chauliac est nommé à Reims.

Il publie la « grande chirurgie » en 1363. L'ouvrage portera également le nom de « guidon de chirurgie » et sera l'ouvrage de référence le plus célèbre jusqu'au XVIe siècle.

Guido meurt en 1368 sur le chemin qui le menait d'Avignon à Lyon. On ne connaît pas avec exactitude le lieu ni la cause de son décès. Ses restes sont inhumés à Saint-Just.

L'œuvre de Gui de Chauliac est sans conteste la plus importante du Moyen Âge autant du point de vue qualitatif que du point de vue quantitatif.

Publié en latin « dégénéré », c'est-à-dire mélange de latin, français et provençal, il sera traduit en plusieurs langues, mais Guido n'est pas un réformateur. Son œuvre chirurgicale est en réalité une compilation d'auteurs classiques (plus de 100 auteurs, plus de 3000 citations), qui met en évidence l'étendue de la culture de l'ancien garçon de ferme.

Il remet à l'ordre du jour et participe à la diffusion des écrits des savants arabes (Avicenne, Albucassis...), eux-mêmes détenteurs du savoir grec ancien, dont les traces ont été perdues dans le temps, en particulier depuis l'incendie de la grande bibliothèque d'Alexandrie.

Gui de Chauliac est un passeur de texte, un compilateur des textes anciens, le « Guido » est une encyclopédie de la chirurgie.

Elle ne remet pas en cause les écrits anciens, même lorsqu'ils véhiculent des concepts à l'évidence faux.

N'oublions pas que l'auteur était un clerc, et qu'en aucun cas il n'aurait remis en cause les dogmes de l'Église.

Pour cela, il faudra attendre André Vésale, Michel Servet et Ambroise Paré, qui fit, en la matière, œuvre d'une grande prudence sémantique.

La « grande chirurgie », autre dénomination de cette œuvre, n'est donc pas une œuvre originale, cependant, on y trouve, en page 436, un enseignement pourtant capital, à côté duquel il semble que l'humanité occidentale soit passée pendant des siècles.

Il y est décrit la façon de produire un élixir anesthésique « *quelques un, comme Théodore, dictent medicamens qui endorment afin qu'on ne sente l'incision, comme est l'opion, suc de morelle, jusquiame, mandragore, (...) et abreuvent de ces sucs une éponge neuve et la laissent désecher au soleil. Quand il en est besoin, ils mettent cette éponge dans l'eau chaude et la baillent à flairer tant que le sommeil en vienne au patient* ».

Le principe était de saturer une éponge de principe actif, et d'en faire respirer l'exhalaison (obtenue en l'imbibant d'eau bouillante) à l'opéré jusqu'à son endormissement.

L'opium est certes connu depuis des millénaires en Orient, et Marco Polo a déjà participé à connaître et développer les échanges commerciaux avec l'extrême Orient, mais comment comprendre que l'occident ait continué à pratiquer une chirurgie sans anesthésie, alors que d'évidence elle était connue de longue date ?

Par la rareté des ingrédients et leur coût ? C'est fort probable, mais les grands de ce monde avaient les moyens de se procurer ces produits ! On pense en particulier à la fistule de Louis XIV...

Par l'ignorance des chirurgiens ? Il faut admettre que la chirurgie, pendant des siècles, fut assurée par des ignorants et le latin, langue commune du savoir leur était étrangère...

Par la difficulté à se procurer de tels ouvrages ? Cela revient à poser la question de la diffusion de la connaissance, qui à cette époque était largement confiée à l'Église.

L'imprimerie n'existera que dans une centaine d'années, et en attendant, ce sont des copistes qui reproduisent les œuvres écrites. Leur coût est faramineux et posséder un livre est le signe d'une grande richesse. Rappelons que la bibliothèque de la faculté de médecine de Paris, à sa création, ne comprenait que huit ouvrages.

La diffusion du savoir chirurgical et la généralisation de l'imprimerie sont indissociables.

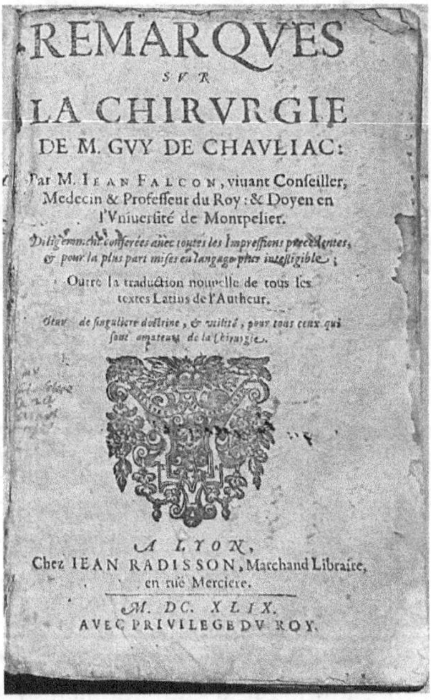
REMARQVES
SVR
LA CHIRVRGIE
DE M. GVY DE CHAVLIAC:
Par M. IEAN FALCON, viuant Conseiller, Medecin & Professeur du Roy : & Doyen en l'Vniuersité de Montpelier.
Diligemment conferées auec toutes les Impressions precedentes, & pour la plus part mises en langage plus intelligible ;
Outre la traduction nouvelle de tous les textes Latins de l'Autheur.
Oeuv de singuliere doctrine, & utilité, pour tous ceux qui sont amateurs de la Chirurgie.
A LYON,
Chez IEAN RADISSON, Marchand Libraire, en ruë Merciere.
M. DC. XLIX.
AVEC PRIVILEGE DV ROY.

Analyse de l'œuvre de Gui de Chauliac par Jean Falcon, Lyon, 1649

Chapitre III
Les iconoclastes

1- Le contexte historique

Quand on pense chirurgien de la Renaissance, le nom d'Ambroise Paré est celui qui nous vient immédiatement à l'esprit.

Il est difficile d'évoquer la vie et l'œuvre d'Ambroise Paré, sans évoquer le contexte politique et philosophique. Le XVIe siècle est un siècle de transition entre le Moyen Âge finissant et la Renaissance, qui débouchera sur le siècle des Lumières.

La France est fortement croyante, et nul ne peut remettre en cause le dogme sans encourir les foudres de l'Église.

On ne peut évoquer Ambroise Paré sans citer quelques praticiens de son époque : Vésale, Servet et Sylvius. Ces praticiens se sont croisés, ils ont sans doute fréquenté les mêmes facultés, et si leur approche de la médecine est parfois radicalement opposée, ils ont tous, à leur manière, participé à la révolution culturelle de la renaissance chirurgicale.

On ne fera pas de distinction entre les praticiens français et les autres (Vésale et Servet sont belge et espagnol, respectivement) tant les frontières sont poreuses aux chirurgiens qui fréquentent les plus grandes facultés de l'époque, Paris, Montpellier, Padoue, Venise…, et assurent une pratique volontiers itinérante, d'une cour à l'autre pour les plus talentueux.

La situation se compliquera avec les guerres entre le royaume de France et le Saint Empire germanique, qui limitera les allées et venues des uns et des autres.

Ces chirurgiens, pas encore médecins, sont des iconoclastes.

Ils vont remettre en cause Hippocrate et Galien, dont les écrits sont soutenus par l'Église.

Le XVIe siècle voit s'installer la renaissance dans les arts, dans l'architecture, dans les sciences avec des bienfaiteurs comme François Ier, des savants illustres (De Vinci, Copernic, Galilée...), mais encore difficilement dans la médecine et la chirurgie, encore totalement inféodées aux principes d'Hippocrate et à l'anatomie de Galien.

L'imprimerie, découverte le siècle précédent, participe grandement à la diffusion de la connaissance, mais les livres restent chers, et le latin demeure un obstacle à la diffusion du savoir.

Dans le même temps, la Foi cohabite avec les diseuses de bonne aventure et autres prédicateurs d'apocalypse. Michel de Nostredame a sa place à la cour de France auprès de Catherine de Medicis.

Depuis plus de mille ans, les mêmes principes ont cours, soutenus par l'église qui voit dans le soin une tentative de contrecarrer la volonté divine, et dans la dissection du cadavre une injuste mutilation de l'âme.

Ces praticiens sont les acteurs de la renaissance de la chirurgie française (et européenne), en osant discuter et remettre en cause les principes établis et largement soutenus par l'Église.

La Sainte Inquisition est toujours active, et prompte à ramener dans le droit chemin tout praticien qui s'éloignerait des préceptes admis.

Certains paieront de leur vie cet engagement. On pense en particulier à Michel Servet et quelque part à André Vésale, tous deux contemporains de Paré.

Ce dernier, signe de prudence ou réelle manifestation d'une Foi inébranlable, s'il contestait les écrits anciens, se gardait bien de critiquer l'Église, car dans toute son œuvre transparaît la puissance de Dieu : « je le pansais, Dieu le guérit ».

André Vésale, condisciple à la faculté de médecine de Paris d'Ambroise Paré, tient une place particulière.

2- Vie et œuvre d'Ambroise Paré (1509-1580)

« Je le pansay, Dieu le guarist »

Depuis mes premières années d'études, j'entendais parler de cet homme, dont on disait qu'il était notre père à tous, nous, Chirurgiens de France.

Quelques gravures me montraient un homme à l'allure sévère, engoncé dans son pourpoint, fraise sous le menton, à la manière d'Henri IV.

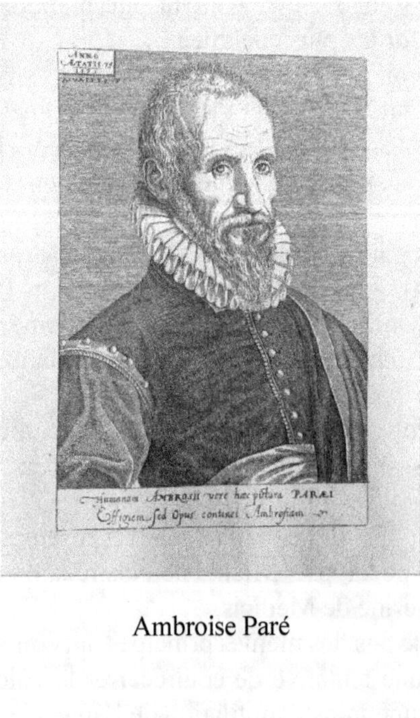
Humanam AMBROSII vere haec pictura PARÆI
Effigiem, sed Opus continet Ambrosiam

Ambroise Paré

Comme tous les jeunes garçons de mon époque, dévorant les auteurs classiques, bien avant de « faire ma médecine » j'avais croisé cet homme célèbre dans quelques romans et livres d'histoire de France.

Durant ces lectures épiques, j'avais croisé une belle dame à Montsoreau, une princesse de sang à la réputation sulfureuse, un Roi et ses mignons, un balafré, un seigneur ténébreux et peu enclin à la retenue, chef de file des catholiques, alors en plein conflit avec les huguenots.

La France connut la guerre civile, ou guerre de religion, dont l'apothéose fut atteinte avec les massacres de la Saint-Barthélemy, auxquels Ambroise Paré échappa de peu.

L'histoire de France se mêlait à l'histoire d'Ambroise Paré, peu à peu je m'attachais à essayer d'en découvrir la vie.

Il me fallut des années pour trouver le Saint Graal, le livre du maître, écrit en français du XVIe siècle. Volumineux, impressionnant, ce recueil fait désormais partie de ma vie, c'est notre patrimoine professionnel à nous, ses descendants spirituels, le témoignage d'une époque où remèdes de bonne femme et pierres magiques avaient encore la faveur des soignants, et du peuple. Je dois dire que la lecture des œuvres d'Ambroise Paré est plutôt ardue. Écrites en français et non en latin, il n'en reste pas moins que la langue, en cinq siècles, a considérablement évolué.

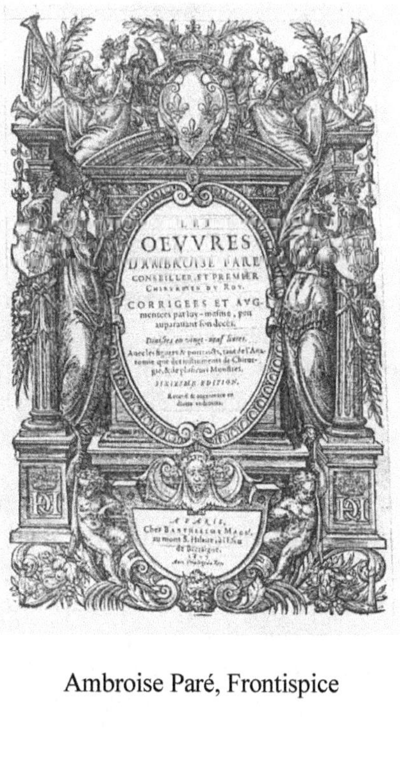

Ambroise Paré, Frontispice

Malgré ces difficultés, on parvient tout de même à saisir la pensée du Maître. Et alors quelle déception !

Pas de technique opératoire proprement dite, des instruments de chirurgie grossiers, des actes chirurgicaux qui tiennent plus de l'inquisition que du soin, des remèdes qui feraient frémir tout pharmacien moderne, des monstres improbables...

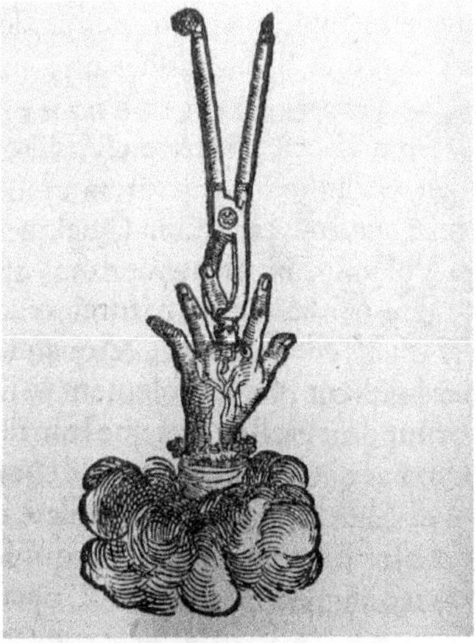

Ambroise Paré, illustration

Alors pourquoi prétendre qu'Ambroise Paré est le père de la chirurgie ?

Après tout, Ambroise Paré est avant tout un homme de son temps, c'est-à-dire un fervent croyant, catholique ou non selon les sources, empreint de certitudes qui confinent à la superstition.

Il n'hésite pas à mettre en avant des remèdes de bonne femme, telle cette potion à base de chiot bouilli, et surtout confère à Dieu le premier et le dernier rôle dans l'apparition et la guérison de la maladie.

Il en est ainsi de la peste (1533), liée à « l'ire de Dieu ».

Faire acte de dévotion en même temps qu'assurer le soin n'a rien de contradictoire à cette époque, pas plus de croire au Christ et de craindre les sorcières.

En fait, Ambroise Paré peut être considéré comme le père de la chirurgie, car il a remis le patient au centre du geste technique, il a apporté le souci d'humanité souvent absent du soin à cette époque. Il combattit par exemple l'utilisation de l'huile bouillante dans le traitement des plaies, ou l'hémostase par le cautère, il fit de l'observation le point crucial du soin, l'examen clinique fut mis au centre de sa chirurgie, par l'observation, la palpation, quand les docteurs de la faculté s'abstenaient de tout contact avec le malade et se contentaient de lire les auteurs anciens.

Pendant les campagnes militaires, nombreuses, auxquelles il participa, il organisait le soin des blessés au plus proche du champ de bataille. Une tente, dressée près des combats, servait de « salle d'opération ». Ce principe sera repris bien plus tard par Larrey et Percy. Il assurait lui-même la surveillance de ses blessés.

Il fit de l'expérimentation la base de l'innovation. On citera par exemple les essais qu'il fit sur des têtes de suppliciés pour tenter de sauver le roi Henri II, blessé au visage lors d'une joute.

Avant tout, il a osé remettre en cause les acquis du passé, en particulier Hippocrate et Galien qui faisaient référence, sans aucune remise en cause de leurs écrits.

En cela, avec André Vésale, Paré mérite le titre d'iconoclaste.

Ne sachant pas le latin, Ambroise Paré ne pouvait prétendre au grade de Docteur, mais il est possible que cela lui servit, car ne pouvant accéder facilement aux écrits anciens, les principes qu'il défendait ne pouvaient être « influencés » par ces mêmes écrits.

Ses positions sur la chirurgie sont le reflet de son expérience personnelle.

Ambroise Paré ne nous a pas appris à opérer, mais à soigner, à apporter le soin aux indigents comme aux grands, à avoir le souci du confort, et surtout, à entretenir le doute qui doit habiter chaque chirurgien qui doit en permanence se poser ces questions fondamentales :

- La chirurgie est-elle la solution ?
- Vais-je rendre service à mon patient ?
- Comment lui garantir le minimum de confort ?

La notion de bénéfice-risque, développée trois siècles plus tard, découle directement des interrogations d'Ambroise Paré.

Ce grand homme a vécu sous six règnes, servant personnellement quatre rois.

Son histoire personnelle est celle de France.

On doit à Malgaigne d'avoir édité durant la deuxième moitié du XIXe siècle les œuvres d'Ambroise Paré.

De nombreuses biographies sont disponibles, elles se complètent le plus souvent, parfois se contredisent en particulier sur les dates des différents événements de sa vie personnelle. Bien que la production intellectuelle d'Ambroise Paré soit particulièrement riche, il n'a écrit aucun « mémoire », et n'a pas laissé d'indices sur sa vie personnelle. Même sa religion est incertaine. Peu importe.

La vie d'Ambroise Paré est passée dans la légende, alors, que sont un ou deux ans d'incertitude dans cinq siècles de gloire ?

Ambroise Paré, au milieu de sa vie, a participé à de nombreuses batailles, il était attendu par la soldatesque, qu'il traitait avec la même patience et la même bonté qu'il eut mises à traiter les grands du royaume. Les dates de ces événements ont été rapportées fidèlement par les chroniqueurs, elles sont fiables.

Pour faciliter la compréhension de l'époque, nous fournissons un tableau des rois de France ainsi que les principales dates retenues dans cet exposé.

Datation :

- 1510 (ou 1509) Naissance d'Ambroise Paré. 1514 -Naissance d'André Vésale.
- 1523-26 Apprenti chez maître Vialot, chirurgien barbier à Laval. 1526-27 Quelques séjours à Angers et Vitré.
- Entre 1527 et 1529 : Ambroise Paré monte sur Paris avec son frère Jehan.
- 1529 Reçu compagnon chirurgien à l'Hôtel-Dieu. 1533-Grande épidémie de peste sur Paris.
- 1536 Reçu maître chirurgien barbier.
- 1536 Entre au service de Monsieur de Montjean
- 1538 Décès de Monsieur de Montjean/première désarticulation du coude/ onguent
- 1541 Mariage avec Jehanne, sa première épouse
- 1542 Ambroise Paré entre au service d'Henri de Rohan et participe au siège de Perpignan/affaire de Brissac première localisation des projectiles
- 1543 Expédition de Bretagne auprès de Monsieur de Rohan
- 1544-1545 Ambroise participe au siège de Boulogne. Il y soigne François de Guise, dit le balafré
- 1545 Parution de *« la methode de traicter les playes faictes par hacquebutes »*
- 1552 Parution de *« briefue collection de l'administration anatomique »*
- 1552 Expédition/siège de Metz-Toul-Verdun. Il y développe la ligature et l'appareillage
- 1552 Devient chirurgien de Henri II
- 1553 Participe au siège d'Hesdin – fait prisonnier 1554 – Nommé maître en chirurgie (avec l'aide du Roi)
- 1557 Défaite de Saint-Quentin. Soins aux blessés. Asticothérapie
- 1559 Accident de joute de Henri II et mort du Roi après dix jours d'agonie
- 1561 Parution de deux ouvrages :
    - *« La méthode curative des playes et fractures de la teste humaine »*
    - *« Anatomie universelle du corps humain »*
- 1562 Nommé premier chirurgien du Roi
- 1564 Chirurgien du Roi Charles IX
- 1564 Parution de *« dix livres de chirurgie »*
- 1567 Bataille de Saint Denis, décès du connétable de Bourbon 1568-Parution de *« traicté de la paeste »*
- 1572 Parution de *« cinq livres de chirurgie »*
- 1572 Assassinat de Coligny. Massacre de la Saint-Barthélemy
- 1573 Parution de *« deux livres de chirurgie »*
- 1573 Décès de sa première épouse
- 1574 Mariage avec Jacqueline Rousselet
- 1574 Décès de Charles IX

- >1575 Plusieurs parutions des œuvres complètes. Conflit avec la faculté
- 1590 Décès d'Ambroise Paré

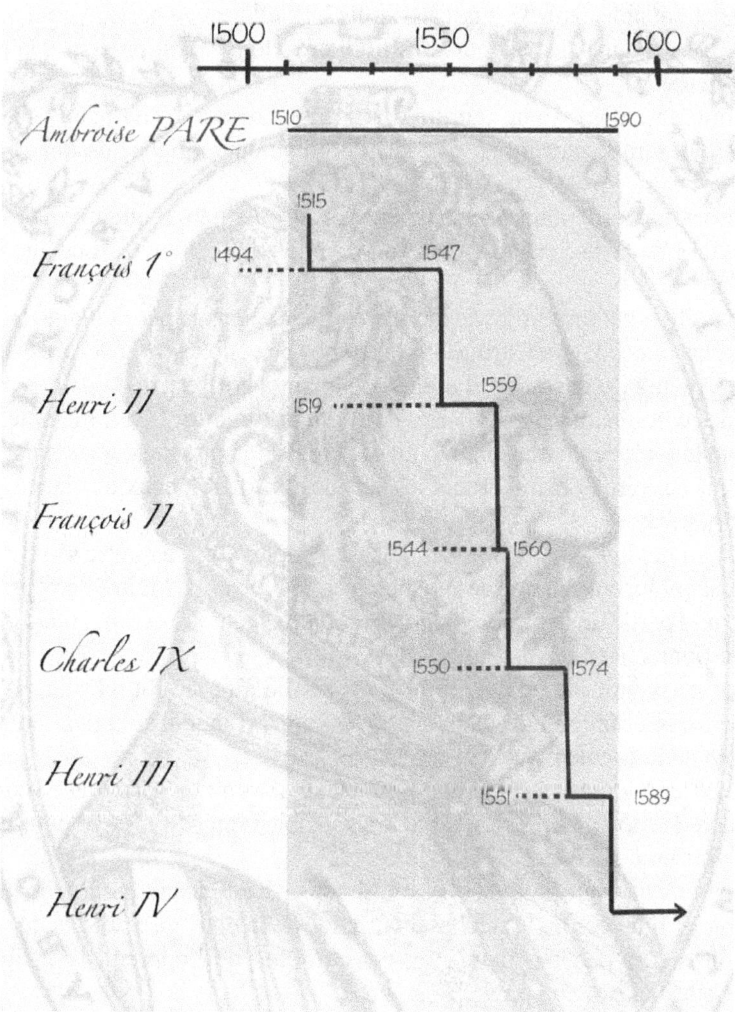

- L'œil et la main

Ambroise a 12 ans. Il promène l'âne de son maître sur les bords de la Mayenne. La campagne autour de Bourg-Hersent est belle et paisible. La France est belle et paisible, sous le règne de Louis XII, elle est en paix.

Les guerres sont menées hors des frontières, le pays est prospère, la population est heureuse.

Quatrième enfant d'une famille d'artisans, Ambroise vivra sous six règnes différents, il sera le chirurgien/confident/homme de confiance de quatre rois de France.

Ce n'est pas un enfant spécialement gai, il joue peu, s'intègre mal dans les groupes d'enfants de son âge, cependant il semble faire preuve d'une intelligence supérieure.

La famille vit à proximité de la ville de Laval, dans le petit village de Bourg-Hersent. La maison, reconstruite sur les ruines de celle de Maître Paré est encore visible. Au rez-de-chaussée, l'atelier du maître coffretier, dont le renom lui assure des commandes prestigieuses de Bretagne, comme de Normandie.

Toute la journée, la maison retentit des coups de massette des menuisiers, des gestes fins des ciseleurs qui ornent les plus beaux coffres, ceux destinés au clergé et à la noblesse.

On n'en néglige pas pour autant le petit peuple, dont le maître se sent le plus proche, et qui lui commande des huches et coffres de bois. Maître Paré, protestant comme une partie de la région, tient les religieux en piètre estime, mais il veut le meilleur pour son fils.

Dans un premier temps, Ambroise est confié à un érudit du village, qui lui apprend à lire et un peu de mathématiques, mais il faut absolument dominer le latin pour se faire une place.

Après une longue hésitation, il a placé Ambroise chez le Père Orsay, Chapelain de Laval, sachant le latin, mais visiblement peu motivé pour éduquer le jeune provincial.

Le paiement étant jugé insuffisant, il considère le jeune garçon comme son domestique. Il lui confie les tâches d'entretien de la maison, et le soin de son âne, qu'il doit mener par les champs, et panser. Quid de l'apprentissage du latin ? Quelques bribes, tout au plus !

Attiré par la douceur de la rivière dans laquelle il se jetterait bien, Ambroise s'ennuie auprès de ce maître qui ne lui apprend rien. Il doit rentrer et rendre compte de sa journée, mais a le sentiment persistant qu'il perd son temps. C'est qu'Ambroise a une ambition qui le dévore de plus en plus, et qui deviendra son obsession.

Ambroise se destine à la chirurgie.

À cette époque, le chirurgien était clairement différencié du médecin, qui était un sachant, un docteur, qui s'exprimait en latin. Le chirurgien, encore barbier (il faudra attendre encore quelques siècles avant que le métier connaisse une véritable reconnaissance de son savoir-faire), est proche du peuple, il soigne les barbes et les foulures, coupe les cheveux et draine les abcès. Certains gestes techniques sont réalisés de son propre chef, d'autres le sont sur ordre des médecins, qui ne s'abaissent à aucun geste technique. Ambroise a 13 ans. Ne sachant toujours pas le latin, il est confié à Maître Vialot, chirurgien-barbier de Laval, fort prisé dans la ville. Argument pour emporter l'adhésion du postulant ? Une clientèle fournie et très peu de barbes à raser ou de cheveux à couper.

Nouvelle déception !

En réalité, clientèle plutôt rurale, quelques blessures banales à panser, et toujours la coupe et la barbe.

L'échoppe est propre, c'est Ambroise qui passe le balai.

Il apprend le métier de barbier, mais ne connaît celui de chirurgien que par la préparation des instruments, qu'il apprend à aiguiser, du moins quand on lui laisse cette responsabilité.

Il profite de ses soirées pour parcourir les livres de chirurgie. Guy de Chauliac fait alors référence.

Le temps passant, il voit bien quelques interventions, mais banales, sans réflexion, répétitives, et le plus souvent bénignes.

Au bout de trois ans, n'y tenant plus, Ambroise demande son compte et décide de partir pour Angers, espérant y étancher sa soif de savoir.

Il voulait opérer.

Nouvelle déception. Comment donc apprendre et progresser auprès de Maîtres aussi limités sur le plan technique ?

La solution se présenta d'elle-même lorsque son frère se décida à partir pour Paris. Ambroise, c'était décidé, accompagnerait son aîné.

Le voyage était en lui-même une aventure. Il fallait une bonne semaine de marche pour rallier la capitale. Les sentiments dans le cœur du jeune Ambroise étaient mitigés : la peur de l'inconnu et de la route, la mélancolie de quitter sa famille, mais en même temps l'excitation de découvrir la capitale des arts, ses facultés, ses merveilles : Les librairies, les maladies graves et les opérations complexes.

Paris et sa banlieue, dirait-on aujourd'hui, c'est un demi-million d'habitants. Des rues étroites jonchées d'immondices, des chiens errants qui se battent pour quelque repas informe dont le lecteur ne souhaiterait pas connaître la nature.

Quel choc pour le jeune provincial, qui tarde à trouver un logement dans une ville surpeuplée. C'est rue de la Huchette, quartier des rôtisseurs, que les deux frères emménagent, partageant le maigre logement réservé à leur maigre pécule.

Il est difficile de déterminer la date exacte d'arrivée d'Ambroise sur Paris, ni ses occupations pendant les premiers mois et premières années.

Son père pourvoyait à ses besoins en lui octroyant quelques livres tournois. Il semble qu'il travaillait chez un maître-barbier dont le nom nous est inconnu (peut-être un certain maître Goupil ?). Chaque instant de repos, entre deux barbes ou deux coupes, était mis à profit pour compulser les œuvres des maîtres anciens

(Galien, Vigo, Guido de Chauliac). Le soir après son service, il se rendait rue de la Bûcherie, à la faculté de médecine. Ses chausses étaient fendues, son pourpoint aux couleurs passées, il croisait les bacheliers en tenue chatoyante, qui parlaient haut, faisaient de grands gestes pour se donner des airs... Qui n'impressionnaient pas Ambroise.

Ce dernier n'était pas jaloux ni envieux de ces étudiants pour la plupart nantis, qui péroraient et devisaient stérilement, lui, il était dans l'action et ne poursuivait qu'un seul but, opérer.

Las d'une journée déjà bien remplie, sa vraie journée de travail pouvait commencer.

Assis dans une chaire monumentale en bois, le professeur commentait les étapes de la dissection d'un cadavre déjà fort consommé par les travaux précédents et la pourriture.

Hors de question pour si noble intervenant de découper la chair lui-même. Des assistants se chargeaient, à mains nues, de découper les côtes, fendre les abdomens, amputer les membres dans une puanteur qui aurait fait fuir plus d'un de ces étudiants croisés devant la faculté, mais pas Ambroise.

À cette époque, on enseigne les anciens, tels Hippocrate et ses aphorismes, ou l'anatomie de Galien.

Si ce dernier, chirurgien des gladiateurs au IIe siècle de notre ère, pouvait parler d'autorité concernant les traumatismes du combat, il n'en reste pas moins que « son anatomie » était quelque peu approximative, car basée essentiellement sur des dissections animales et des extrapolations.

Particulièrement fidèle aux cours qu'il ne manquerait pour rien au monde, Ambroise est vite remarqué et attise la curiosité de ses maîtres, qu'il séduit par sa sagacité et son savoir technique.

Il fait ainsi la rencontre du professeur Sylvius (en réalité Jacques Dubois, ayant latinisé son nom), qui sera son mentor, admirant ses qualités techniques, et l'encourageant à coucher sur le papier ses connaissances.

Âgé d'à peine 20 ans, Ambroise est admis à l'Hôtel-Dieu (1529). Pour un prétendant barbier (il est admis au titre de compagnon chirurgien-barbier), l'Hôtel-Dieu, c'est le Saint Graal.

Cette noble institution existe dans de nombreuses grandes villes, sous l'égide des évêques pour venir en aide aux orphelins, indigents et pèlerins.

L'Hôtel-Dieu de Paris fut créé vers 650 par Mgr Landry, l'évêque de la cité, juste à côté de Notre-Dame, sur l'île de la Cité. Il bénéficiait de la dîme sur les terres de l'Évêché, ce qui lui assurait un revenu régulier.

Conformément à sa destination, la maison des Parisiens (*Domus Dei Parisiensis*), autre dénomination de l'Hôtel-Dieu, était ouverte de six heures du matin à six heures du soir et accueillait tout fidèle, qu'il soit malade ou simple sans-abri (*infirmi et pauperes*). À cette époque, donc, aucune distinction entre le malade, le blessé et le simple indigent. Il faudra attendre 1851 pour que le statut des hôpitaux (destinés aux soins) et des hospices (destinés à l'accueil des indigents) soit précisé.

Expression de la volonté divine, on y guérissait parfois, on y mourait beaucoup, dans une promiscuité et une crasse inimaginables, car le scrofuleux côtoyait l'arthritique, le gangreneux côtoyait le phlegmoneux.

L'Hôtel-Dieu était le reflet de la société, en particulier de la misère qui régnait au sein du petit peuple. Des paillasses accueillent jusqu'à trois « patients », qui au moins se tenaient chaud ; car en dépit des immenses cheminées et des brûlots mobiles dans lesquels on entretenait un feu ardent, on y meurt de froid en cette période de « Petit âge glaciaire », et les nez et oreilles gelés, qu'Ambroise doit amputer au petit matin sont légion. Les soins sont réalisés à même le lit, les instruments sont vaguement nettoyés, mais on ne connaît pas la stérilisation. On peut se faire l'idée d'une salle de soins de l'époque aux hospices de Beaune, dont la construction est datée du milieu du XVe siècle.

On se souviendra que c'est à partir de Desault et ses successeurs que des efforts particuliers d'hygiène seront consentis.

La vermine grouille dans les lits et au sol, les rats pullulent. Toutes les conditions sont réunies pour voir se développer des épidémies. À cette même époque, André Vésale, de quatre ans le cadet d'Ambroise Paré gagne Paris, y fréquente la faculté et aurait été frappé par l'état de détresse humaine vu à l'Hôtel-Dieu.

On pense que les deux hommes se sont fréquentés.

Ils se croiseront à deux reprises, à la mort du roi Henri II et à la prise d'Hesdin, à l'occasion de laquelle Ambroise Paré fut fait prisonnier. André Vésale est l'exact opposé d'Ambroise Paré. Nous allons y revenir.

Fin lettré, Vésale parle grec et latin, ce qui lui ouvre les portes de la faculté. Il est issu d'une famille aisée, servant la lignée de Charles Quint depuis trois générations. Vésale admirait le savoir-faire d'Ambroise Paré, définitivement ancré dans la pratique ; ce dernier admirait les connaissances encyclopédiques de Vésale, en particulier en anatomie, qu'Ambroise Paré considérait être un prérequis à la pratique de la chirurgie.

Chacun en son domaine est un iconoclaste, Paré battant en brèche les principes d'Hippocrate, Vésale en remettant en cause l'anatomie de Galien, ce qui lui vaudra la poursuite de l'inquisition. La peste frappant Paris en 1533 laissera autant de morts dans les hôpitaux que dans les rues, qui sont littéralement jonchées de cadavres.

Ambroise est en première ligne. Il soigne les mourants, perce les abcès, organise des fumigations de plantes odorantes pour chasser les miasmes, et profite de la mortalité de la maladie pour pratiquer les autopsies. Il peaufine ses connaissances de l'anatomie et met en relation la maladie et les altérations des organes.

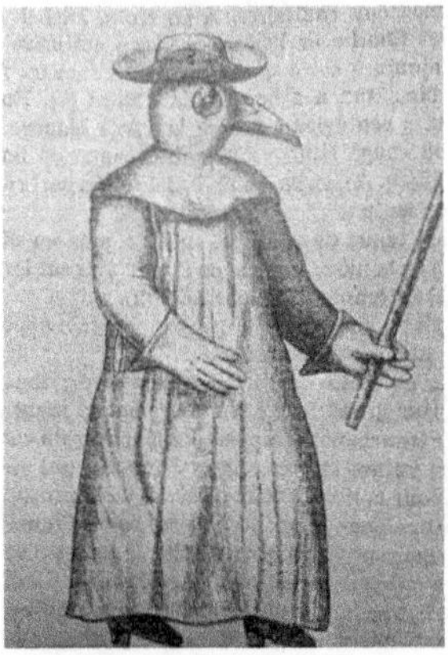

Habit du médecin visitant les pestiférés, XVI° siècle

Homme de son temps, Ambroise croit encore aux humeurs, et à la vertu du sang, qu'il croit généré par le foie.

Il faudra attendre les travaux de Bichat pour voir naître l'anatomie pathologique et attribuer leur fonction aux organes et Yersin, bien plus tard, pour identifier le pathogène de la peste (1894).

En quelques années, Ambroise Paré acquiert la dextérité sur les cinq familles de soins prodigués (Delacomptée) :

- Ôter le superflu (ie : ôter les tumeurs)
- Remettre en place ce qui est sorti (ie : réduire les luxations)
- Séparer le continu (ie : amputer)
- Joindre le séparé (ie : suturer les plaies)
- Aider la nature dans ce qui lui fait défaut (ie : préparer attelles et appareillages divers)

Ambroise est reçu Maître chirurgien en 1536.

Diplômé, il aurait pu créer sa propre échoppe et exercer son art auprès de la population.

Il préfère s'attacher au service du baron René de Montjean, lieutenant général d'infanterie. Il devient de fait chirurgien militaire, le temps des batailles va commencer.

- Le temps des batailles

À partir de 1536/1537, on peut considérer qu'Ambroise Paré se consacra entièrement à la chirurgie de guerre, où il acquiert une grande expérience.

Attaché au service du baron René de Montjean, c'est tout naturellement qu'il se joint aux troupes que François Ier a envoyées au Piémont, commandées par son nouveau maître.

François Ier, qui a des vues sur le Piémont et le Duché de Savoie, déclenche les hostilités en lançant ses troupes à l'assaut des Alpes. Charles Quint, qui n'entend pas se faire déposséder ainsi, organise une contre-attaque en Provence, défendue par Anne de Montmorency, qui applique la technique de la terre brûlée.

Finalement la paix sera imposée par le Pape.

Le voyage est pénible, Ambroise est loin d'avoir le « cul tanné » des lanciers de Montjean pour assurer la distance et le rythme de la chevauchée. Il doit se faire violence pour ne pas se faire distancer par la troupe.

Le baptême du feu ne tarde pas.

Avant de toucher Turin, il fallait franchir les Alpes, et c'est au Pas de Suze qu'il assiste avec effroi aux premières échauffourées. Un groupe ennemi s'est retranché avec l'énergie du désespoir dans une redoute d'où il tient en respect les troupes françaises.

Pour la première fois, Ambroise est confronté aux blessures par arme à feu. Celles-ci ont fort mauvaise réputation, et on croit la poudre empoisonnée, car ces plaies suppurent et peuvent emporter le blessé en quelques jours.

En réalité, comparativement aux blessures d'estoc, les plaies par arme à feu sont volontiers anfractueuses, les berges fortement contuses, et du fait d'un pouvoir de pénétration relativement limité, laissaient dans la plaie des corps étrangers métalliques, de peau ou d'étoffe, favorisant l'infection.

Le traitement de ces plaies consistait à « neutraliser » le supposé poison par ébouillantage. En clair, de l'huile bouillante était versée sur la plaie pour la cautériser.

Il faut l'avouer, la technique, radicale, substituait une brûlure du 3° degré à une simple contusion cutanée.

On utilisait pour cela de l'huile de sambuc qui vint à manquer alors que le nombre de blessés croissait.

Confectionnant un onguent à base d'huile de rose, d'œuf et de térébenthine, Ambroise en enduisit les plaies de quelques blessés.

Il n'était pas dans la philosophie du maître de s'éloigner ainsi des recommandations, et Ambroise n'en dormit pas de la nuit. Levé au petit matin, quelle ne fut sa surprise de constater que « ses » patients allaient bien, sans douleur excessive, leurs plaies étaient propres, sèches, sans aucun écoulement suspect. Il appliqua cette méthode aux blessés qu'on lui confiait.

Sur quatre, il en sauvait trois !

Il les soignait, Dieu les guérit.

Après bien des années d'expérimentation heureuse, cet onguent faisait toujours l'objet de récrimination de la part de la faculté, mais Ambroise n'en démentit jamais, prétendant qu'il était condamnable devant le seigneur d'imposer une douleur au blessé, quand son remède apportait la guérison.

La campagne d'Italie fut pour Ambroise un terrain d'expérimentation précieux. Il acquit une expérience à nulle autre pareille, expérimentait onguents et potions, principes de chirurgie et matériel. Ainsi, mandé auprès d'un soldat blessé au coude par un projectile de bâton à feu, et visiblement le siège d'une gangrène, il ne put que constater que le coude avait été disloqué par le coup de feu. L'attrition des chairs était telle que l'amputation était la seule solution raisonnable. Voulant éviter une amputation au bras, Ambroise dut procéder à une désarticulation du coude. Ce sera la première communication à ce propos.

Par la suite, les méthodes de désarticulation des membres atteindront leur apogée avec des chirurgiens de renom tels Larrey ou Lisfranc. Les champs de bataille sont toujours favorables aux progrès de la chirurgie.

Il est étonnant de voir comme Ambroise Paré, peut en même temps se montrer novateur, et en même temps rester l'homme de son siècle, prisonnier des superstitions les plus ridicules.

En effet, ayant appris qu'un confrère de Turin possédait la recette d'un onguent miraculeux pour soigner les plaies par arquebuse, Ambroise Paré consacra deux ans et quelques aulnes de velours, à se procurer la recette de cette médication. Il s'agissait d'un onguent (oleum catellorum) constitué de chiots bouillis dans de l'huile bouillante, et mélangés à des vers de terre macérés (!). Ce remède était paré de toutes les vertus contre les plaies par arme à feu.

Nous sommes à mi-chemin entre la magie et la science, comme l'époque est à mi-chemin entre l'obscurantisme et les lumières.

La campagne d'Italie prit fin en 1538. Paré, de retour à Paris après la mort de son protecteur reprit ses cours rue de la Bûcherie (faculté), y fréquentant les cours du professeur Sylvius, qui le guidait dans le développement de son art. Pendant que Vésale publiait son œuvre anatomique (*De humani corporis fabrica-1543*), qui mettait à jour les connaissances anatomiques basées sur des dissections personnelles, et, en passant, égratignait Galien, Ambroise Paré se mariait (1541), puis, se mettant sous la protection du Duc de Rohan, assistait au siège de Perpignan (1542).

Comme à son accoutumée, il fut accueilli avec bienveillance par les grands comme par les soldats et trouva largement matière à exercer son art, avec dévouement et humanité. Son onguent était réputé auprès des soldats qui redoutaient l'huile bouillante. Ambroise fera encore la preuve de son talent, quand les chirurgiens de l'armée, mandés auprès de Mgr de Brissac, blessé par un tir d'arquebuse à l'épaule et ne parvenant pas à localiser le projectile durent le faire appeler. On localisait facilement le point d'entrée du projectile, mais de point de sortie, il n'y en avait pas, la balle était forcément dans la plaie, mais aucun chirurgien n'avait pu la localiser.

Ambroise Paré a l'idée de demander au blessé de reproduire sa position au moment de l'impact, et en déduit que le projectile est situé dans le dos, près de l'omoplate. Il laisse le soin à un confrère de procéder à l'extirpation du projectile, mais en conserve toute la gloire.

Par cet acte, Ambroise Paré jette les bases de la balistique, développe des instruments dédiés à l'extraction des balles (pince à bec de corbin, à bec de canne, de perroquet, de cygne...). Son immense expérience sera consignée dans l'édition 1545 de son œuvre *« La methode de traicter les playes faictes par arquebutes »*

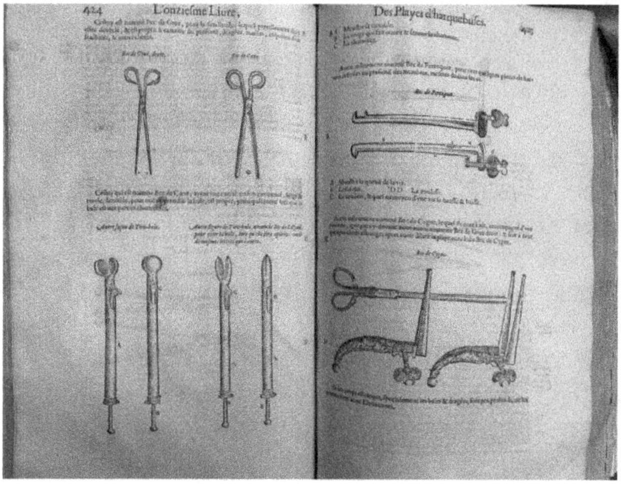

Extrait du onzième livre des œuvres d'Ambroise Paré

1543, expédition de Bretagne

1544, 1545, toujours accompagnant Monsieur de Rohan, Ambroise participe au siège de Boulogne, cette fois-ci contre l'anglais.

L'histoire personnelle d'Ambroise Paré se mêle à l'histoire de France, lors de l'accident de François, Duc d'Aumale, qui deviendra Duc de Guise (1519-1563), dit le balafré.

Cet homme à la retenue toute relative est intimement lié aux guerres de religion entre catholiques et huguenots, qui couvent durant une bonne partie du XVIe siècle. François de Guise sera assassiné en 1563, peut-être à l'instigation de Coligny, dont la propre mort en 1572 déclenchera les massacres de la Saint-Barthélemy, pendant lesquels Henri, le propre fils du Duc de Guise (1550-1588) entrera à son tour dans l'histoire tragique du pays.

Pour l'heure, François d'Aumale, comme à son habitude, charge l'ennemi en tête de ses troupes malgré son rang. Dans l'indicible cohue, il ne voit pas le lancier anglais l'ajuster et lui ficher sa lance en plein visage. Un moment étourdi par le choc, le Duc ne désarçonne pas tandis que la lance se brise, laissant le fer dans la tête. C'est à cheval que François se rend à la tente de toile qui fait office d'hôpital de campagne.

Allongé sur le dos, le Duc, conscient, ne parle pas. Par moments, sa conscience chancelle, mais il se reprend rapidement et devant l'indécision de ses chirurgiens, fait appeler Ambroise Paré.

La blessure est impressionnante, le fer de la lance a pénétré juste sous l'œil et ressort derrière l'oreille. On dit le Duc dans un état désespéré.

Ambroise Paré est pessimiste, il ne sait si le cerveau est blessé, et ce qui adviendra de l'œil. S'il ne meurt pas du coup reçu, le Duc mourra sans coup férir d'infection.

Ambroise, dont on attend qu'il prenne une décision qui déchargera ses confrères, expose la situation au Duc : Soit on laisse le fer anglais en place, et le Duc mourra, soit on tente de le retirer, sans certitude quant à l'issue finale.

Le Duc agrée le projet d'Ambroise, qui se munissant de pinces de maréchal ferrant, agrippe et retire le fer, un pied posé sur le visage du Duc pour mieux assurer son geste. Dans un flot de sang, mais sans un cri, le Duc est pansé et sera suivi personnellement par celui qui entre définitivement dans l'histoire de France.

En quelques semaines, Le Duc sera remis sur pied et reprendra batailles et rapines.

Entre deux campagnes militaires, Ambroise rentre à Paris, il y jouit des joies simples du mariage, profite de ses filles et fréquente la faculté.

1552, Monsieur de Rohan part livrer bataille contre les troupes de Charles Quint en Moselle. Ambroise Paré est bien sûr du voyage. À nouveau il fait face au flux de blessés, qu'il traite avec une égale humanité, homme du rang ou grand homme, ami comme ennemi. Partout, il est célébré pour la justesse de son diagnostic et la sûreté de son geste.

On raconte l'histoire de ce jeune soldat blessé à la jambe, et jugé perdu par les chirurgiens sollicités. Refusant l'issue fatale, ce sont ses frères d'armes qui transportèrent le blessé ci-devant Ambroise, dans l'espoir qu'il le sauvât. Malheureusement, en dépit de son expérience, aucune autre solution n'était envisageable qu'une amputation.

Le geste ne posait pas de problème technique à des chirurgiens aguerris, mais la question de l'hémostase était entière, et la pratique du cautère était communément admise. N'ayant pas le nécessaire pour empêcher le saignement souvent fatal à l'opéré, c'est avec un crin de cheval qu'Ambroise entreprend de ligaturer les vaisseaux et empêcher l'hémorragie.

On dit qu'il s'agit de la première tentative de ligature vasculaire de l'histoire, c'est généralement comme cela que le fait est présenté. En réalité, on retrouve des faits similaires chez des auteurs plus anciens, en particulier Albucassis, qui lui-même citait Paul d'Egyne.

La ligature est donc vraisemblablement connue depuis l'Antiquité, mais c'est bien Ambroise Paré qui l'a « démocratisée », y compris en en défendant l'application devant la faculté, qui en rejetait le principe, le jugeant peu fiable, car susceptible de provoquer un saignement secondaire lorsque la ligature finirait par « tomber ». En réalité, la pratique quotidienne d'une chirurgie moderne nous montre bien l'efficacité de la ligature, si elle est réalisée dans les règles de l'art.

La même année, paraît *« briefue collection de l'administration anatomique »*, dont une partie des illustrations est empruntée à Vésale, avec son accord. Il semble que les deux hommes, depuis l'Hôtel-Dieu, entretenaient de bonnes relations.

Ambroise Paré devient le chirurgien de Henri II. 1553, Ambroise, prisonnier des Espagnols.

La bataille d'Hesdin se déroule mal pour l'armée française. Piégée dans la ville, elle est bientôt à court de vivres et de munitions. Les termes d'une reddition sont rédigés.

Ambroise, conscient de sa célébrité, ne veut pas être l'objet d'un marchandage pour sa libération et prend le risque d'échanger ses atours contre un pourpoint taché, des chausses élimées.

C'était prendre un bien grand risque, car une fois dans la ville, les troupes espagnoles oublient toute humanité et passent par les armes (de façon la plus cruelle selon Paré), tout soldat qui ne présente pas un intérêt financier.

Ambroise, déguisé en soldat, reste néanmoins auprès de Monsieur de Martigues, dont il assure les soins. C'est ce qui le sauvera de la folie meurtrière du vainqueur.

Souhaitant monnayer la libération du sieur de Martigues, le duc de Savoye a tout intérêt à le conserver en vie, et envoie ses propres médecins prendre soin du blessé. Malheureusement, l'état du blessé, touché par un tir d'arquebuse, est désespéré, et les espoirs du vainqueur de tirer-parti financier de sa libération disparaissent.

On ne sait pas si Paré fut démasqué, mais l'étendue de ses connaissances fit son effet sur ses condisciples qui confirmèrent ses craintes quant à la survie du blessé. On assura Monsieur le Duc que les soins prodigués par le chirurgien de Monsieur de Martigues avaient été consciencieux, et qu'il ne pouvait être tenu responsable de la mort de son patient.

Pour certains auteurs, André Vésale aurait rencontré à nouveau Paré à cette occasion.

L'aurait-il pris sous sa protection ?

Pour d'autres, c'est Ambroise Paré qui se démasqua lui-même comprenant que sa propre survie était conditionnée à celle de son patient. Monsieur de Martigues mourut après quelques jours d'agonie.

Enfin, il se pourrait que ce fût à l'occasion de l'embaumement de son patient que la science anatomique de Paré fut constatée par ses confrères.

La réputation d'excellence du praticien le fait transférer auprès de Monsieur de Vaudeville, qui souffrait depuis plusieurs années d'un abcès à la jambe.

Ambroise n'est certes pas en position de refuser ce patient ennemi, mais fidèle à sa morale, il le traite comme l'un des siens, avec douceur et efficacité, à son habitude.

En quelques semaines, il vient à bout de l'abcès, en obtient la guérison et sa libération sans condition.

Avant de quitter les lieux, il rapporte qu'il prit soin de noter le nombre de canons et les troupes dont disposait l'ennemi.

On rapporte qu'à cette occasion Vésale ayant reconnu Paré lui promit fortune et liberté si celui-ci acceptait de servir le souverain Allemand. En dépit des exhortations de Vésale, Paré refusa, au prétexte de ne servir qu'un seul maître.

De retour à Paris, il entreprend de passer ses diplômes, et tente d'acquérir des rudiments de latin. Sur l'entremise du Roi, il est nommé Maître en Chirurgie.

Il participera encore une fois à une bataille, celle de Saint-Quentin en 1557. À cette occasion, remarquant la bonne évolution de plaies septiques visiblement colonisées par des asticots, Paré en conclut que ces vers pourraient avoir un effet favorable sur les plaies infectées qui jusqu'alors ne pouvaient bénéficier que du fer rouge. Sans le savoir, il réinventait l'asticothérapie, qui connaîtra un certain succès quelques siècles plus tard.

Les années qui suivent sont plus calmes, Ambroise a plus de quarante ans, ce qui pour l'époque est un âge déjà avancé. Il se consacrera à d'autres batailles, plus informelles, avec la faculté, qui ne cessera de lui rappeler sa condition et de remettre en cause ses principes opératoires et thérapeutiques.

- La guerre de tous contre tous

Les années qui suivirent, Ambroise Paré se consacra à l'écriture de ses œuvres.

Pour la France commençaient plusieurs dizaines d'années de chaos et de luttes fratricides.

1559, Ambroise perd son protecteur royal en la personne de Henri II qu'il ne parviendra pas, malgré toute sa science, à sauver.

En cette journée de juin, il fait fort chaud, le ciel est d'un bleu royal. Les chevaliers rivalisent de hardiesse, les belles de France sont parées de leurs plus beaux atours.

C'est qu'on célèbre un double mariage, celui de Marguerite, la sœur du Roi avec le Duc de Savoie, et celui d'Elisabeth, sa propre fille, avec le roi Philippe II d'Espagne.

Ces unions scellent la fin des guerres d'Italie.

La rue Saint-Antoine, la plus large de Paris, est aménagée à hauteur de l'hôtel de Tournelle pour s'y affronter en tournoi singulier. Les héros de chaque parti s'affrontent, les vainqueurs sont célébrés et remarqués par les belles dames.

Âgé d'une quarantaine d'années, le Roi s'enhardit à participer à la joute.

Catherine de Medicis (1519-89) tentera en vain de l'en dissuader. Son médecin et astrologue personnel, Michel de Nostredame, lui avait révélé cette prédiction qui lui revient subitement :

« Le lion jeune le vieux surmontera
En champ bellique en singulier duelle
Dans cage d'or les yeux lui crèvera
Deux classes une, pour mourir, mort cruelle »

Henri II n'écoute pas la voix de la raison et entre sur le champ de gloire. Son heaume, rehaussé d'or, porte les couleurs de sa maîtresse, Diane de Poitiers (1500-66), la plus belle femme du royaume, favorite du roi pour l'éternité et grande rivale de Catherine.

Il affronte en premier combat singulier le Duc de Savoie. Le combat est déclaré sans vainqueur.

Le roi, enhardi par cette première joute, veut poursuivre les jeux et prouver sa valeur. Le sort désigne le chevalier Gabriel de Montgomery, le capitaine de sa garde écossaise.

Catherine de Médicis supplie le roi de cesser le jeu, le chevalier refuse d'affronter son roi en combat singulier. Il vient de croiser violemment la lance. Sans le savoir, celle-ci est fendue.

Mais on ne refuse pas au Roi l'honneur d'un affrontement sur la lice. Les deux champions sont face à face, ils s'élancent. Le choc est rude, ce sont des combattants aguerris, nul ne se rend compte sur le moment que la lance du chevalier vient de se briser et blesser gravement le roi.

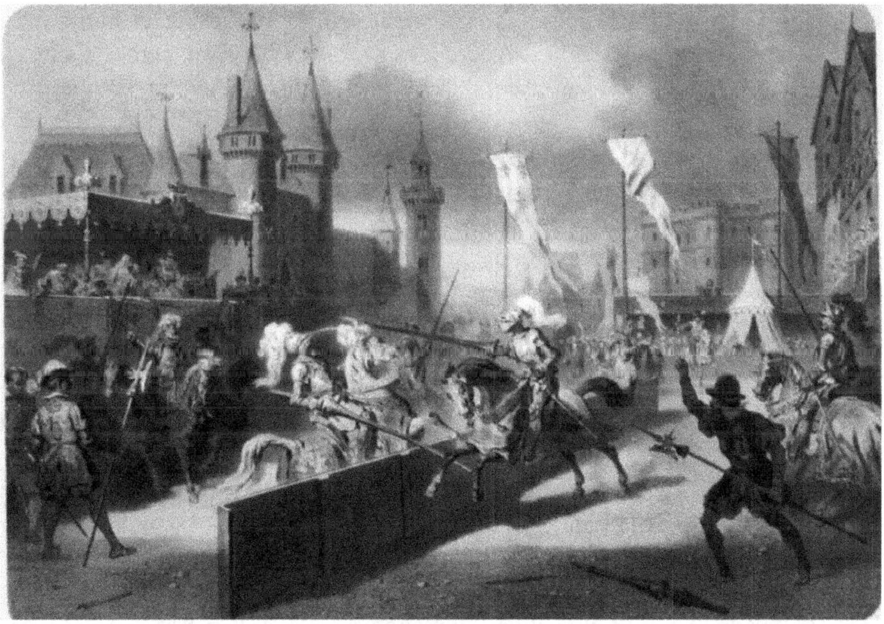

La joute devant l'hôtel des Tournelles

La prophétie vient de se réaliser. Imparable.

La foule est effondrée, Catherine de Médicis d'habitude si froide et maîtresse d'elle-même est totalement défaite, elle savait l'issue fatale, et toute sa volonté n'a pas suffi à détourner le destin.

Le roi est porté dans une chambre de l'hôtel des Tournelles.

Avec difficulté, on dépose l'armure et le casque du Roi et l'horreur apparaît, qui glace d'effroi l'assistance : un fragment de lance du jeune capitaine est rompu et fiché dans l'œil du roi. Tous se souviennent d'un accident similaire survenu quelques années auparavant au Duc de Guise, tous se souviennent que seul Ambroise Paré avait su le sauver.

Le chirurgien du Roi est mandé prestement mais ne peut que constater la gravité de la blessure.

Contrairement à la blessure du Duc de Guise, causée par un fer de lance, dans le cas présent, c'est le bois de la lance qui a pénétré le visage du roi, le choc a provoqué l'éclatement de la lance en de nombreux fragments.

D'aucuns ont fait courir le bruit que pour sauver le Roi, Ambroise fit reproduire la blessure sur quatre malheureux condamnés. Même en ces temps de peu de commisération pour le sort des brigands, cela aurait été une tache indélébile pour l'honneur du chirurgien et fort éloigné de son caractère humaniste. En réalité, ces quatre marauds, déjà condamnés à mort, furent expédiés un peu plus tôt que prévu, et c'est sur la tête des suppliciés que la blessure fut reproduite.

Outre Ambroise Paré, qui tenta plusieurs jours durant de sauver le roi, on a trace du passage au pied du lit d'André Vésale, qui rédigea un mémoire sur ses constatations, qui rejoignaient celles d'Ambroise sur le caractère irrémédiable de la blessure.

Le roi rendit son âme à Dieu après 10 jours d'agonie.

L'examen post-mortem révéla qu'il présentait une contusion cérébrale, sans doute conséquence du choc initial, ainsi qu'une cellulite de la face. On ne retrouva ni fracture de l'orbite, ni de pénétration intracrânienne.

François II (1544-1560), fils aîné de Henri II et Catherine de Médicis, succède pour un an à Henri II, puis Charles IX (1550-1574) accède au trône, Ambroise Paré devient son chirurgien attitré. Henri IV (1550-1610), roi de Navarre, deviendra Roi de France en 1574. La royauté passe aux Bourbons.

Depuis des années, catholiques et huguenots s'affrontent au cours d'escarmouches jusqu'à présent limitées.

Le 15 janvier 1562, Charles IX signe l'édit de Saint-Germain, qui autorise les protestants à célébrer leur culte, à l'extérieur des villes. Il sera annulé par l'édit de Nantes en 1598.

Le 1er mars 1562, dans la région de Joinville, fief du Duc François de Guise, les hommes du Duc surprennent des huguenots à célébrer la messe dans les murs de la ville de Wassy, en contravention avec l'édit de Janvier. Ils sont accueillis par des jets de pierre. De Guise ne peut tolérer l'affront et renvoie ses gens avec l'ordre de châtier les impudents.

L'opération de maintien de l'ordre se soldera par 150 blessés et 50 morts. L'apogée de ce conflit surviendra dans quelques années, avec le massacre de la Saint-Barthélemy.

L'année suivante, 1563, François, Duc de Guise, qu'Ambroise avait sauvé d'une grave blessure au visage, est assassiné d'un coup de pistolet dont on attribue l'instigation à Gaspard de Coligny (1519-1572). Ce décès est loin de calmer le conflit entre catholiques et huguenots. Son successeur, Henri de Guise (1550-88) devient naturellement le chef de la ligue catholique. Coligny connaîtra un sort funeste lors de la Saint-Barthélemy.

1564, décès d'André Vésale, le seul de la stature du Maître, au cours d'un pèlerinage ordonné par l'Église.

Les années passent en écriture, et en conflit ouvert avec l'académie de médecine. Les ouvrages, rédigés en français, connaissent un énorme succès. Le vieux professeur Silvius avait raison, il faut écrire en français, Ambroise, en français !

Ambroise Paré est à l'apogée de sa gloire, il est chirurgien du roi et nul ne conteste la sûreté de son diagnostic et de son geste. Ambroise, lui, fidèle à lui-même et à sa Foi, n'hésite pas à conspuer les écrits des hommes, mais jamais ceux de Dieu.

23 août 1572, deux gens d'armes viennent chercher Ambroise à son domicile pour le mener auprès du Roi.

Depuis des mois, la guerre de religion qui couve depuis des années prend une tournure beaucoup plus violente avec la tentative d'assassinat de l'Amiral de Coligny, chef de file des huguenots.

Celui-ci est touché au bras et à la main par un tir d'arquebuse. Charles IX, accompagne Ambroise auprès du blessé. La blessure n'est pas mortelle, des soins appropriés et du repos en viendront à bout. On promet vengeance à l'Amiral.

Dans la nuit du 23 au 24, un conseil restreint se tient autour du Roi.

La guerre civile menace, l'insurrection est dans Paris, où nombre de chefs huguenots accompagnent Henri III de Navarre, futur Henri IV qui doit épouser Marguerite de Valois, la sœur du Roi. Henri de Navarre est un Bourbon. Cette dynastie va régner jusqu'à la mort de Louis XVI.

« Tuez-les, mais tuez-les tous, pour qu'il n'en reste pas un pour me le reprocher. »

L'historien attribue habituellement ces propos à Charles IX, répondant ainsi à la demande de vengeance de sa mère, Catherine de Médicis, demandant la tête des huguenots. Ainsi débuta le massacre de la Saint-Barthélemy.

Gaspard de Coligny est assassiné dans son lit dès le lendemain, démembré et pendu au gibet de Montfaucon.

Premier acte.

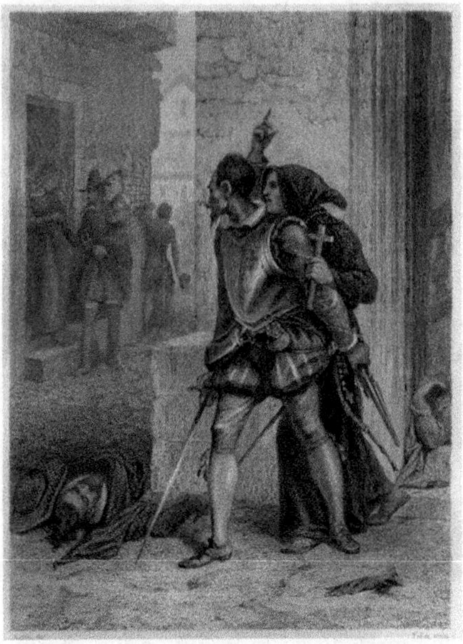

Tuez-les tous !

Ambroise est transi de peur. Il a déjà fait preuve de son courage à de multiples reprises, mais ce n'est pas un soldat. Les portes de la ville ont été closes, les bourgeois armés par le Roi veillent. Nulle possibilité de fuite, tandis que la rumeur de l'assassinat des principaux chefs de file des protestants se répand dans Paris comme une traînée de poudre.

Ambroise se sait menacé.

Le roi Charles IX, qui le tient en grande estime, assurera personnellement la protection de son chirurgien. On dit qu'Ambroise passa ces heures sombres caché dans la penderie du Roi. Plus probablement fut-il simplement gardé dans une antichambre sous la protection du Roi lui-même.

Les chefs de file des protestants, alors à Paris pour le mariage du futur Henri IV, sont assassinés, puis, pris de folie, le peuple de Paris procédera à une véritable épuration, sans distinction de sexe ou d'âge.

Acte deux.

Rapidement, les massacres gagnent les principales villes de France, le Roi ne parvient plus à stopper la folie meurtrière.

Acte trois.

D'un côté comme de l'autre, trop de rancœur accumulée, trop d'humiliations subies.

La Saint-Barthélemy fit environ 3000 morts à Paris puis s'étendit dans tout le royaume et fit 10 à 30 000 morts selon les sources.

On ne sait comment Ambroise Paré vécut ces événements, il n'entretenait pas de correspondance ni ne prenait position politique ou religieuse. On le dit huguenot, mais jamais un écrit ou une parole du Maître n'en attesta.

1573 vit la parution de *« deux livres de chirurgie »* et le décès de son épouse, qui ne lui avait laissé que des filles. Il épouse en secondes noces Jacqueline Rousselet quelques mois plus tard. Ambroise aura eu dix enfants, dont seules deux filles atteindront l'âge adulte.

Ambroise rend son âme à Dieu et sa fonction à son Roi le 20 décembre 1590, à l'âge honorable de 80 ans.

Il laisse une œuvre remarquable de qualité descriptive, de bon sens, et en même temps de naïveté.

Croyant convaincu, il a toujours inscrit son art dans le message de l'Église, par son universalité et son humanité.

Toujours empreint de doute, il fait partie, avec André Vésale et Michel Servet des iconoclastes qui ont su faire table rase du passé, en osant contester Hippocrate et Galien. André Vésale et Michel Servet le paieront de leur vie.

LES ŒUVRES D'AMBROISE PARÉ

LIVRE I - Introduction à la chirurgie
LIVRE II - Des animaux
LIVRE III - Traitant de l'anatomie
LIVRE IV - Traitant de l'anatomie
LIVRE V - Contenant les parties animales situées en la tête
LIVRE VI - Auquel sont contenus principalement les muscles et les os
LIVRE VII - Traitant des tumeurs
LIVRE VIII - Des tumeurs contre nature
LIVRE IX - Traitant des plaies récentes et sanglantes
LIVRE X - Traitant des plaies récentes et sanglantes en particulier
LIVRE XI - Des plaies par arquebuse et autres bâtons à feu
LIVRE XII - Traitant des contusions
LIVRE XIII - Traitant des ulcères, fistules et hémorroïdes
LIVRE XIV - Traitant des bandages
LIVRE XV - Traitant des fractures des os
LIVRE XVI - Traitant des luxations
LIVRE XVII - Traitant de plusieurs indispositions et opérations
LIVRE XVIII - Traitant de la maladie arthritique
LIVRE XIX - Traitant de la grosse vérole
LIVRE XX - Traitant de la petite vérole
LIVRE XXI - Traitant des venins et morsures de chien
LIVRE XXII - Traitant de la peste
LIVRE XXIII - Traitant d'ajouter à ce qui fait défaut
LIVRE XXIV - Traitant de la génération de l'homme

LIVRE XXV - Des monstres
LIVRE XXVI - De la faculté et vertu des médicaments
LIVRE XXVII - Traitant des distillations
LIVRE XXVIII - Traitant des rapports

3- Michel Servet (1509-1553)

Il serait injuste de ne pas mentionner Michel Servet, contemporain d'Ambroise Paré. Il n'est pas chirurgien mais médecin. D'origine espagnole, mais on peut sans aucun doute le classer parmi les iconoclastes.

Né en 1509 à Villanueva, province d'Aragon, il quitte l'Espagne en 1528, pour ne plus jamais y revenir. Parvenu à Toulouse, il fréquente sa prestigieuse université, et commence ses études par le droit, qu'il abandonne rapidement au profit de l'étude des Saintes Écritures.

1530, on le retrouve à Bâle, puis à Haguenau en 1531 où il publie « *Des erreurs de la trinité* » puis « *Dialogues* » en 1532.

Ses écrits font scandale, le forçant à quitter l'Allemagne. Servet est un iconoclaste au sens littéral du terme. En 1553, il est Paris, élève de l'illustre Sylvius qui fut également maître d'Ambroise Paré. Il est de tradition de lui attribuer la découverte, 60 ans avant Harvey, de la circulation sanguine. En réalité il s'agit de la petite circulation.

On en trouve trace dans « *Christinismi restitutio* », liber V p. 170 : *Quomodo esset anima in corde, si cor nec diastolem habet, nec systolem ? Nec cor, Nec pulmo ibi moventur. Valvule cordis, seu membranae illae ad orificia vasorum, non aperiuntur donec nascitur homo.*

Il y décrit le rôle des valves cardiaques, et incidemment de la circulation pulmonaire et de la transformation du sang veineux en sang artériel. On notera toutefois que Achille Chéreau, lors de sa présentation du 05 juillet 1879 à l'académie de médecine de Paris, remet en question cette découverte, qu'il attribue à Matteo Realdo Colombo de Crémone (Italie). Remettant en cause les principes de Galien et d'Hippocrate, qui sont soutenus par l'Église, il se met rapidement à dos le clergé.

Pendant ses années parisiennes, Servet continue à se faire des ennemis auprès de ses confrères médecins cette fois-ci, en publiant un traité sur les sirops (*Syruporum universa ratio, ad galeni censuram diligenter exposita : cui post integram de concoctione disceptationem praescripta est vera purgandi methodus cum expositione aphorismi : concocta medicari*) de tradition arabe, fort mal accueilli par ses pairs, au point de devoir faire intervenir le parlement.

Il y critique sans détour la faculté et Galien. André Vésale fera de même du point de vue de l'anatomie, s'attirant les poursuites de l'Inquisition. Michel Servet est un libre penseur, ennemi du dogme.

Il est de premier abord surprenant de constater qu'il fut dans un premier temps poursuivi par l'Inquisition catholique, pour finir sur le bûcher des protestants.

Il n'est pas question ici d'entrer dans le détail de la pensée philosophique de Michel Servet, mais disons pour simplifier, que des 4 dogmes de l'église (dogme de la trinité, dogme de la création, dogme de l'incarnation et dogme de la rédemption), si le protestantisme ne rejette que le dernier, Michel Servet les rejetait dans leur ensemble, s'attirant les foudres des deux partis.

On peut le classer parmi les panthéistes.

Aux conflits médicaux, il faut ajouter la haine féroce de Calvin bien décidé à faire taire à jamais ce trublion de la pensée unique. Il est condamné au bûcher comme hérétique, son œuvre (*Christianismi restitutio*) avec lui.

26 octobre 1553

Sur le bûcher, il prie Jésus, fils du Dieu éternel et non Jésus éternel, fils du Dieu. *« Je crois que le Christ est le fils véritable de Dieu, mais non éternel ».*

C'est ainsi qu'il refuse d'abjurer devant le prêtre qui le conjure de renier sa Foi déviante. Toute sa pensée philosophique se résume dans cette sentence qu'il refuse de renier.

Le bûcher, composé de bois vert, ne brûlera pas comme il convient et Servet mettra une demi-heure à mourir ; on raconte que les habitants de Genève, pour abréger ses souffrances, jetèrent du bois sec dans le bûcher pour l'activer. Ses livres furent brûlés avec lui.

Seuls deux exemplaires, sauvés du bûcher par une main anonyme subsistent, portant traces de brûlure sur les premières pages et roussures sur les tranches.

La dernière page du livre contient une sentence manuscrite apposée par l'inquisiteur *« eorum qui in impurissimo hocce opere continentur index ».* Il s'agit de l'index des passages les plus compromettants du livre, renvoyant aux marges annotées de certaines pages. C'est tout ce qu'il reste de Michel Servet.

4- André Vésale - L'égal d'Ambroise Paré (1514-1564)

Comme Michel Servet, André Vésale n'est pas français, mais il serait déséquilibré d'évoquer l'œuvre d'Ambroise Paré sans évoquer celle de celui qui fut à même d'égaler le Maître, et son exact opposé. On remarquera que tous trois furent les disciples de Sylvius.

1564. Au fond de sa geôle, André Vésale attend le jugement de la Sainte Inquisition. Il n'a pas été maltraité, c'est vrai que son dossier est limpide, et il connaît déjà la sentence. Il se souvient de Michel Servet, l'un de ses condisciples, avec Ambroise Paré, lors de ses études rue de la Bûcherie, à la faculté de médecine de Paris, condamné au bûcher une dizaine d'années plus tôt.

André a été appelé quelques jours auparavant auprès d'une jeune défunte pour en pratiquer l'autopsie. La jeune femme reposait sur son lit mortuaire, et alors qu'André avait déjà pratiqué la thoracotomie, un membre de l'assistance aurait vu le cœur battre. Il n'en fallait pas plus pour accuser André Vésale, le plus grand anatomiste de son temps, de pratiquer la dissection d'une personne vivante et engager les poursuites de l'inquisition.

André le sait fort bien, et il ne doute pas que les « experts » soient d'accord avec lui mais l'inimitié voire la haine féroce qu'il s'est attiré par ses critiques de Galien et par ses diagnostics sûrs jouent contre lui.

La porte s'ouvre, deux gardes le mènent devant le tribunal, il sera brûlé vif.

On dit que c'est par l'intervention de Philippe II, roi d'Espagne, que la sentence aurait été commuée en pèlerinage à Jérusalem. En réalité, certains biographes contestent cette version de l'histoire. Mais il faut tout de même se rappeler que quelques années auparavant, il avait été poursuivi pour « sorcellerie » pour avoir prédit avec trop de précision la mort de Maximilien, comte de Buren, un de ses patients, comme on avait su lui reprocher sa position anticléricale en prétendant qu'homme et femme avaient le même nombre de côtes...

Pour certains, las des jalousies et médisances suscitées par ses succès, il aurait quitté de lui-même le pays pour rejoindre Padoue, où un poste lui était promis. Pour d'autres, il aurait simplement émis le souhait d'un pèlerinage à Jérusalem. Quel qu'en soit le motif, le voilà parti pour Jérusalem où l'on retrouve sa trace. Son retour s'arrêtera sur l'île de Zante. Il y mourra.

On a coutume de nommer ce véritable savant comme l'égal d'Ambroise Paré, par son nom francisé.

En 1514, naît en Brebans « Andries Wytinck van Wesel ». Il est issu d'une famille fameuse, qui, depuis quatre générations, sert la famille royale.

Il est chirurgien de Charles Quint.

Autant la jeunesse d'Ambroise Paré se passait dans les champs, puis en pratique assidue, autant celle d'André Vésale est celle d'un enfant de bonne famille.

Il est cultivé, sait le latin et le grec.

À 14 ans, il entre à la faculté de médecine de Louvain, déjà très réputée en Europe.

Il y découvre les auteurs célèbres, en particulier Galien, dont il deviendra le principal détracteur.

Dans sa chambre de Bruxelles, le jeune Vésale a le regard figé sur sa fenêtre ouverte, qui donne directement sur le gibet et le pendu du jour qui se balance au gré de la brise d'été.

Il attendra la nuit pour récupérer quelques os qui jonchent le sol, qui viendront compléter sa collection personnelle.

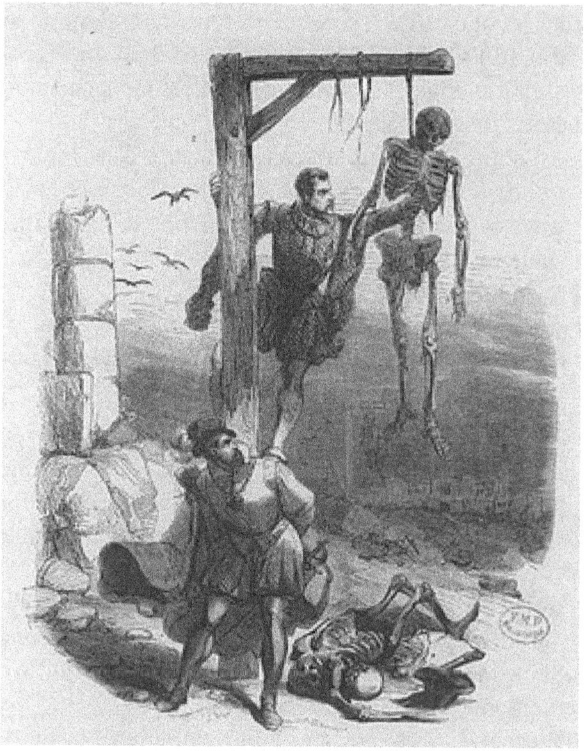

Vésale décrochant un cadavre

L'histoire est tragique, dit-on, elle est parfois ironique : savoir que la chambre de Vésale, enfant, donnait sur le gibet de Bruxelles, comme sa chambre à Paris, des années plus tard, donnera sur le gibet de Montfaucon.

On dirait que le destin lui fait des appels du pied.

Est-ce cette vue macabre qui lui a donné le goût de la dissection ? Et in fine entraînera sa perte ?

1533, il part pour Paris, pour y suivre les cours d'anatomie de Jacobus Sylvius (Jacques Dubois), également maître à penser d'Ambroise Paré.

Sylvius, prend sous sa coupe cet étudiant exceptionnel, mais Galieniste convaincu, il ne tarde pas à prendre en inimitié ce jeune présomptueux, aussi génial dissecteur soit-il, qui se permet de mettre en cause Galien.

Il sera son principal détracteur pour les années à venir.

Vésale croyait en la supériorité de la dissection sur les écrits. Il est évident que Galien avait tort et il se chargera de le prouver par la dissection.

Sylvius, éternel contradicteur de Vésale faute d'arguments irréfutables, se contentera de prétendre que l'anatomie humaine avait sans aucun doute évolué depuis Galien...

On pense que Vésale et Paré se seraient rencontrés lors de leurs années de présence sur Paris. Il n'y a pas d'écrit commun relatant une éventuelle relation, pas même épistolaire, mais comment deux personnages aussi flamboyants auraient-ils pu éviter de se croiser ?

Ce dont on est sûr, c'est qu'ils se sont rencontrés à au moins deux reprises, au siège d'Hesdin, pendant lequel Vésale tenta de rallier à la cause de son maître le grand chirurgien, puis au chevet de Henri II, blessé au tournoi de 1559 que tout leur savoir-faire ne saura sauver. André Vésale est l'égal, mais surtout l'égal opposé d'Ambroise Paré. Tout les oppose :

- leur éducation.
- Leur approche de l'anatomie, qui est diamétralement opposée : l'anatomie pour la chirurgie pour Ambroise Paré L'anatomie pour l'anatomie pour André Vésale
- leur pratique quotidienne : Paré est un « manuel », qui apprend sur le tas, par une pratique quotidienne assidue, tandis que Vésale s'est formé d'abord dans les livres, puis par la pratique sur cadavre, pour finalement réécrire l'anatomie.

Durant ses trois années à Paris, il fit au moins une visite à l'Hôtel-Dieu qui lui laissera un souvenir épouvantable de puanteur, crasse, misère et promiscuité. André Vésale est un chercheur dans l'âme, il a l'esprit aiguisé, fin diagnostiqueur mais définitivement inapte à travailler dans ce cloaque.

Mais les deux praticiens ont un point commun, celui de faire entrer définitivement la chirurgie dans l'ère de la renaissance. André Vésale va réécrire l'anatomie pour la chirurgie, Ambroise Paré va poser les bases de la chirurgie moderne.

La reprise des hostilités entre François Ier et Charles Quint contraint André Vésale à quitter Paris. On le suit dans différentes facultés : Louvain, Venise, Padoue, où il acquiert le grade de Docteur en 1537. Nommé professeur d'anatomie, il ne se contente pas de relire Galien pendant qu'un aide réalise une dissection souvent approximative. Il innove en réalisant lui-même le geste technique, et n'hésite pas à contredire ouvertement Galien pendant les dissections.

On sait le tollé qu'il déclencha en prouvant qu'homme et femme possédaient le même nombre de cotes... Sa seule source fiable restera l'observation directe.

La ville de Padoue, sous la coupe de Venise, a un statut de ville-état et André Vésale n'y craint pas l'inquisition.

1539, il obtient d'un juge l'autorisation d'utiliser les cadavres des condamnés pour ses cours d'anatomie qui sont assurés en public. Comprenant que l'anatomie de Galien est fausse (pas moins de 200 erreurs retrouvées) car basée sur des dissections animales, il entreprend la rédaction de son ouvrage-maître (*De humani corporis fabrica*). L'œuvre est écrite en trois ans, publiée à Bâle en 1543 (une deuxième édition est publiée en 1555).

Elle est constituée de 7 parties, qui reprennent l'ordre de présentation de Galien, mais en apportant des corrections personnelles.

Premier livre : Des os et des articulations.

Deuxième livre : Des muscles.

Troisième livre : Du système circulatoire

Quatrième livre : De la moelle épinière et du système nerveux périphérique

Cinquième livre : Des organes digestifs, abdominaux et génitaux.

Sixième livre : Des organes intrathoraciques.

Si Vésale corrige une grande quantité d'erreurs de Galien, il reste des domaines où son anatomie reste approximative ou fausse. Il en est ainsi de son approche de la circulation sanguine, dont l'organisation ne sera décrite qu'en 1628 par Harvey.

Cet ouvrage, écrit en latin, est remarquable de précision, en particulier par ses illustrations d'une grande fidélité et précision. Cette œuvre est ouvertement un brûlot anti-Galien, chirurgien des gladiateurs du II° siècle, qui a fondé son précis d'anatomie sur des dissections animales et en a extrapolé des vérités humaines, que Vésale, par souci scientifique, se met en devoir de dénoncer. En vérité, l'anatomie de Galien serait plutôt une anatomie comparée, sans comparaison...

Pendant les années qui suivent, Vésale sera le chirurgien attitré de la lignée royale germanique et de sa famille, qu'il suit au gré des événements et conflits. Il entretient des relations épistolaires assez régulières avec de nombreux confrères qui le sollicitent pour des avis.

Il est enterré sur l'île de Zante. Il ne revit jamais sa patrie.

4- Jacques Dubois (1478-1555)
Un moderne, prisonnier de ses convictions

Sylvius hic situs est gratis qui nil dedit unquam Mortuus & gratis quod legis ista, dolet.[2]

La place de Jacques Dubois est singulière mais parfaitement méritée parmi les iconoclastes précédents, mais au titre d'iconodule...

Son nom, comme il est fréquent à l'époque chez les lettrés et doctes, est latinisé en Jacobus Sylvius Ambianus (c'est-à-dire Jacobus Sylvius d'Amiens).

Jacques Dubois (1478-1555) est de petite extraction, il connut la misère dans sa jeunesse. Il naît dans la région d'Amiens, septième d'une fratrie de quinze enfants, fils d'un camelot désargenté. Il est connu pour son intransigeance envers Vésale, qui le surpasse en anatomie, mais qui représente sans doute l'exact opposé de Sylvius car issu d'une famille aisée et reconnue, proche du pouvoir impérial depuis plusieurs générations.

---

[2] *Ci-gît Sylvius qui, de son vivant, ne donna jamais rien pour rien. Mort, il se désole encore que l'on puisse lire cette ligne gratis.* Épitaphe gravée sur la tombe de Sylvius.

Jacques ne vient que tardivement à la médecine, et comme beaucoup de lettrés, il s'applique dans un premier temps aux arts libéraux. Il est féru de langues anciennes (grec, latin, hébreu), et s'est initié aux mathématiques. On connaît mal son parcours académique, si ce n'est que son inscription à la faculté de Montpellier est actée le 22 novembre 1529, et qu'il est reçu docteur en 1530.

En 1531, il publie « *introduction à la langue française* », première grammaire de langue française publiée. Il s'agit d'une étude étymologique de la langue.

Cette même année, il rejoint Paris, où le roi Henri II le nomme lecteur de médecine dans ce qui deviendra bien plus tard le Collège royal.

Sa jeunesse difficile et des études désargentées expliquent sans doute son avarice proverbiale, réputation qui va le suivre jusque dans son trépas.

Il est le maître d'Ambroise Paré, André Vésale, Michel Servet. C'est lui qui encourage Ambroise Paré à écrire en français et non en latin, il développe le goût de Vésale pour l'anatomie, et sera en même temps son plus farouche opposant. Contestant les constatations de Vésale lors de la publication de « son anatomie », il n'aura pas de mots assez durs envers son ancien élève, car, érudit, sachant le latin, il excelle en anatomie, sujet dans lequel il fait autorité, réalisant lui-même les dissections.

« *Inclinez-vous, Vésale, devant la véracité de vos maîtres, dont vous déniez avec ignominie les travaux* ».

Le lecteur ne peut que s'interroger devant le comportement excessif de Dubois vis-à-vis de Vésale, qui « *implore Sa Majesté Impériale de punir sévèrement ce monstre, de l'exclure pour qu'il n'empoisonne plus l'Europe de son haleine pestilentielle* ».

Étant lui-même anatomiste et faisant référence en la faculté, il ne pouvait pas méconnaître la justesse des remarques de son ancien élève.

Malhonnêteté intellectuelle ? Blessure d'ego ? Réputation usurpée ?

On peut comprendre cette errance intellectuelle si l'on tient compte du fait « *que jamais un corps humain ne fut observé dans le théâtre d'anatomie de Dubois* » (sic medarus.org)... car comme Galien, il semble bien que Dubois se soit limité à des dissections animales. Car Sylvius, est un galiéniste convaincu, mais galiéniste des origines, celui des textes fondateurs et non de la littérature de commentaires qui fait florès depuis le Moyen Âge, apportant approximations et libres interprétations.

Sylvius apparait peut-être simplement prisonnier du dogme, car ce sont les travaux de Galien que l'église reconnaît officiellement, et comme Ambroise Paré, il soutient que la seule aide véritable dans la guérison du malade, c'est le salut de Dieu, prudence élémentaire pour qui veut éviter les poursuites ecclésiastiques... Comme nombre de ses contemporains, il est prisonnier des convenances et interdits de l'église, car il était fort difficile de se procurer des corps humains à fin de dissection, ce que Vésale contourna allègrement en se servant au gibet de Montfaucon ou au cimetière des Innocents... Pourtant, tout n'est pas négatif dans le personnage, qui par certains côtés laisse une image de modernité.

C'est lui qui encourage Paré à écrire en langue vernaculaire et non en latin, participant de fait à la diffusion de son œuvre. C'est lui, qui, par son intransigeance, encourage Vésale dont la « *Fabrica* », référence d'anatomie publiée en 1543, va connaître un succès d'estime sinon de librairie car écrit en latin et peu accessible au commun, mais jeter les bases de l'anatomie moderne.

L'œuvre de Vésale sera publiée dans plusieurs pays, traduite en particulier en espagnol, sans consentement de l'auteur, qui disparaît d'ailleurs du frontispice...

On doit à Sylvius une nomenclature d'anatomie musculaire, quelques travaux célèbres sur les ventricules cérébraux, la description du muscle carré plantaire (la chair carrée de Sylvius). À ce stade, il faut, en particulier pour l'édification de nos jeunes successeurs, préciser que l'aqueduc de Sylvius est dû à un autre Sylvius : Franciscus Sylvius (1614-1672) !

Outre ses travaux de grammaire, on doit à Sylvius

- de simplifier les remèdes, largement de nature végétale, « *dont la complexité n'enrichit que les apothicaires* ».
- de rationaliser la terminologie médicale, en traduisant les termes des auteurs arabes en latin ou grec.
- de supprimer l'ingérence des croyances dans la médecine, comme l'astrologie.

Comme l'œuvre de Guido de Chauliac, qui est un panégyrique du savoir ancien, les travaux de Sylvius sont plus ancrés dans les traditions helléniques et latines que vers le progrès et la remise en cause des dogmes. Son approche n'est pas scientifique, même si sa terminologie médicale peut apparaître comme une première ébauche de pensée rationaliste, cependant, sans Sylvius à qui se heurter de front, peut-être pas d'Ambroise Paré ou d'André Vésale.

Chapitre IV
Les pères fondateurs

1- Le contexte historique

La royauté touche à sa fin après plus de dix siècles sans interruption, le trône passant sans rupture temporelle à plusieurs familles qui se succèdent sans discontinuer jusqu'aux Bourbons.

Louis XV (1710-74), arrière-petit-fils de Louis XIV accède au trône à l'âge de 5 ans (1715). Il ne peut régner à cet âge, et si le royaume est confié à un régent (Philippe d'Orléans), Louis est confié à un précepteur, le cardinal de Fleury, qui lui fait donner une solide éducation culturelle, historique, sans oublier la géographie et les sciences.

Louis accède aux fonctions en 1723 et s'ouvre alors une période de paix de dix ans, qui fait écho aux guerres incessantes de son prédécesseur, qui ont saigné le royaume. Surnommé le roi bien-aimé, le royaume connaît un essor culturel et scientifique.

- 1733. Le premier conflit du règne oppose la France à la Russie dans la guerre de succession du royaume de Pologne. La France renonce à ses prétentions et en profite pour agrandir son domaine par le rattachement du Duché de Lorraine.
- 1756, la guerre de Sept Ans oppose la France et l'Angleterre. Le conflit se passe essentiellement sur les mers où l'Anglais est en position de domination, tandis que le conflit diffuse aux colonies : Québec est perdu en 1759, Montréal en 1760.
- 1763, la France échange la Louisiane contre les Antilles ravies par l'Anglais, qui assoit sa domination sur l'Inde.
- 1755, en Corse, Pascal Paoli entre en conflit avec la République de Gênes, qui cède l'île à la France en 1768. L'année suivante, Paoli est défait, la Corse devient définitivement française, comme Napoléon.

Les conflits, la perte des colonies, et l'aventure John Law vont conduire le royaume à la banqueroute. Louis XVI va hériter d'une situation économique difficile. 1789 signera la fin de la royauté et du siècle des Lumières.

2- Le contexte philosophique

Le siècle des Lumières s'étend sur quelques dizaines d'années, de la mort de Louis XIV (1715) à la révolution de 1789.

Outre un goût prononcé pour les favorites, souvent jeunes (par peur de la Maladie ?), Louis XV favorise les sciences, encourage les circumnavigations, qui seront poursuivies par son successeur. L'horlogerie se développe (et avec elle la localisation des navires, autorisant les voyages transocéaniques), la géographie (cartographie de la France et du monde), la botanique, les sciences naturelles progressent et bénéficient de la création de systèmes de classification (comme la taxonomie de Linné). Le développement de l'imprimerie ouvre la science au monde. On se souviendra des œuvres de Monsieur de Buffon, de l'encyclopédie universelle... Sont créées l'académie des sciences, l'académie de chirurgie.

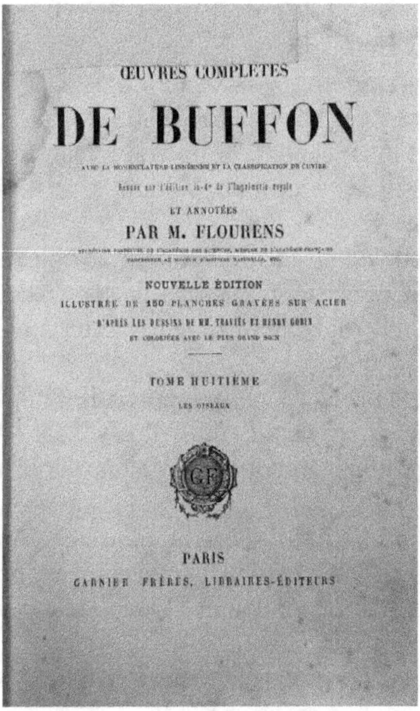

ŒUVRES COMPLETES

DE BUFFON

AVEC LA NOMENCLATURE LINNÉENNE ET LA CLASSIFICATION DE CUVIER

Revues sur l'édition in-4° de l'Imprimerie royale

ET ANNOTÉES

PAR M. FLOURENS

[illegible]

NOUVELLE ÉDITION

ILLUSTRÉE DE 150 PLANCHES GRAVÉES SUR ACIER

D'APRÈS LES DESSINS DE MM. TRAVIÈS ET HENRY GOBIN

ET COLORIÉES AVEC LE PLUS GRAND SOIN

TOME HUITIÈME

LES OISEAUX

GF

PARIS

GARNIER FRÈRES, LIBRAIRES-ÉDITEURS

Œuvres complètes de Buffon

Si le siècle est marqué par un foisonnement intellectuel sans précédent et l'apparition de savants de grande qualité, du point de vue politique, l'heure est à la contestation.

En Europe, les libres penseurs contestent le principe d'une influence divine dans la destinée humaine, au profit d'un rationalisme scientifique, et encouragent l'émancipation des peuples.

Montesquieu, dans son « *esprit des lois* » (1748), propose la séparation des pouvoirs (législatif, exécutif et judiciaire), jusqu'alors concentrés dans les mains du Roi. La constitution des nouveaux États-Unis d'Amérique est directement inspirée de ces principes. Les penseurs, Voltaire, Rousseau... œuvrent au rayonnement de la langue française à travers de nombreuses cours d'Europe. Ils placent l'homme libre au sein de la société.

En France, Diderot et D'Alembert créent la première encyclopédie, qui regroupe pour la première fois l'ensemble des connaissances, avec une part importante faite aux techniques et métiers.

3- ET LA CHIRURGIE DANS TOUT CELA ?

Le fait marquant du règne de Louis XV est, en 1731, la création de l'académie royale de chirurgie (qui succède de quelques années à la création de l'école de chirurgie de Rochefort, dédiée à la formation des chirurgiens de la marine royale).

L'heure est à l'uniformisation de la formation des chirurgiens, jusqu'alors très inégale.

Concomitamment, le développement de l'imprimerie permet à de nombreux chirurgiens, pour beaucoup pas encore tout à fait médecins, de publier leurs travaux, de diffuser leur expérience.

Ils vont ainsi insuffler à la chirurgie française un nouveau souffle, qui ouvrira la voie aux modernes.

Parmi ces fondateurs, on pourra citer Georges Mareschal (1658-1736), Antoine et Jean Louis Petit, François Gigot de la Peyronie (1678-1747), ces chirurgiens étant à l'origine de la création de l'académie de chirurgie (1731), sous l'égide de Louis XV.

Pendant quasiment tout le siècle, de nombreux praticiens vont se succéder à la tête de l'académie :

Présidents de l'académie royale de chirurgie :

- 1731-36 Mareschal
- 1736-47 La Peyronie
- 1747-83 La Martinière
- 1783-93 Andouillé

Directeurs de l'académie royale de chirurgie

- 1731-38 Petit
- 1739-41 Morand
- 1742-44 Malaval
- 1745-50 Puzos
- 1751-53 Le Dran
- 1754-55 La Faye
- 1756-57 Foubert
- 1758-59 Chauvin
- 1760-61 Houstet
- 1762-64 Pibrac
- 1765-67 Morand
- 1768-71 Pibrac

- 1772-74 La Faye
- 1775-76 Bordenave
- 1777-78 Dufouar
- 1779-82 Pipelet, père
- 1783-84 Dufouar
- 1785-86 Lesnes
- 1787-88 Brasdor
- 1789-90 Pipelet, fils
- 1791-93 Sabatier

- Le roi est mort, vive le Roi

Le roi Soleil gît sur son lit de mort après plusieurs jours d'agonie. Son chirurgien a bien tenté de le sauver mais la gangrène a poursuivi son œuvre et le Roi rend son âme à Dieu le 01 septembre 1715.

Charles Georges Mareschal de Bièvre, 1658-1736, est le fils d'un gentleman irlandais qui servit Louis XIII. Blessé à la bataille de Rocroi, il s'établit à Calais. Orphelin de père à l'âge de 13 ans, le jeune Charles-Georges est recueilli par Paul Knopf, chirurgien à Gravelines, qui lui donne ses premiers rudiments de chirurgie.

1677, il quitte la Normandie pour Paris, et exerce la fonction de chirurgien à l'hôpital de la Charité. Louis XIV le remarque à l'occasion d'un abcès cervical qu'il prend en charge avec succès. 1703, le monarque l'appelle à son service, au côté du médecin du Roi. Il succède ainsi à Maître Felix, qui opéra avec succès le roi de sa fistule (1686)

À la mort du Roi, Mareschal passe naturellement au service de son successeur, Louis XV.

On se souvient qu'après sa guérison et en guise de paiement pour ses services, Felix demanda à Louis XIV la reconnaissance de la chirurgie, alors considérée comme une activité manuelle, subalterne de la médecine. C'est son successeur, Louis XV, qui accédera à cette demande en 1731 par la création de l'académie de chirurgie. Mareschal et Lapeyronie en sont les deux instigateurs.

- De la création de la chaire de chirurgie et de la chaire d'anatomie

Deux praticiens sans lien familial sont souvent confondus dans leurs mérites et attributions :

- Jean Louis Petit (1674-1750), né à Paris où il exercera toute sa carrière, est élève de Littré qui demeure chez son père, lui donnant le goût de la chirurgie. Il assure la fonction de directeur de l'académie de chirurgie de 1731 à 1738, sous la présidence du chirurgien du Roi, Mareschal. On lui doit de nombreux travaux sur la pathologie osseuse, la description de l'hématome extradural, soutenant le principe de la trépanation au côté opposé aux signes déficitaires. Il soutient la nécessité de l'autopsie des malades décédés, afin d'en établir la cause. Il ouvre ainsi la voie à Bichat, qui, quelques décennies plus tard, jettera les bases de l'anatomopathologie. De grande notoriété, il est souvent demandé par les grands d'Europe, mais restera fidèle au roi de France.

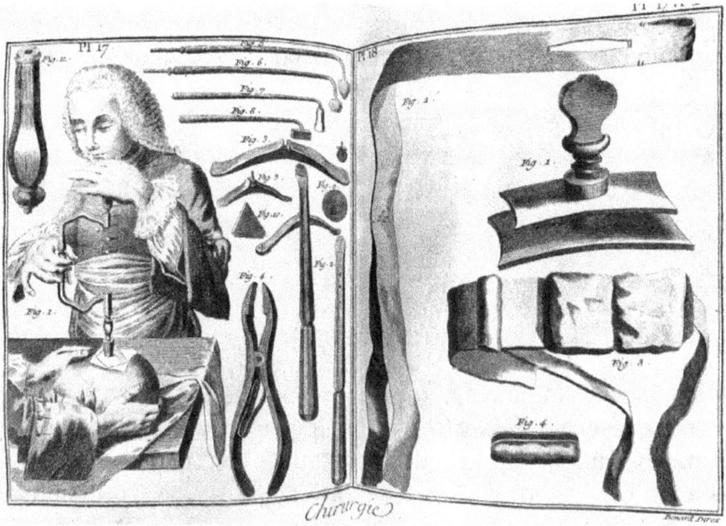

La pratique de la trépanation. Diderot et d'Alembert, éd. 1779

- Antoine Petit (1722-1794) connaît la notoriété comme professeur d'anatomie au jardin du Roi, futur muséum d'histoire naturelle. Fort célèbre, il accumule une fortune considérable qu'il consacre à la fondation d'une chaire d'anatomie et d'une chaire de chirurgie à la faculté de médecine de Paris ainsi qu'à la création d'un centre communal de soins réservé aux indigents d'Orléans, sa ville natale.

- Un sujet d'observation royale ?

François Gigot de La Peyronie (1678-1747) est connu pour la description de la maladie éponyme. La légende, célèbre parmi les étudiants en médecine, prétend que la description en aurait été faite sur le roi lui-même, mais il ne semble pas exister d'écrit en attestant. Cette légende tenace à peut-être un rapport avec la vie intime de Louis XV, souvent qualifié de frivole voire de licencieux.

Il est plus probable que la maladie fut décrite à l'occasion de soins donnés à un quidam, peut être un proche de la famille royale. On sait que le chirurgien jouissait d'une grande notoriété. Pierre Le Grand par exemple fit appel à son savoir à deux reprises.

François Gigot de La Peyronie est le fils de Raymond de la Peyronie, lui-même barbier chirurgien. 1695, il devient chirurgien à son tour avec exemption d'âge à 17 ans. Il est envoyé se perfectionner à Paris, où il devient l'élève de Mareschal, auquel il succédera auprès du roi.

De retour à Montpellier, il exerce quelques années à l'Hôtel-Dieu Saint Éloi.

Sa réputation est telle que Pierre Chirac, chirurgien du régent, le mande à Paris où il demeurera jusqu'à sa mort. Il succède à Mareschal en 1736 et assure la fonction de président de l'académie de chirurgie jusqu'à sa mort en 1747. Il assure la promotion de la chirurgie qui devient l'égale de la médecine, et non une activité subalterne.

Son activité intellectuelle est importante, mais il est connu avant tout pour la description de la maladie éponyme « *Mémoire sur quelques obstacles qui s'opposent à l'éjaculation naturelle de la semence* », Mémoires de l'Académie royale de chirurgie, t. I.

- *Redde Caesari quae sunt Caesaris*

Tout jeune médecin, interne ou externe, même s'il n'est pas conscient qu'il doit son poste à quelque illustre ancêtre qui a œuvré à faire reconnaître la profession, connaît la fracture de Pouteau-Colles, mais si nous avons la délicatesse de citer les deux auteurs éponymes, nos voisins d'Outre-Manche, eux, se contentent de l'appeler *Colle's fracture*.

L'élégance est décidément française.

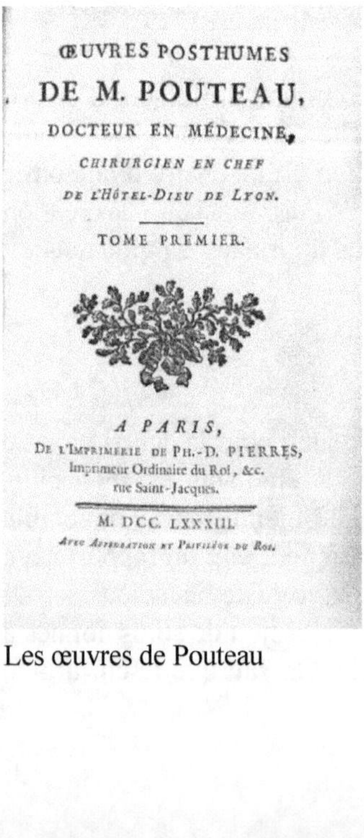
ŒUVRES POSTHUMES
DE M. POUTEAU,
DOCTEUR EN MÉDECINE,
CHIRURGIEN EN CHEF
DE L'HÔTEL-DIEU DE LYON.
TOME PREMIER.
A PARIS,
DE L'IMPRIMERIE DE PH.-D. PIERRES,
Imprimeur Ordinaire du Roi, &c.
rue Saint-Jacques.
M. DCC. LXXXIII.
Avec Approbation et Privilège du Roi.

Les œuvres de Pouteau

Pouteau, célèbre pour la description de cette fracture extra-articulaire à déplacement dorsal du radius distal, est un précurseur de la chirurgie moderne, même s'il ne passa pas à la postérité à ce propos.

En attendant, revenons à notre fracture et à nos Anglais.

L'œuvre de Claude Pouteau est assez vaste, et son travail littéraire sera publié sous forme d'un triptyque, à titre posthume. C'est à cette époque qu'est publiée la description de la fracture qui porte son nom, jusqu'alors considérée comme une simple entorse. Il est vrai qu'en l'absence de radiographie, l'analyse des lésions traumatiques ne pouvait reposer que sur la clinique.

Enfin, rappelons-nous que Abraham Colles n'est pas contemporain de Pouteau. Abraham Colles, 1773-1843, est professeur de chirurgie et d'anatomie au Royal College of Surgeons d'Irlande. Il avait deux ans à la disparition de Pouteau, et s'il est vrai qu'il a participé à la description de la fracture du poignet, la paternité en revient bien à Pouteau…

Revenons à Claude Pouteau. Il naît à Lyon en 1725 où il exercera toute sa carrière, entre autres au sein de l'Hôtel-Dieu, considéré comme le second hôpital du royaume, après l'Hôtel-Dieu de Paris. Claude Pouteau, inventeur de la chirurgie ambulatoire !

Pendant toute sa carrière, Pouteau a manifesté une grande attention au bien-être du patient, au point d'organiser ses interventions de manière que l'opéré séjourne le moins possible dans le service de chirurgie.

Cette logique qui nous est naturelle aujourd'hui est révolutionnaire pour l'époque. Elle poursuivait deux objectifs : éviter au futur opéré le stress inutile de l'attente, dans les hurlements des opérés précédents, mais aussi éviter ou limiter autant que possible le risque infectieux, qu'il attribuait non aux miasmes, mais aux linges souillés, et à l'absence d'hygiène des opérateurs. On se rappellera qu'un siècle plus tard, Pasteur fustigeait encore les chirurgiens à ce propos.

Dans la même logique, il recommande d'utiliser du linge à usage unique préparé et lavé en dehors de l'hôpital (extériorisation des tâches) et des pansements jetables (papier essentiellement).

Chapitre V
Pas de liberté
pour les ennemis de la Liberté

1- Le contexte historique

La Renaissance a fini par avoir raison des dogmes de l'Église, les Lumières ont fini par avoir raison de l'ordre établi. La production livresque atteint un volume jamais égalé depuis l'invention de l'imprimerie.

Diderot et D'Alembert ont créé la première encyclopédie universelle, véritable succès de librairie, dirait-on aujourd'hui.

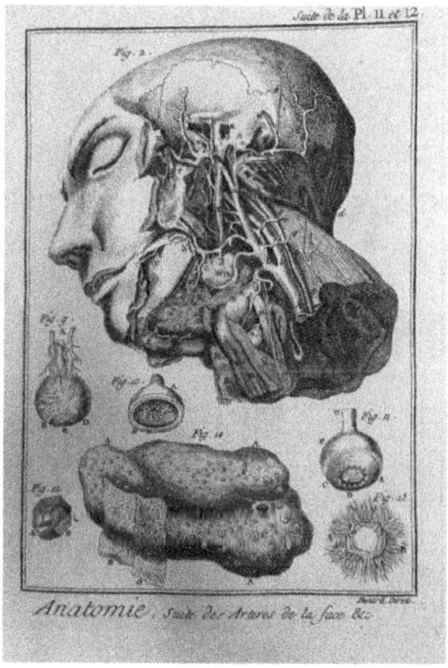

Encyclopédie de Diderot et d'Alembert,
3° édition, 1779

Les connaissances scientifiques, les grandes découvertes infusent plus facilement dans la population, cependant, la chirurgie française évolue peu entre le XVI° et la période révolutionnaire. La théorie des humeurs a toujours cours, jusqu'aux travaux de Bichat. L'anatomie a bénéficié des travaux de Vésale, plus tard de nombreux anatomistes comme Sabatier vont participer à l'édification de la chirurgie. On reste cependant étonné que nombre de ces ouvrages se contentent de textes descriptifs, sans illustrations ou en nombre réduit, sans doute pour des raisons de coût et de complication de la reliure. L'anatomie, encore descriptive, deviendra plus tard topographique, mise au service de la chirurgie, et non comme un art abstrait, sur lequel on disserte des heures, sans implication technique directe.

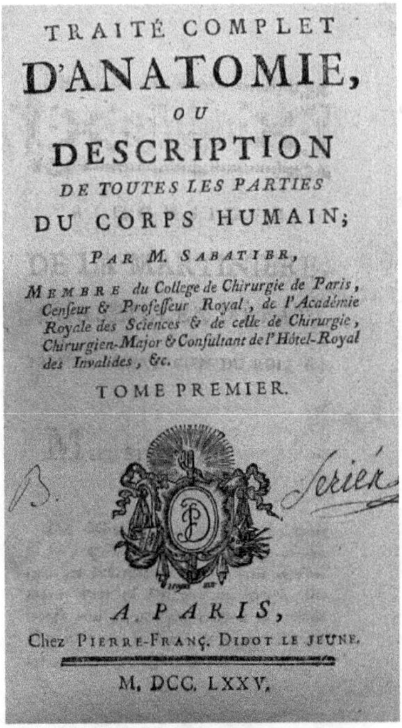

TRAITÉ COMPLET

D'ANATOMIE,

OU

DESCRIPTION

DE TOUTES LES PARTIES

DU CORPS HUMAIN;

PAR M. SABATIER,

MEMBRE du College de Chirurgie de Paris, Censeur & Professeur Royal, de l'Académie Royale des Sciences & de celle de Chirurgie, Chirurgien-Major & Consultant de l'Hôtel-Royal des Invalides, &c.

TOME PREMIER.

A PARIS,

Chez PIERRE-FRANÇ. DIDOT LE JEUNE.

M. DCC. LXXV.

Précis d'anatomie par Sabatier, 1775

La période qui commence va voir un grand nombre de praticiens occuper le devant de la scène, chacun publiant sa technique chirurgicale, son anatomie... L'imprimerie, balbutiante à l'époque d'Ambroise Paré et André Vésale, tient ses promesses et permet l'édition de livres désormais abordables qui vont permettre une diffusion large du savoir médical.

À cette époque troublée, les hommes naissent et vivent au milieu des affrontements politiques et des guerres incessantes, en particulier pendant l'Empire.

Comme souvent, les périodes de conflit sont propices aux avancées techniques en chirurgie.

Des praticiens, largement formés sur les théâtres des opérations, partageant un peu de la gloire de l'Empereur, deviennent chirurgiens de guerre et posent les fondements de cette branche de la chirurgie. L'anesthésie en est encore à ses balbutiements, et c'est à grandes rasades de gnôle qu'on « endort » l'opéré dans les armées napoléoniennes. Quand on prend le temps de l'endormir...

Avant cette période d'euphorie et de conquêtes, la terreur a eu raison des hôpitaux.

De nombreux chirurgiens ont quitté leur poste, trop exposé, pour se réfugier dans leur campagne. Tout ce qui portait une connotation « royale » ou ecclésiastique est détruit, au détriment des soins à la population. La situation sanitaire se dégrade. L'hôpital de la charité devient l'hôpital de l'unité, davantage en accord avec la pensée révolutionnaire, mais perd en même temps ses praticiens et son efficacité.

Une fois le calme revenu, c'est à Corvisart que l'on devra (secondant Fourcroy, ministre d'Empire), la reconstruction de l'hôpital, la création de l'internat, que nous connaissons actuellement et l'ancêtre de nos revues modernes, par la création de la « société médicale d'émulation », animée par Bichat, puis Laennec, et qui éditera les travaux de nombreux savant pendant plusieurs années. D'autres, peu connus de la population, comme Desault, vont jeter les bases de la chirurgie moderne et faire école. Leurs successeurs vont porter haut la chirurgie française en Europe.

Ces praticiens vont mettre en place la chirurgie moderne dont nous bénéficions aujourd'hui.

2- Je crains sa mort, que tant d'autres espèrent peut-être (Joseph Desault)

Sous ce soleil du 30 mai, Paris sort doucement de sa torpeur hivernale. On entend, par les fenêtres ouvertes, les ménagères qui houspillent leurs enfants, les bruits familiers des artisans, qui se sont installés sur leur pas de porte pour y profiter du soleil et de la fraicheur relative. Sous les ponts s'écoule la Seine éternelle. Ce spectacle enchanteur qu'il apprécie tant lorsqu'il rentre chez lui, ne dissipe ni la colère ni l'infinie tristesse de cet homme que l'on dit bourru, mais bienveillant, qui comprend qu'on l'a mandé pour donner ses soins au jeune enfant, le sachant déjà condamné.

Joseph Desault usé par une vie de labeur et les fracas de la Révolution va mourir demain, Louis XVII le suivra de quelques jours dans la tombe.

Ce grand homme, chirurgien à l'Hôtel-Dieu de Paris n'a pas marqué la mémoire populaire, qui lui doit pourtant la formation d'une génération qui donnera ses lettres de noblesse à la chirurgie française. Bichat, Larrey, Dupuytren, Percy, Récamier, Lisfranc… qui vont hisser, pendant le siècle à venir, la chirurgie française au premier plan de l'excellence mondiale. Desault (1738-95) c'est le père de la chirurgie moderne, celle qui professe au pied du lit, liaison entre les iconoclastes (Ambroise Paré, André Vésale, Michel Servet...) qui ont osé contester Hippocrate et Galien, et les modernes, qui ne jurent que par l'expérience et l'observation.

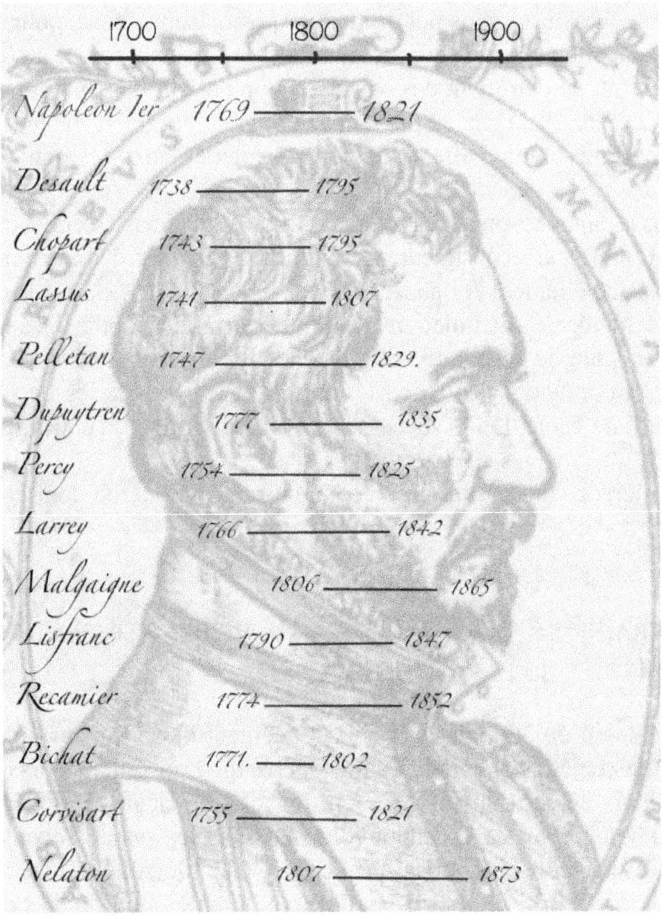

Principaux chirurgiens de la période révolutionnaire et impériale

Né dans une famille modeste de Franche-Comté en 1738, Joseph Desault, que son père destinait à la prêtrise, montre très vite des signes d'une grande intelligence, et une attirance particulière pour les mathématiques. Attiré par la chirurgie, il commence sa carrière auprès d'un premier maître, que l'on qualifierait aujourd'hui de rebouteux, mais rapidement, il comprend, en particulier grâce aux mathématiques, que les principes appliqués dans la réduction et la contention des fractures ne sont pas adaptés. Il publie un traité sur les bandages, dont certains resteront célèbres.

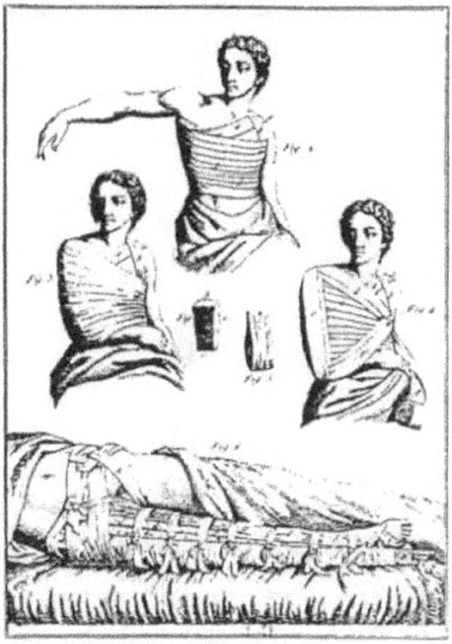

Le fameux « bandage de Desault »

Il monte à Paris à l'âge de 20 ans, sans le sou, sans le soutien d'une famille aisée et connue, et rejoint Antoine Petit au jardin du Roi, qui y enseigne l'anatomie. Il devient son élève. Petit, qui décèle en lui les qualités d'un bon opérateur, le prend sous sa coupe, financera sa thèse et le soutiendra tout au long de son ascension.

On dit que l'héritage de Desault est marqué plus par la pratique que par l'écriture. C'est faire l'impasse sur ses œuvres chirurgicales (publiées et achevées après sa mort par Bichat) ; cependant Desault n'a pas laissé un héritage écrit important, c'est qu'avec lui, on apprend par le geste non par le texte.

Féru de mathématiques et de langues anciennes, Desault est conscient de ses lacunes, en particulier dans le domaine de la rhétorique, où un accent marqué de son pays le fait volontiers passer pour rustre, tandis qu'une érudition insuffisante le rend inapte aux joutes verbales.

Ni bretteur, ni rimeur, ni répondeur du tac au tac, juste opérateur. Car il faut le voir se transformer lorsqu'il parle de la chose : « *Tout semblait s'animer en lui lorsqu'il enseignait. Vous eussiez vu son air, ses gestes, vous peindre une maladie, en même temps que sa bouche en redisait l'histoire ; son attitude varier à chaque instant, suivant ce qu'il voulait exprimer, prêter même quelquefois au ridicule pour qui n'était pas encore entraîné par son enthousiasme ; tout son extérieur parler à votre sens, en même temps que ses préceptes à votre esprit, tout ensemble agité, pour ainsi dire, par le génie de l'art* » (Bichat).

Bourdon disait de Desault, lorsqu'il opérait, qu'il était majestueux, brillant.

Arrivé au sommet de sa gloire, il prend le poste de chirurgien-chef de l'Hôtel-Dieu. Il met en place les bases de l'enseignement au lit du malade, initiation de la grande visite du matin, dont la tradition sera poursuivie par Dupuytren. Il rénove l'enseignement de l'anatomie, qui de descriptive devient topographique. Il pose les bases de l'évaluation de la balance bénéfice-risque (Labrune) pour toute intervention, afin « *que l'on en précise l'indication, l'utilité et que dans le doute on s'en tint à l'expectation* ».

En 1788, il crée l'amphithéâtre de chirurgie, ou les interventions peuvent se faire devant un public toujours captivé, au grand dam de l'administration et des sœurs, toutes puissantes à cette époque. Tout au long de sa carrière, celui que ses élèves qualifiaient de « bourru bienveillant » aura à cœur la formation de ses élèves, en montrant lui-même l'exemple de la disponibilité (il participait aux gardes, dormant souvent sur place, il précédait ses élèves à la visite du matin.)

Son œuvre est avant tout pratique. Il simplifie et rationalise les interventions les plus fréquentes, modernise les instruments. Il développe l'enseignement de la chirurgie sur pièces anatomiques. Il développe « mathématiquement » les principes de traction/immobilisation de membre. En 1780 est publié le « traité des maladies chroniques » co-écrit avec Chopart.

Trois ans après sa disparition, Bichat publiera les mémoires et travaux de Desault sous la forme d'un recueil en trois tomes « *œuvres chirurgicale ou exposé de la doctrine et de la pratique de P-J Desault* », chez Méquignon l'aîné, Paris.

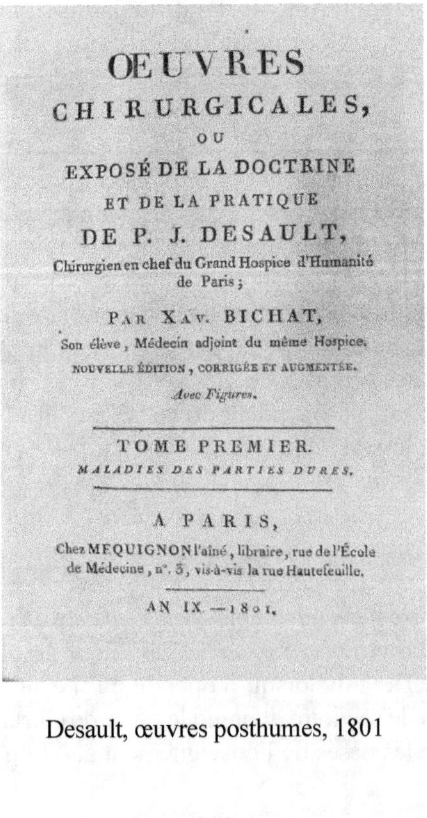

ŒUVRES
CHIRURGICALES,
OU
EXPOSÉ DE LA DOCTRINE
ET DE LA PRATIQUE
DE P. J. DESAULT,
Chirurgien en chef du Grand Hospice d'Humanité de Paris;
PAR XAV. BICHAT,
Son élève, Médecin adjoint du même Hospice.
NOUVELLE ÉDITION, CORRIGÉE ET AUGMENTÉE.
Avec Figures.

TOME PREMIER.
MALADIES DES PARTIES DURES.

A PARIS,
Chez MEQUIGNON l'aîné, libraire, rue de l'École de Médecine, n°. 3, vis-à-vis la rue Hautefeuille.

AN IX. — 1801.

Desault, œuvres posthumes, 1801

Paris, le six mai 1795 10 h du matin.

Pour la deuxième fois, la garde prétorienne de la Révolution vient le saisir au milieu de la visite, pour le mener au Luxembourg. La première fois, deux ans plus tôt, emmené sous bonne garde sur dénonciation frauduleuse de Chaumette, il passera 3 jours dans les geôles de la commune, y croisant quelques amis qui n'auront pas la chance de bénéficier du soutien de la population, de ses élèves et de ses collègues. Il échappe à l'échafaud, mais en conserve une profonde méfiance voire une rancœur contre ceux-là mêmes qui détruisent les facultés, les écoles, les sociétés savantes, qu'il participera à reconstruire, allant chercher dans leur retraite les savants que la Révolution à fait fuir. Cette fois-ci, les officiers sont mandés pour le conduire à la prison du Luxembourg où on lui confie le soin du jeune Louis XVII, emprisonné depuis plusieurs années. Le sort de l'enfant royal s'est « amélioré » à la mort de Robespierre, un an plus tôt, mais le mal est fait, et celui que la révolution ne veut ni tuer ni exiler s'éteint peu à peu, de privations, de brimades, de manque d'affection.

En réalité, ceux qui ont immolé son père et sa mère, en l'abandonnant au froid et à la vermine, n'ont fait appel au secours de la science que lorsqu'ils étaient sûrs qu'il ne pouvait être sauvé (Labrune), et Desault ne s'y trompe pas. Dès les premiers instants au contact de l'enfant, il comprend que le sort funeste est scellé, et s'il fait quelques recommandations de soins, il sait que Louis, à ce stade d'évolution de la phtisie, est condamné, et c'est plus en père de substitution que Joseph rend visite au jeune condamné, qui le prend en affection. À son mal, le vieux médecin ne pouvait répondre que par ses larmes (Beauchêne). Interrogé sur l'état de santé de son jeune protégé, il déclarera « *Je crains sa mort, que tant d'autres espèrent peut-être* ».

Joseph Desault s'éteint d'une fièvre pernicieuse qui commence dès le 30 mai au soir de sa dernière visite à l'héritier du trône, et l'emportera en deux jours. Il laisse un fils qui n'atteindra pas l'âge d'homme et disparaît dans les méandres de l'histoire.

Sa mort est auréolée de mystère : A-t-il été empoisonné ? Il semblerait que toutes les tentatives pour identifier un poison soient restées vaines. Desault a plus vraisemblablement succombé au stress de la révolution (Marc Antoine Petit), à la fatigue et à l'exercice au-delà de toute limite de son art.

Desault, dans son ascension, ne fut pas de ceux qui n'admettent ni rivalité ni partage, car il aimait s'entourer d'esprits jeunes et brillants, qu'il aimait à soutenir, motiver, se révéler. Ses élèves insistèrent pour porter eux-mêmes le cercueil de leur maître en terre, dans ce qui fut des funérailles nationales.

Portes du temps de mémoire Ouvrez-vous, il l'a mérité ! Il vécut assez pour sa gloire Et trop peu pour l'humanité.

3- AH TE VOILÀ, GRAND CHARLATAN ! (JEAN-NICOLAS CORVISART)

Tout est sombre à la Malmaison, à l'exception du bureau de Napoléon Bonaparte, qui restera allumé tard dans la nuit, comme tous les jours. Assis à sa table de travail, celle sur laquelle il a dressé les plans qui ont terrorisé et stupéfié l'Europe, l'empereur travaillera tard dans la nuit.

Soudainement, l'Aigle ploie, s'affaisse sur son bureau, la douleur de l'épigastre, intolérable, le foudroie. Ce n'est pas la première alerte, à chaque fois, Bonaparte voit la faucheuse s'approcher, à chaque fois la douleur passe, mais ne l'abandonnera jamais, jusqu'au trépas. Bourrienne, le fidèle secrétaire, l'aide à se rendre dans ses appartements, et prend sur lui de mander Corvisart. Celui-ci, déjà fort célèbre dans le Tout-Paris, avait sauvé le frère de Bourrienne quelques années auparavant, ce dernier lui vouait une confiance sans limite.

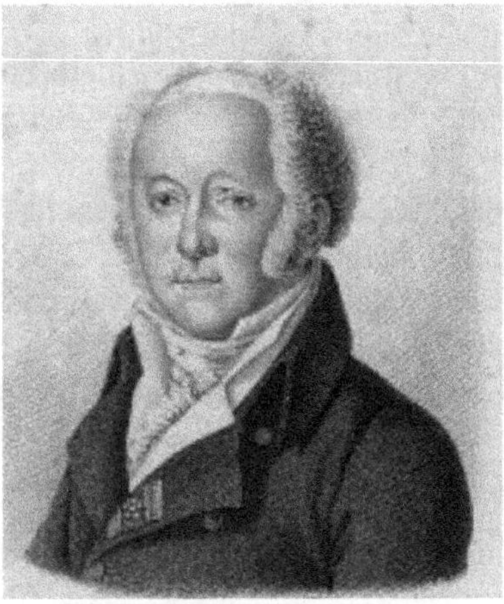

Jean Nicolas Corvisart (1755-1821)

Jean Nicolas Corvisart (1755-1821), célèbre premier médecin de l'Empereur, baron d'Empire (comme Larrey), est issu d'une famille de notables. Petite noblesse locale, perdue au fond des Ardennes françaises, le jeune Jean Nicolas, qui se destine à la médecine, monte à Paris et devient le disciple d'Antoine Petit, du Jardin du Roi puis de Desault, à l'Hôtel-Dieu. Naîtra avec ce dernier une amitié indéfectible, qui, à la disparition de Desault (1795), se portera naturellement sur son successeur et fils spirituel, Bichat.

Corvisart assistera ses deux amis dans le trépas. C'est Corvisart qui avisera l'empereur de la disparition de ces deux grands hommes, qui ont fait plus que tout autre pour la médecine française. Napoléon les honorera d'une plaque commémorative.

Jean Nicolas est un élève brillant, qui passe sans difficultés autres que financières, les étapes imposées au postulant médecin. Ses études, qu'il financera en grande partie, son père, collectionneur compulsif, ayant la tendance prononcée à la dilapidation capitalistique, ses dettes d'étude s'élèvent à quelque 1000 écus, qu'il entend rembourser au plus tôt. Pour brillant, Corvisart n'en est pas moins un esprit libre et provocateur, il montre assez peu de déférence pour ses maîtres, qu'il juge engoncés dans des préceptes surannés.

Reçu Docteur en 1782, il postule puis retire sa candidature de médecin-chef au tout nouvel établissement financé par le célèbre financier Necker. On juge sa conduite déplacée, ayant eu l'audace de se présenter à l'audition sans perruque… Il se consacre alors aux soins de ville. Il intègre une organisation pieuse, qui vient en aide aux indigents à leur domicile. Cette activité lui apporte une certaine notoriété, mais en 1786, il se blesse lors de soins et développe un phlegmon qui l'aurait emporté sans l'intervention rapide de Desault.

Dans le même temps, il assure une partie des cours de médecine opératoire, sous la direction de Desault. Il y fait grande impression, par l'impréparation de ses exposés. Grand orateur, ses cours sont composés à « l'improvisade », « *la contrainte d'une préparation me gêne, elle éteint ma verve, elle m'ôte toute liberté* » sic.

Les journées à la Charité sont longues, la grande visite commence à six heures du matin, elle se poursuit par le cours de chirurgie en amphithéâtre. Les cours pratiques sont dispensés au pied du lit, à la mode de Desault.

On se presse à ses cours et à ses visites, on salue la justesse de son jugement, la finesse de son analyse sémiologique et la gentillesse avec ses patients, même si on le dit un peu bourru. « *Son air calme et serein ramenait la tranquillité et l'espérance aux portes du tombeau* ». Cependant, la tempérance dans les propos et les jugements sont souvent absents chez cet homme entier. Ses arrêts étaient irrévocables comme ceux du destin (Cuvier).

Napoléon dira de lui « *Honnête et habile homme, juste un peu brusque* ». Corvisart prendra de plein fouet la Révolution française, à laquelle il est plutôt favorable, du moins au début, comme la plupart des praticiens de cette époque.

La purge organisée par les révolutionnaires s'accentuant, il juge bon de faire profil bas. Il se cantonne à son activité professionnelle à l'hôpital de la Charité (devenu hôpital de l'Unité), poursuivant ses cours de clinique.

Beaucoup de ses confrères feront les frais de la Révolution, les plus chanceux limogés et envoyés dans leurs campagnes, les autres, poursuivis voire condamnés. Le grand Desault lui-même en fera les frais, et évitera de justesse de croiser la Veuve grâce à la mobilisation de ses disciples, pairs et patients.

Courant dans les couloirs de la Malmaison, de taille moyenne, trapu, solidement campé sur ses jambes massives, Corvisart accourt. Sa tête est grosse, le front haut accentué par un début de calvitie traduit la force d'esprit et le bon sens qui séduira Napoléon. Il guérira Napoléon en quelques jours. Ce dernier, fort suspicieux vis-à-vis de la médecine, placera en Corvisart toute sa confiance : « *Je vis que Corvisart avait pénétré ma structure, que c'était le médecin qui me convenait. Je me l'attachais et le comblais de biens* ».

À partir de 1804, pour les dix années à venir, Corvisart assurera le rôle de premier médecin de l'Empereur et des impératrices. Le rapport entre les deux hommes est franc et sincère. Napoléon, oubliant toute étiquette, alternait les railleries, les remarques acerbes (*« Ah te voilà grand charlatan, combien de personnes as-tu tuées aujourd'hui ?* ») et les questions existentielles, à propos desquelles il aimait à discuter avec son médecin. Dans ces moments-là, Corvisart était plus le confesseur de l'Empereur que son médecin. Son âme avait besoin de soins, pas son corps. Napoléon a toute confiance en Corvisart, qui lui convient par son esprit de décision et son bon sens. C'est qu'on ne feint pas avec un homme tel que celui-ci.

Corvisart, conscient de son rôle, accepte bien volontiers les diatribes impériales, forme d'exutoire et d'extravasation de son trop-plein émotionnel. Mais, Corvisart appartient à la cour, non à la domesticité, il ose résister à l'Empereur, ne lui propose que les traitements strictement justifiés par son état.

Il se permet des conseils que l'on qualifierait aujourd'hui de « mesures hygiéno-diététiques ». Bien peu de praticiens, de peur de mécontenter leur illustre patient, oseraient s'avancer sur ce terrain. Il passe sa carrière auprès de Napoléon et de sa famille, qu'il suit au gré des campagnes. Fourcroy, ministre de l'Empereur, comprend bien la nécessité de refondation de l'hôpital public. Il sera secondé dans cette tâche par Corvisart.

Les bases de l'institution publique sont jetées, il crée l'internat, qui restera la filière d'excellence que l'on connaît. Secondé par Bichat, qui venait d'éditer l'œuvre posthume de Desault, il crée la « société d'émulation médicale », qui regroupe un grand nombre de chirurgiens et de savants, éditant leurs recherches et découvertes au bénéfice de tous. Seul Dupuytren n'y publiera pas, Laennec, ami et successeur de Bichat veillant à ne pas lui en permettre l'accès...

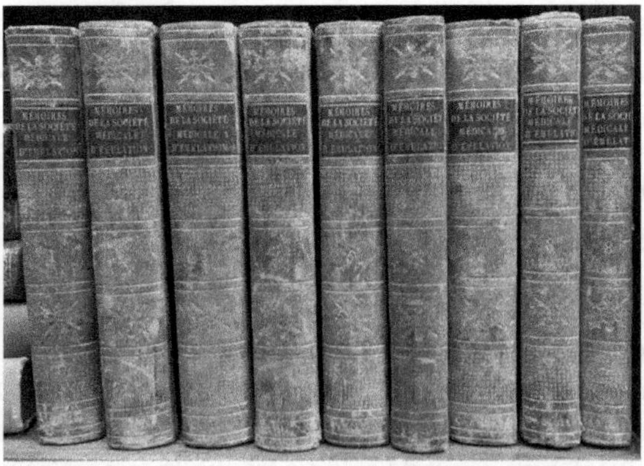

« Société d'émulation médicale », revue complète

En 1814, à la première abdication, Corvisart est déchu de ses titres et perd son poste de médecin de l'Empereur. Il reste néanmoins proche des deux impératrices dont il assure avec dévouement les soins. L'épisode des 100 jours le restaure dans ses fonctions mais Corvisart subit sa première crise d'apoplexie. Cette première attaque aurait dû l'inciter à modifier son comportement, il le savait fort bien, mais résolu de poursuivre ses cours et soins à la Charité, il néglige sa santé et nous laissera, à propos de son mal cette définition de l'accident cérébral : *La première attaque est une sommation sans frais, la seconde avec frais et la troisième avec prise de corps.*

4- AUX GRANDS HOMMES, LA PATRIE RECONNAISSANTE (XAVIER BICHAT)

Sur son lit de géhenne, Desault se meurt. Il a passé une partie de la journée de la veille au chevet du jeune Louis XVII, qui le suivra dans la tombe dans quelques jours. Ne reconnaissant pas l'enfant, aux traits peut-être déformés par la maladie, Desault, le soir même est pris de douleurs aiguës et ne tarde pas à délirer. À son chevet, ses amis Corvisart et Chopart, son fils spirituel Xavier Bichat. Malgré leurs soins il passera dans quelques heures.

Xavier Bichat, véritable étoile filante au firmament de la chirurgie française, est désormais orphelin de son mentor et ami.

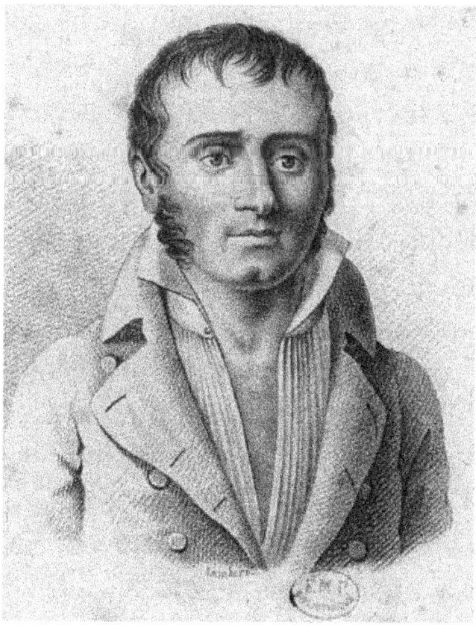

Portrait de Bichat, coll. personnelle

Xavier est né en 1771 à Thoirette, petite bourgade de Bourgogne ou du Jura, selon le découpage géographique du moment. Il est le fils de Baptiste Bichat, le premier praticien du royaume à obtenir le double titre de Docteur en médecine et de docteur en chirurgie, fort célèbre dans sa région.

Sa jeunesse est heureuse, élevé par une mère aimante et veillant à son éducation, en compagnie de son jeune frère.

À 7 ans, il échappe de peu à la variole, et en gardera le visage grêlé. Rapidement, il se passionne pour l'anatomie et devient, pour le voisinage « la terreur des chats », qu'il trucide à l'aide de sa fronde, et dissèque dans sa chambre, dont les effluves de cadavre en décomposition ne semblent pas le gêner le moins du monde.

Xavier est un enfant précoce, un fort en thème, glosant aussi bien le latin que le grec. Il est envoyé par son père à Nantua pour parfaire son éducation, puis commence sa médecine à Lyon, auprès de Marc-Antoine Petit, jeune chirurgien enthousiaste et audacieux, véritable modèle et premier maître du jeune Bichat. Marc-Antoine Petit fut en son temps un élève de Desault, dont il professait les principes éducatifs. On lui doit d'importants travaux sur les plaies du thorax (dont on dit qu'ils auraient inspiré Larrey), la chirurgie des tendons, mais également du bec de lièvre, des hernies étranglées, des anévrismes... Son éclectisme et son taux de succès feront la renommée de l'école de Lyon pour des années. Les années de présence de Bichat à Lyon sont marquées par les révoltes et massacres qui se succèdent. Un décret de la convention ordonnant aux non-Lyonnais de quitter la ville sous 3 jours, Xavier quitte la ville, et après quelques mois, rejoint Paris, où il suit les cours de Desault, déjà célèbre chirurgien en chef de l'Hôtel-Dieu. Il professe les cours au pied du lit, son narratif est brut, mais quelle flamboyance quand il opère.

Il ne tarde pas à repérer le jeune Bichat, qui fait preuve d'une grande assiduité, d'une aisance de langage qui manquera toujours à son maître, et d'une mémoire hors norme. Ainsi, un matin, il remplace au pied levé l'interne absent qui était chargé du cours de médecine. Il est immédiatement repéré par le Maître.

Desault le prend véritablement en affection, et après quelque temps l'accueille à son domicile, avec l'assentiment de Marguerite, son épouse. Gêné par tant de mansuétude, Xavier finit par accepter, contre des cours au fils de la maison et la promesse d'aider le maître à finir son œuvre littéraire.

Les années passent dans une atmosphère de travail assidu, Desault poursuit ses cours et ses soins à l'Hôtel-Dieu, Bichat se consacre à l'anatomie. Il devient intime de Manoury, dissecteur hors pair, suppléant au laboratoire d'anatomie (désormais maître à penser anatomique de Bichat), bras droit et surtout fin connaisseur des humeurs de Desault, sachant, avec talent, passer entre les orages. La disparition de Manoury, victime d'une blessure au laboratoire d'anatomie, sera une première épreuve pour le jeune praticien.

Le coup de grâce viendra de la disparition de son maître, Desault, en 1795 qui le laissera sans mentor. Il devient de facto l'élève de Pelletan, mais le jugera bien inférieur à son maître. Bichat, d'humeur modérée s'en accommodera tant bien que mal, ce sera une autre histoire avec Dupuytren, piètre adepte de la transigeance. Il se lance corps et âme dans un travail acharné. On ne lui connaît aucune liaison, et s'il reste vivre auprès de la veuve Desault, c'est en tout bien tout honneur qu'ils cohabitent.

Avec l'aide précieuse de la veuve, il publie de façon posthume les œuvres chirurgicales de Desault qui connaissent un immense succès et poursuit ses propres études.

Il ouvre sa propre école d'anatomie, dont le succès est tel (on parle de plus de 300 élèves) qu'il doit rapidement trouver un site adapté à la fréquentation. Les cadavres sont bien souvent « subtilisés » aux cimetières par un réseau de « fournisseurs », dont le père Allart, qui, triste ironie, mettra en bière Bichat lui-même.

À cette époque, on s'inquiétait peu des « déchets » de dissection. Ils étaient jetés dans la rue, au milieu des immondices et détritus de toute sorte, ou jetés dans la Seine. Bichat, peut-être davantage dans un souci de propreté que d'humanité, se contentait de les brûler dans un poêle en fonte, qui avait également pour mission de chauffer la pièce, et… de conserver au chaud le bœuf bourguignon, dont on dit qu'il avait un fameux fumet.

- 1799, paraît « *traité des membranes en général et de diverses membranes en particulier* ». Succès immédiat, et changement de paradigme. La théorie des humeurs est définitivement balayée par le concept d'anatomopathologie, d'abord macroscopique, puis, avec l'avènement de la microscopie, par l'histopathologie.

- 1800 paraît « *recherches physiologiques sur la vie et la mort* »,

- 1801 paraît, en 4 tomes « *anatomie générale appliquée à la physiologie et à la médecine* ».

- 1801-1803 paraît en 5 tomes (posthume) « *anatomie descriptive* ». Bichat a pressenti avant tout autre qu'à chaque organe était assignée une fonction physiologique, et que la pathologie avait un retentissement quantifiable sur l'aspect des organes.

- 1802, mort de Bichat.

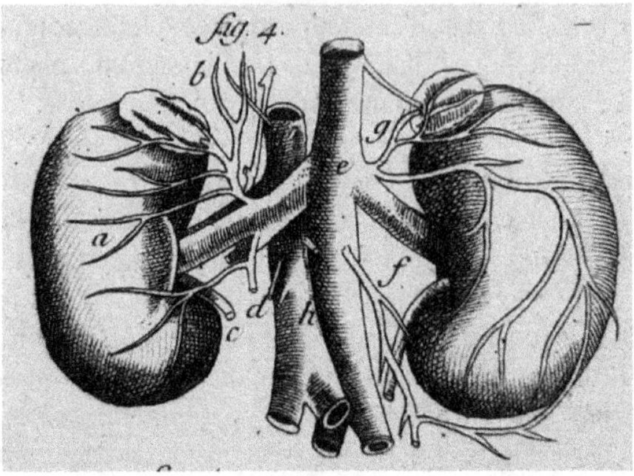

Anatomie du rein, in *Exposition exacte ou tableaux anatomiques* par Maitre François Michel Disdier, Paris 1778.

Comme souvent, il est difficile d'être certain de la nature de l'affection qui a emporté le Maître. On a incriminé un empoisonnement au sein de son laboratoire, une blessure au cours d'une séance de dissection. Il s'effondre dans la cour de l'Hôtel-Dieu, après avoir assuré sa visite quotidienne avec dévouement. Sa plaie au crâne est jugée sans gravité, malgré tout Esparon juge prudent de raccompagner Xavier à son domicile. Malgré leur attention, Roux, Esparon, le fidèle Corvisart ne purent le soustraire à la fin inéluctable. Durant toute son agonie, Marguerite Desault veillera Bichat comme elle le fit avec son époux quelques années auparavant. La maladie qui a emporté Xavier Bichat, est probablement une méningite tuberculeuse.

Détaché des éléments matériels en dépit de sa notoriété et du succès de ses éditions, on ne trouva aucune fortune, pas même de quoi assurer des obsèques dignes au grand homme. Un étudiant offrit une concession au cimetière Sainte-Catherine, une messe des morts fut donnée à Notre-Dame. Le cortège, constitué de 600 piétons, une trentaine de voitures voyait le tout Paris Universitaire accompagner Bichat à sa dernière demeure.

Corvisart, semper fidelis, médecin personnel de l'Empereur, l'avertit en ces termes : « *Bichat vient de mourir à trente ans (...), il a agrandi la science médicale, nul à son âge n'a fait autant de choses et aussi bien* ».

Bonaparte fit ériger à l'Hôtel-Dieu un marbre à l'effigie de Desault et Bichat. Xavier Bichat est le seul chirurgien représenté au fronton du Panthéon. Son nom est inscrit sur la tour Eiffel.

5- Dominique-Jean Larrey, chirurgien et baron d'Empire

Rarement la biographie d'un homme ne m'aura autant passionné. C'est qu'il s'agit du roman d'une vie, du roman national de France, car Larrey est de ceux qui l'ont écrit. Cette époque est celle des hommes d'exception et des grandes épopées.

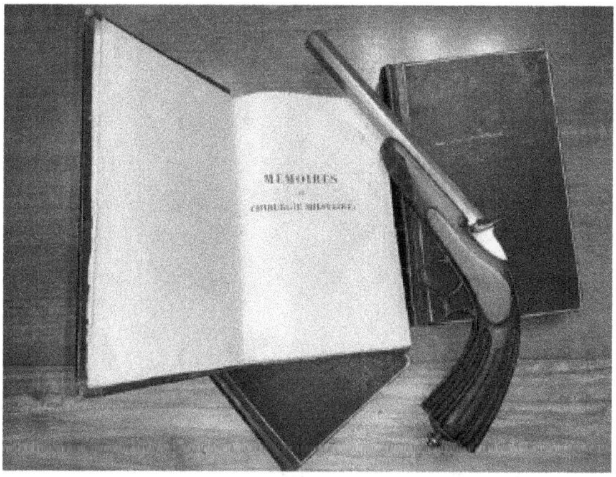

Mémoires de D-J Larrey.
Composition personnelle

Ne croyons pas que ces héros sont des romantiques, non, ils ont vécu dans la fange, partagé la misère du soldat, ont été blessés, mais à aucun moment ne se sont départis de leur honneur. Larrey est des hommes à qui l'on doit. On sait peu de choses de la jeunesse de Dominique-Jean Larrey. Né en 1766 dans le village de Baudéan, il est de petite extraction. Son père, Jean, est maître cordonnier. Le destin sera cruel avec cet enfant, qui perd son père à l'âge de 13 ans, et qui, pour la postérité, sera recueilli par son oncle Alexis, chirurgien à Toulouse.

De la plus cruelle des manières, la destinée vient de le mettre sur le bon chemin. Sa mère, désormais seule, élèvera ses trois enfants (Geneviève et Claude-François) avec les maigres moyens que lui offre son patrimoine et c'est sans doute plus en petit paysan Gascon qu'en Baron de l'Empire que Dominique-Jean est élevé. Il bénéficie cependant d'une éducation assez poussée, par l'abbé Grasset, qui décèlera en lui une remarquable intelligence et un grand courage. En 1780, à l'âge de 14 ans, Larrey quitte sa famille pour rejoindre son oncle à Toulouse. Il y termine ses études et se consacre à la chirurgie.

En 1785 puis en 1787, il devient successivement assistant de chirurgie puis aide-major (équivalent d'interne). La même année, il est initié au rite maçonnique. Son humanisme jusque sous la mitraille marquera sa vie entière. Les vieux briscards de l'armée le surnommaient affectueusement « la providence du soldat » ne pouvaient s'y tromper. Partout et de tout temps, au sein de la Grande Armée, il sera connu et reconnu par la troupe pour sa bravoure et son humanité.

1787, le jeune Gascon rejoint Paris, après 6 semaines de marche. Il ne lui aura manqué qu'une jument verte pour transformer le héros d'Empire en héros de roman. Il suit les cours de Desault, qui professe la chirurgie au lit du blessé, et développe la chirurgie topographique (ou chirurgicale), en opposition à la chirurgie descriptive, plus académique. Il se lie d'amitié avec un certain Bichat. Comprenant que dans ce milieu on progresse plus par la naissance que par le mérite, il décide de quitter Paris. Il se présente et remporte le concours de chirurgien-major de la marine royale et part pour Brest.

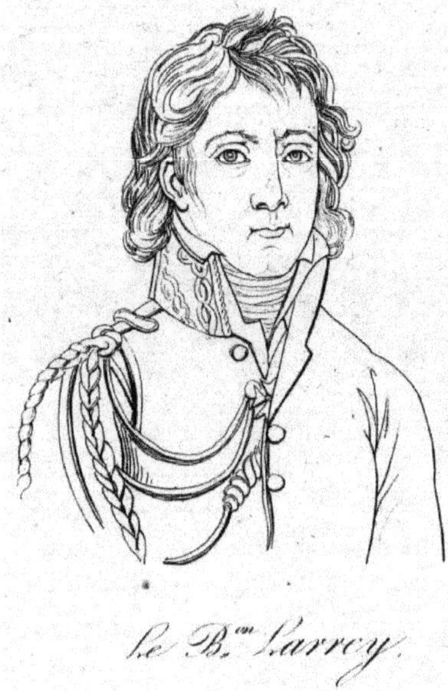

Portrait de D-J Larrey

Premier chirurgien, engagé sans aucune expérience maritime, il embarque en avril 1788 pour assister à la pêche au large de Terre-Neuve. Il mettra à profit le voyage pour apprendre la navigation, la biologie et mettra en pratique les principes qu'il développera durant les campagnes du Premier Empire : porter une attention particulière à l'hygiène et à la nourriture des troupes.

L'esprit est bien né, qui sait apprendre de toute chose

De retour à Brest avec l'équipage au grand complet, sans un seul malade, il recevra les félicitations de sa hiérarchie, mais quittera néanmoins la marine. De retour à Paris, il retrouve à nouveau Desault. 1789 réveille le rebelle qui est en lui. Prêtant volontiers sa voix aux insurgés, dont il se sent proche, il est écarté du poste de chirurgien des Invalides, pourtant acquis par concours. Il gardera de l'amertume de cet épisode, par l'honneur bafoué de cet homme que l'on dit rude. Dominique-Jean Larrey, c'est 28 ans de service, 55 batailles, six blessures, mais un honneur intact. Il y a du Cyrano dans ce Gascon-là.

Les batailles

On ne saurait résumer l'intégralité des batailles auxquelles Larrey a participé en si peu d'espace. Elles se sont déroulées sur plusieurs décennies, et plusieurs régimes jusqu'à la campagne de Russie, puis au retour de l'empereur. Plusieurs épisodes et anecdotes révèlent l'engagement du chirurgien et son audace. Les principes qu'il tire de son exceptionnelle expérience sont encore aujourd'hui appliqués. Très tôt, il rejoint l'armée du Rhin, et, participant aux premières batailles, il se rend rapidement compte que le règlement militaire, qui impose aux chirurgiens de stationner à une lieue du combat, constitue une difficulté inutile à la prise en charge des blessés, qui peinent à rejoindre l'arrière.

C'est au milieu du combat qu'il faut être !

Bravant les ordres et le règlement, il dirige ses hommes au cœur de la mêlée, et y soigne directement et rapidement les blessés. Il sait profiter de l'hébétement du blessé pour réaliser une amputation sans anesthésie. Sous son autorité, les ambulances volantes font une première apparition, mais c'est cinq ans plus tard que leur utilisation se généralisera. Ce sont des carrioles, conçues pour approcher au plus près des combats, dans le but de ramasser et transporter rapidement les blessés vers un poste de soins secondaires. Ce « fait d'armes » lui vaut à la fois les honneurs du général de Custine, et en même temps condamnation pour sa désobéissance…

Les ambulances volantes existeront sous différentes formes, à deux ou quatre roues, tirées par un ou plusieurs chevaux, suspendues comme une chaise à porteurs et même à dos de chameau durant la campagne d'Égypte. Chacune est placée sous la direction d'un chirurgien (1ère classe), 6 assistants, 8 infirmiers et 2 pharmaciens. Elles sont capitonnées pour offrir un confort maximum au blessé.

Outre leur efficacité indéniable sur la qualité et la rapidité des soins prodigués aux blessés, la présence d'une équipe médicale (on dirait aujourd'hui « une équipe chirurgicale de l'avant »), immédiatement au contact, rassure le grognard qui sait qu'il peut compter sur un homme dévoué, efficace et qui n'hésitera pas à affronter la mitraille pour lui venir en aide. Cette disposition, qui participe à galvaniser les troupes, est toujours d'actualité : les soldats rechignent moins à monter au combat s'ils savent qu'ils seront secourus rapidement et dans de bonnes conditions.

À de nombreuses reprises, Larrey sera remarqué par la troupe et par l'empereur, pour son audace et son courage. Appliquant toujours le principe du soin le plus rapide, on le voit réaliser des amputations « sur le champ », jusqu'à 200 par jour, évacuer ce soldat blessé sur son dos, se démener sous les coups de canon, au point que le grand Wellington lui-même demanda que l'on dévie la canonnade pour laisser ce brave porter secours en disant de lui « *Je salue l'honneur et la loyauté qui passent* ».

Au-delà de ses qualités d'opérateur, qui lui valurent à plusieurs reprises les honneurs, et ses qualités d'organisateur, qui lui valurent une carrière de tracasseries administratives, c'est l'humanisme de cet homme, parfaitement dans son siècle, qui prédomine, en particulier par la « sanctuarisation du blessé ». Il considère qu'il leur doit ses soins, et sa protection.

Ses consignes sont claires : « *Les devoirs d'un chirurgien en Chef d'Armée ne doivent pas se borner à administrer aux blessés les soins et les secours que leur état exige ; il doit encore ne reculer devant aucun moyen pour protéger et garantir leur existence contre toute espèce d'agression hostile* ». Désormais qu'on se le dise, le blessé est SON blessé.

Officier sans galon, le chirurgien n'en est pas moins armé, et c'est sabre au clair qu'il chargera au milieu d'une troupe de cosaques venus assassiner SES blessés lors de la bataille de la ferme d'Heurtebise en 1814. Mais c'est sans arme qu'il tiendra tête aux insurgés de 1830 qui voudront s'en prendre aux soldats blessés dont il a la charge. La croix rouge et la convention de Genève (1864) sont l'organe et la règle d'application de ce même principe : « *recueillez les morts et les blessés, soignez les blessés qu'ils soient amis ou ennemis, respectez le personnel médical, les hôpitaux et les ambulances* ».

Il ne sera jamais riche, et s'il fut fait baron à Wagram, et décoré à plusieurs reprises par Napoléon lui-même, c'est spirituellement et techniquement que son héritage est à prendre.

Outre l'organisation des soins et de l'évacuation des blessés, Larrey veille à une alimentation de la troupe la plus saine possible, allant jusqu'à sacrifier ses propres chevaux pour nourrir la soldatesque. Il professe les soins le plus rapides : suture rapide des plaies simples, parage rapide des plaies contuses. Il expérimentera « l'asticothérapie », devisera sur les plaies pénétrantes du thorax et de l'abdomen. Il publiera plusieurs notes, mémoires et atlas de chirurgie, sur la gestion des engelures, des hématomes du crâne, des fractures... Au retour de la campagne de Russie, faisant le compte de ses actions, il annoncera 11 % de décès parmi ses blessés, ce qui, étant donné les conditions météorologiques (on parle de -38 °C), les conditions sanitaires et l'absence d'antibiothérapie, est un exploit.

Dans son principe, on lui doit le SAMU, dont il a fixé le mode d'intervention, et, après la chute de l'Empire et son retour à la vie civile, la réorganisation de l'enseignement médical de la chirurgie (création de l'internat), qui passe de l'empirisme du barbier à la rigueur technique basée sur la parfaite connaissance de l'anatomie et une expérience militaire certaine. Il participe à faire sortir le Service de Santé des Armées du giron de l'intendance. Aussi brillant opérateur que fidèle à l'Empereur, il refusera plusieurs offres, tel le commandement du service de santé des armées des États-Unis, ou de Russie. Après la guerre, il rejoint Paris. On le retrouve tour à tour professeur au Val de Grâce, chirurgien des Invalides.

Il fréquente les salons parisiens, y rencontre quelques sommités (Chateaubriand, Hugo, Listz...), mais la vie mondaine n'est pas pour cet homme qui trouve régulièrement refuge auprès des 4000 vétérans pensionnaires des Invalides.

La rudesse de son caractère, liée à une vie aventureuse et de nombreuses vexations, postes refusés, suspension de ses titres et rentes, tracasseries diverses, pousse sa hiérarchie à lui confier des missions de contrôle des hôpitaux pour l'éloigner de Paris.

C'est en revenant d'une tournée d'inspection des hôpitaux d'Algérie que Larrey, souffrant d'une pneumonie, décède à Lyon le 25 juillet 1842, aux côtés de son fils, au lendemain du décès de son épouse. L'empereur avait dit de lui « *Il a laissé dans mon esprit l'idée d'un véritable homme de bien, à la science il joignait au dernier degré toute la vertu d'une philanthropie effective. Tous les blessés étaient de sa famille* ».

6- UN FIACRE DANS LA NUIT, LA GLOIRE DE DUPUYTREN

Au milieu de la nuit, un fiacre vole plus qu'il ne roule sur les pavés parisiens.

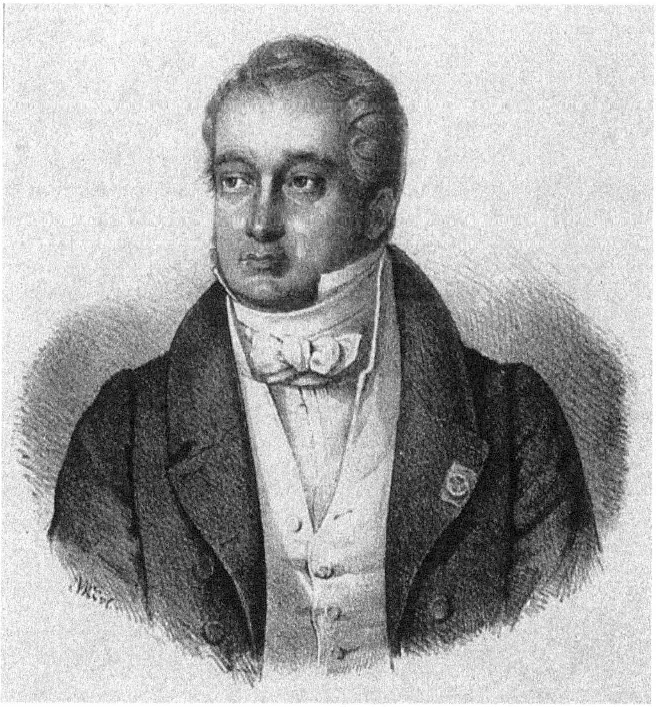

Le baron Dupuytren.

Dupuytren (1777-1835) est inquiet. Réveillé au milieu de la nuit par Monsieur, le frère du Roi, il se précipite au chevet du duc de Berry, victime d'un attentat. Le meilleur chirurgien de son temps, autant détesté qu'admiré, ne pourra rien faire pour sauver le blessé, qui mourra dans ses bras quelques heures plus tard.

Autant le lecteur est transporté à lire la biographie et les mémoires de Larrey, voyageant avec lui aux quatre coins de l'Europe, sous la bannière de l'Aigle, autant le cas de Dupuytren le laisse perplexe : il est resté célèbre auprès des profanes, n'a laissé que peu d'écrits, mais jouit d'une réputation flatteuse de plus grand chirurgien du siècle et en même temps d'un homme difficile, hautain, avide de réussite et d'honneurs. Delhoume commence sa biographie en citant Montaigne : « *Qui establit son discours par braverie et commandement, montre que la raison y est faible* ».

Voilà qui est singulier ! Sous-entend-il que Dupuytren était un autoritaire sans raison ? Comme nous le verrons plus loin, plusieurs sources mettent en avant des traits de caractère tranchés, mais en même temps, Dupuytren, que d'autres qualifient de « génie chirurgical de son siècle » sera donné en exemple aux générations futures, bien après sa disparition, car avec Dupuytren, c'était la « *génération ardente des hommes nouveaux de la période révolutionnaire qui monte et disperse devant elle le système, les théories, les dogmes, les classifications, les sophismes* ».

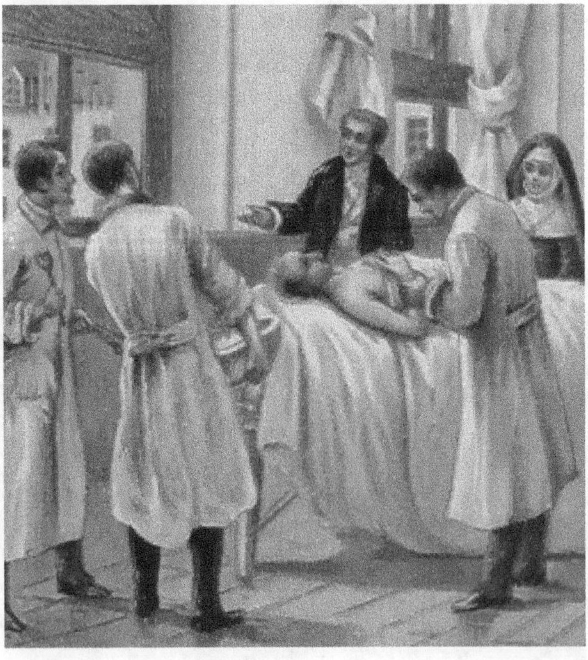

Dupuytren et ses élèves.

Dès son enfance, plusieurs auteurs mettent en avant une histoire, qui peut paraître rocambolesque, soutenue par Henri Mondor lui-même d'un double enlèvement.

Le premier en bas âge, par une femme de passage, peut-être en mal de maternité (Vidal de Cassis). Nombreux sont les auteurs qui relatent cet évènement, mais il semble que les preuves matérielles (procès-verbal, plainte...) manquent (Delhoume) pour en assurer la véracité historique. L'enfant, décrivant la ravisseuse comme une fée, nous laisse à penser qu'il pourrait s'agir d'une sorte de conte, plus à mettre au crédit des biographes que de Dupuytren lui-même. Ainsi, dans ce pays ravagé par la révolution, un homme simple réussit par son courage, et son génie à se hisser à la première place. Pas d'intervention divine en ces temps aussi troublés qu'anticléricaux, peut-être juste une bonne fée, bien laïque, qui se serait penchée sur son berceau. Pourrait-il s'agir d'une sorte de conte révolutionnaire, l'exhortation d'un self-made man avant l'heure ?

Et puis il y a cette deuxième affaire d'enlèvement, vers l'âge de 12 ans, par un soldat de passage. On imagine assez mal pourquoi un soldat irait se charger d'un marmot en plus de son paquetage. En réalité, il pourrait s'agir simplement de son départ vers Paris, en compagnie de militaires dont il partagea le quotidien le temps du voyage. Il serait donc parti de son plein gré en compagnie du capitaine Keffer, avec l'agrément de son père.

La famille

D'aucuns la disent désargentée, limite famélique (Chereau). Il est vrai qu'en cette décennie de 1770 les récoltes sont mauvaises et le grain vient à manquer autant pour les semailles que pour la population. Pays de jacquerie, on sent poindre la grogne du peuple qui mènera 20 ans plus tard à la révolution.

En réalité, la famille Dupuytren, ne vit pas dans l'opulence, et c'est un effort particulier que d'envoyer le jeune garçon étudier à Paris. Malgaigne relate cet épisode de Guillaume, étudiant sans le sou, comme beaucoup d'autres à cette époque et plus récemment encore, qui, demandant de l'aide à sa famille, se fit opposer une fin de non-recevoir « *crois-tu (lui répondit sa mère) que dix écus se trouvent dans les pas d'un âne* (ou d'une vache selon les auteurs) ? ». Pendant six semaines, il se nourrit de pain et de fromage, travaillant au fond de son lit, faute de pouvoir payer le charbon du chauffage.

En réalité, le père de Guillaume a une situation plutôt enviable et une bonne partie de sa famille officie sous le titre de chirurgien. On parlerait aujourd'hui de classe moyenne.

Fulgurance de l'ascension et violence des rapports

L'ascension de Dupuytren est pour le moins linéaire, franchissant pas à pas tous les échelons qui mènent à la gloire, avec, à quasiment chaque étape des conflits autant d'ordre privé que professionnel, que l'histoire ne retiendra pas, mais qui auraient pu entacher la mémoire du grand homme. Dès qu'il est en âge d'apprendre, il reçoit une éducation « sommaire » d'un officier municipal de son village. 1785. La famille de Guillaume quitte son village natal pour Condat. Il y bénéficiera des cours de l'abbé Ardent de Plic qui lui enseigne le latin.

1789, Guillaume est interne au collège de la Marche. On y enseigne le latin, la rhétorique, la philosophie. Il est aux premières loges de la Révolution française, ses études se déroulent en grande partie durant la terreur. Nul doute que les évènements de cette période eurent des répercussions sur notre homme, aussi solide soit-il. L'encadrement et les collègues de Dupuytren rapportent l'indiscipline de cet enfant, dont le « comportement démontre l'absence d'éducation », alors qu'il jouit d'une intelligence supérieure. Il « *montrait tous les défauts d'un enfant mal élevé, joueur, adonné à la dissipation et difficile à discipliner* » (Malgaigne). Quittant le collège en 1794, il se sent appelé par la patrie en danger, souhaitant embrasser la carrière militaire, il regagne le domicile familial à pied. Il veut être soldat, mais son père, qui ne le voit pas de cet œil, le fait inscrire à l'école médico-chirurgicale de Limoges. S'il avait pu embrasser la carrière militaire, sans aucun doute y serait-il devenu un grand capitaine car il était de ces hommes qui ne peuvent jamais rester en deuxième ligne (Louis de Lorenne). Dupuytren est de constitution solide, d'un air hautain et dominateur, il incarne par sa présence un « *Jupiter Olympien* » (Gaillard).

Il ne reste sans doute que quelques mois à Limoges, pour remonter à Paris, où son père l'introduit auprès d'Alexis Boyer, premier chirurgien de Napoléon. Pendant de nombreuses années, la destinée de ces deux hommes sera intimement liée. Ce dernier l'admit au nombre de ses élèves et le considérera avec sincérité comme son fils et successeur spirituel. Il ne fait pas de doute que les sentiments entre les deux hommes étaient sincères, et si Dupuytren voyait dans Boyer un exemple de réussite, il n'était évidemment pas « indifférent à consolider sa situation en épousant la fille du chirurgien de l'Empereur » (Delhoume) et Boyer voyait dans son élève un successeur digne de lui (ses succès passés répondaient de son avenir). Il entreprit donc de donner sa fille aînée à son fils d'adoption, mais le mariage n'eut jamais lieu. Les contempteurs de Dupuytren soutinrent que la cause de cet échec était bassement matérialiste, la dot de la belle étant jugée insuffisante par le prétendant. En réalité, dans sa correspondance à son Maître, Dupuytren ouvre son cœur comme à son habitude, c'est-à-dire de façon franche et sans détour, « *espérant vaincre par mes soins les préventions et la répugnance que votre fille (...) avait conçues (...) cependant (...) je n'ai pu recueillir aucune marque d'affection* ». Dupuytren, sachant sans doute qu'il serait jugé sur son mariage avec la fille de son maître, voulait un mariage d'amour autant que de raison.

En dépit des efforts des uns et des autres, Guillaume ne se présenta pas à l'office le matin du mariage. On considéra ce geste comme un affront inexcusable envers la famille qui lui avait ouvert sa porte, dont il endossera le poids de la culpabilité. En réalité, un courrier de sa promise lui serait parvenu, lui expliquant « qu'elle ne l'aimait pas, qu'elle en préférait un autre ». Elle épousera Roux, opposant personnel et professionnel de Dupuytren.

Pendant toutes ces années, Dupuytren participe à de nombreuses sociétés savantes (dont la société d'émulation en 1797, la société anatomique en 1803...) où il brille à la fois par l'ardeur et la qualité de son travail. Cette saine émulation tournera rapidement au conflit d'ego, en particulier avec Bichat, dont le génie et la capacité de travail égalent ceux de Dupuytren. Repéré par Desault, dont il devient le fils spirituel, Bichat en seulement quelques années aura une production intellectuelle sans équivalent (Traité d'anatomie générale en 1800, traité d'anatomie pathologique en 1802). Sa disparition précoce, en 1802, laisse à Dupuytren le champ libre pour sa propre production intellectuelle, n'hésitant pas à quelques « arrangements » pour s'attribuer la paternité de quelques-unes de ses découvertes. Laennec, qui en conservera une profonde rancœur, se fit un devoir de rendre à Bichat, ce qui appartenait à Bichat.

Quelques années plus tard, Laennec, devenu rédacteur au journal dont Corvisart était le promoteur, fit en sorte que jamais Dupuytren ne put y insérer une ligne.

Cette tendance à l'appropriation du travail d'autrui semble s'être répétée au moins une fois, lors des travaux réalisés en commun avec Chaussier, dont Dupuytren « *s'attribua tout entier le mérite* » (Malgaigne).

S'il est un autre trait de caractère que plusieurs biographes mettent en avant, c'est ce détachement vis-à-vis de la mort, de la douleur. Bourdon souligne que « *sans cette profonde indifférence (...) il n'existe pas de chirurgien véritable* ». Cela excuse-t-il cette déclaration apprenant la mort de Bichat : « *enfin je respire* » ? Abstenons-nous de juger cet homme, avec nos critères de compassion actuelle. L'époque sanglante, la mort, compagne de toutes les familles, la violence de la rue et de la maladie laissaient sans doute peu de place à la compassion, surtout chez un homme dont la vie entière revêt le caractère d'une mission : soigner à tout prix.

Dupuytren sait qu'il ne peut compter sur sa naissance, et c'est à force de travail et de rigueur qu'il franchit une à une les marches de la gloire. Il est nommé chirurgien adjoint (1808), professeur de médecine opératoire (1812). Chirurgien adjoint de l'Hôtel-Dieu, pendant plusieurs années, il travaille sous la férule de son chef de service (Pelletan), pour qui il n'a que mépris professionnel. Il doit rendre compte de ses interventions, voit ses faits et gestes passer sous les fourches caudines d'un supérieur qu'il juge dépassé, et qui considère son comportement aventureux.

À la suite de plusieurs interventions « ratées », Pelletan finit par être remercié. 1815 voit la réussite ultime de Dupuytren, qui accède enfin au poste tant convoité de chirurgien en chef de l'Hôtel-Dieu. Comme à son habitude, il ne peut s'empêcher de pérorer (félicitez-moi !). En réalité, cette nomination fut un évènement éminemment positif pour l'enseignement qui reprit une vigueur oubliée depuis Desault, car pendant des années, Dupuytren « *allait porter la chirurgie française à une hauteur qu'elle n'a pas dépassée et devant laquelle l'Europe s'est inclinée pendant 20 ans* ».

Dupuytren, pendant ses années de chefferie de service, ne ménage pas ses efforts : modernisation de l'Hôtel-Dieu, amélioration de l'hygiène, réorganisation de l'enseignement. Comme à son habitude, travaillant avec ardeur, il est présent à son poste tous les matins, avant 7 heures. Généralement arrivé le premier, il ne connaît ni week-end ni jours fériés et exige de ses internes une disponibilité de tous les instants.

Gare à celui qui serait absent sans bonne raison. Il est expulsé sans autre forme de procès ni discussion possible.

La matinée commence immuablement par la grande visite, instituée par Desault bien des années auparavant. Elle dure 3 heures. On le dit avare de mots, observateur fin, et de diagnostic sûr. Il admettra beaucoup plus tard « *je me suis trompé, mais je crois m'être trompé moins que les autres* ». Il lui arrive parfois de faire une boutade, qui déclenche immédiatement les rires de son assistance, mais quel interne se permet, encore de nos jours, de s'abstenir de rire aux bons mots de son patron ? Parfois c'est aux dépens du patient qu'il rit, moqueur, même méchant « *eh mon enfant, quel homme abandonné du ciel...* » demande-t-il à une jeune femme enceinte particulièrement laide. Expert en goujaterie, mais aussi quelle leçon de médecine et de chirurgie ! Les cours sont faits au pied du lit, les dossiers les plus intéressants sont retenus pour être discutés en amphithéâtre.

Après la visite, la matinée se poursuit à l'amphithéâtre par le cours de médecine, imposé aux internes, et qui accueille de nombreux praticiens étrangers et de toute la France. Enfin, arrive l'heure de la consultation gratuite, où se presse un public nombreux (on parle de 10 000 consultants par an). La sûreté de son diagnostic, la promptitude à décider du geste opératoire nécessaire lui apportent une renommée qui dépasse largement les frontières.

« *Dubois opérait plus vite que lui, Desault était plus brillant, plus majestueux, Boyer plus prudent, plus élégant, Marjolin plus réfléchi, Lisfranc aussi dur et plus expéditif* ». « *Mais nul chirurgien n'eut le coup d'œil plus sûr, le jugement plus sain, la main plus ferme, aucun n'eut l'âme plus imperturbable dans les dangers* » (Isidore Bourdon in *médecins et naturalistes des temps modernes*, 1844). Pendant toutes ces années, Dupuytren se consacra entièrement à son activité hospitalière.

Étendu sur un sofa, le Duc est livide, d'une plaie à la base du thorax droit s'échappe un sang foncé. Traité sur place, les médecins mandés auprès du blessé ne purent que constater la gravité de la blessure, et décidèrent qu'il était urgent de procéder à une saignée ! Plusieurs furent réalisées, sans efficacité notoire (peu de sang recueilli et sans amélioration de son état). Dupuytren comprend la gravité de la situation, l'absence d'hémoptysie plaidant pour l'absence de lésion traumatique du poumon, il décide d'explorer la plaie traumatique, évacuant une grande quantité de sang. La respiration en fut facilitée, mais sans pouvoir déterminer l'origine du saignement. L'agonie du Duc dura une partie de la nuit, puis il s'éteint non sans rendre hommage aux soins prodigués « *Monsieur Dupuytren je suis bien touché de vos attentions et de vos soins mais ils ne sauraient prolonger mon existence, ma blessure est mortelle* ».

En réalité, rien ne pouvait sauver le Duc de cette blessure, dont l'examen post-mortem révéla que la lame avait traversé l'oreillette droite de part en part. Un mauvais procès fut fait à Dupuytren, à qui on reprocha d'avoir aggravé la situation par sa hardiesse à explorer la plaie. Même le grand Larrey, dont l'expérience des blessures de guerre le précédait en tout lieu, avait sans doute tort. Ce dernier professait de fermer les plaies thoraciques, comptant sur l'hémothorax pour faire cesser l'hémorragie. Dans ce cas particulier, le talent n'était pas suffisant, c'est de technologie dont le Duc avait besoin.

Son impuissance à sauver le Duc ne fut pas reprochée à Dupuytren par la famille royale, qui le fit Baron quelques mois après l'incident. Il en fut très touché et fier (correspondance), car enfin il recevait du Roi ce que ses confrères (Boyer, Larrey…) avaient reçu de l'empereur.

La suite de la carrière de Dupuytren se poursuivit au même poste de chirurgien-chef, ou il montra toute sa vie la même ardeur au travail, et la même exigence envers lui-même et ses subalternes. Nommé chirurgien personnel de Charles X, il fut membre de l'Académie de médecine, de l'Académie des sciences (sur l'insistance du Roi). Ce fut la période des honneurs, des récompenses (Légion d'honneur, Chevalier de Saint Michel, de Saint Wladimir...), de l'influence, d'un mot il faisait ou défaisait les carrières. Nous en reparlerons avec Lisfranc !

En 1830, il décide de briguer les suffrages de la députation. On lui reprochera sa fidélité changeante : républicain dans sa jeunesse, boudeur sous l'empire, légitimiste sous la restauration. Il échoue face à un simple médecin de campagne, blessure d'orgueil s'il en est. 1833, premier signe de déclin : Dupuytren est frappé d'une paralysie faciale et décide enfin, après 30 ans de labeur, de prendre quelques congés. De retour à l'Hôtel-Dieu, qu'il ne pouvait délaisser ainsi, il ressentit rapidement le mal qui l'emporterait bientôt : une pleurésie droite contre laquelle il lutta 6 mois (Ganière). D'autres biographes évoquent une appendicite. « *Sentant la fin proche, il refusera le geste de chirurgie qui aurait pu le sauver par lassitude et dégoût de la vie, qu'il jugeait amère, car ayant connu toutes les gloires, tous les honneurs, toutes les distinctions et fortunes, il vivait seul, séparé de son épouse et de sa fille, ne comptant parmi ses admirateurs aucun ami véritable* ». Il s'éteint le 8 février 1835 à 57 ans.

Jusqu'aux derniers instants, il est resté maître de son destin, lui, le premier des chirurgiens mais le dernier des hommes. Ne soyons pas trop sévères avec l'homme, tant nous devons au chirurgien, et s'il apparaît que des traits de caractères « difficiles » puissent en ternir la réputation, c'est sans doute une manifestation de l'excellence vers laquelle il tendait sans cesse, la seule place qui vaille, ne pouvant être que la première.

Dupuytren avait le génie de la main, de celui qui fait, sans doute moins celui des rapports humains apaisés. Mais cet homme, comme Bichat, Larrey, Laennec,

Recamier, Lisfranc... pour qui il entretenait un profond mépris…, tous enfants de Desault, sont des révolutionnaires de la science médicale dans un monde qui change, qui brise la science hippocratique, au profit de l'observation et de l'expérience, n'attachons pas trop d'importance à ces travers, et contentons-nous de retenir ce que nous leur devons. Dupuytren est inhumé au Père-Lachaise.

7- La chirurgie n'est jamais aussi belle que lorsqu'elle ne fait pas couler le sang (Jacques Lisfranc)

Paris, dix heures du soir. Son visiteur franchit d'un pas décidé la grille de l'hôtel particulier. Dans la pénombre de son cabinet de travail, éclairé par une simple chandelle posée sur le bureau, Dupuytren, d'une écriture fine, rédige le billet de faveur sollicité par son élève qui brigue le poste de professeur à la faculté.

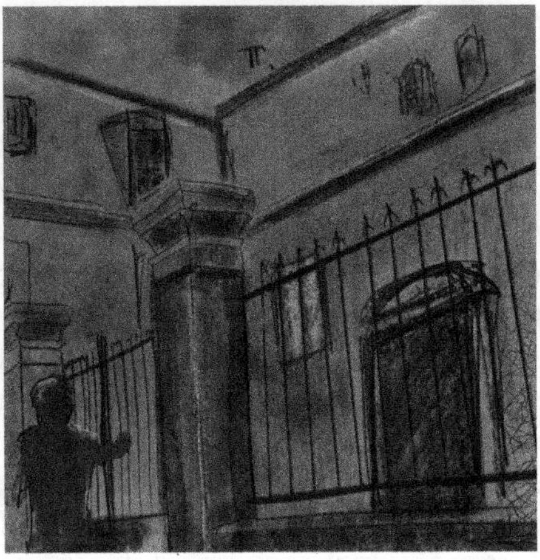

Un visiteur dans la nuit.

Avec un petit sourire en coin, Dupuytren poursuit sa rédaction…

« *Chirurgien médiocre et bruyant, boutefeu révolutionnaire, sorte de Brutus solliciteur* ».

Il hésite, il le sait, il va déclarer une guerre ouverte à son élève, mais reste ferme dans sa décision, ce freluquet ne lui fera pas d'ombre. Nul ne sait si cette lettre occulte fut réellement écrite par Dupuytren, mais il est vrai qu'après l'assassinat du Duc de Berry, sa notoriété et la confiance de la royauté restaurée lui procuraient la faculté de faire et défaire les carrières… C'est dans un de ces moments de colère épouvantables que Lisfranc comprend qu'il n'obtiendra bien évidemment pas le poste de professeur à l'université (confié à Bougon, médecin du Duc de Berry), et c'est à l'hôpital de la Pitié qu'il fera carrière, succédant à Pierre Augustin Béclard.

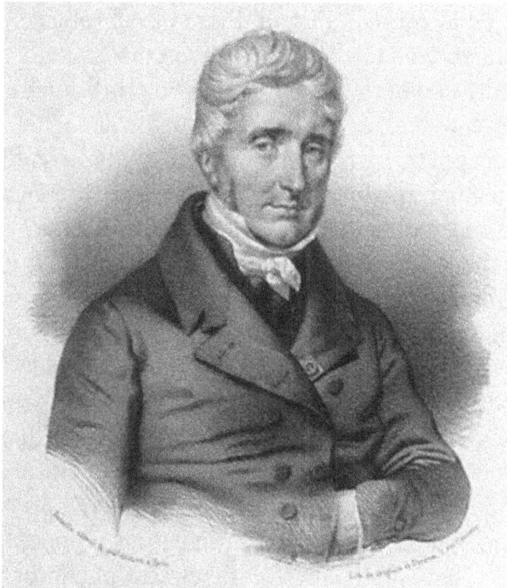

Portrait de Lisfranc

On dit de Lisfranc qu'il était « *l'ennemi et la caricature de Dupuytren* » (Louis-Désiré Véron). Il en fut l'élève. Jacques Lisfranc De Saint Martin est issu d'une famille de chirurgiens de la région lyonnaise. Il naît dans la maison familiale de Saint Paul en Jarez (entre Lyon et Saint Étienne).

1806-1811, il est interne en chirurgie aux hospices de Lyon, auprès de Marc-Antoine Petit, successeur de Claude Pouteau.

1811, il gagne Paris et rejoint Pelletan et Dupuytren dont il est le disciple. Il passe sa thèse sous sa direction en 1813. Cette même année, il est appelé dans l'armée où il gagne en réputation. De retour à Paris en 1814, il reprend son poste auprès de Dupuytren, qui lui servait, du moins au début de leur collaboration, de protecteur. Il avait encore ce degré de bienveillance que l'on attend du maître, que Lisfranc lui rendait par une admiration non feinte et un dévouement enthousiaste. Rapidement, le climat entre les deux hommes se dégrade, de moqueries en invectives et désormais en insultes publiques. Le cas n'était pas rare, à cette époque, qu'un soutien se retourne contre son solliciteur. On fait carrière rarement en brillant par son art, mais par son extraction, et souvent par petites combines et secrets arrangements.

De caractère réputé difficile, il faut dire qu'en la personne de Dupuytren, Lisfranc avait un contradicteur puissant et difficile à abattre, et il est indéniable que la place de Paris était trop étroite pour ces deux esprits volontiers belliqueux lorsqu'il s'agissait de défendre leurs prébendes. Si Dupuytren détestait à ce point Lisfranc, qui lui rendait bien, c'est que celui-ci avait reconnu dans son ancien élève son alter ego, le seul praticien de la place capable (avec Bichat en son temps) de lui faire de l'ombre. Fait tout d'une pièce, robuste, carré, tel était son physique et son caractère, tels étaient les mœurs à cette époque de guerre permanente intérieure et extérieure, où l'exaltation du courage et de la force était la règle communément admise.

Du haut de ses six pieds, Lisfranc en imposait. Nulle possibilité pour cet esprit entier et fier d'exécuter quelque tour de souplesse dorsale. Et pourtant, cet homme volontaire, ne reculant pas d'une semelle face à l'adversité, était un humaniste. Sa haute stature, un langage fleuri, même pendant les cours d'anatomie et de chirurgie, avait forgé l'image d'un « *titan caractériel que l'acte de chirurgie changeait en agneau pour ses patients, attentionné, calme mais directif, ayant pesé longuement le pour et le contre de l'intervention, appliquant en cela les principes de Desault* ».

Connu pour ses travaux sur la description anatomique de l'avant-pied, Lisfranc a laissé son nom à la fois à l'anatomie et à la chirurgie, par la mise au point d'une méthode d'amputation économe, permettant un appui amélioré par rapport aux méthodes d'amputation/désarticulation proposées jusqu'alors. Ses techniques, réalisées sans réelle anesthésie, étaient plus propres et plus rapides que celles proposées par le grand Larrey lui-même, qui, il faut le reconnaître, opérait dans d'autres conditions. On peut penser que son séjour dans l'armée ne fut pas pour rien dans sa dextérité en termes d'amputation et de désarticulation. Moins connues, on doit à Lisfranc de nombreuses techniques opératoires, comme la résection du col de l'utérus, et, toujours en concurrence avec Dupuytren, la description de la résection du maxillaire, quand ce dernier avait décrit la résection de la mandibule…

Dupuytren, « *le premier des chirurgiens et le dernier des hommes* », il faut l'avouer s'est comporté avec Lisfranc comme avec tout potentiel successeur susceptible de lui faire de l'ombre par « *entreprise odieuse d'écraser tout mérite naissant* ». L'exact contraire de Desault. Autour des années 1818-1820, il tente plusieurs concours aux chaires d'anatomie, de physiologie. Il ne parvient pas à briguer le poste de professeur. Résigné à exercer à la Pitié, il y régnera en maître absolu pendant toute sa carrière, ses cours, qui étaient régulièrement le lieu de règlements de comptes inamicaux avec ses détracteurs ou concurrents étaient prisés par le Tout-Paris et les étudiants exultaient et se nourrissaient des petites phrases assassines jetées çà et là au cours de ses envolées.

Et pourtant, en dépit de cette apparente brutalité, son idée maîtresse, c'était de favoriser une pratique quotidienne faisant l'alliance de la médecine et de la chirurgie. Compréhension physiologique de la pathologie, mesures médicales de première intention, chirurgie de dernier recours.

Auteur de nombreux mémoires :

- L'opération de la taille chez la femme
- La pratique de la rhinoplastie
- La désarticulation de l'avant-pied
- La désarticulation de l'épaule...
- Mais également
- « Clinique chirurgicale » de la Pitié, 3 tomes, 1841-43, chez Béchet jeune et Labé PARIS
- « Précis de médecine opératoire »

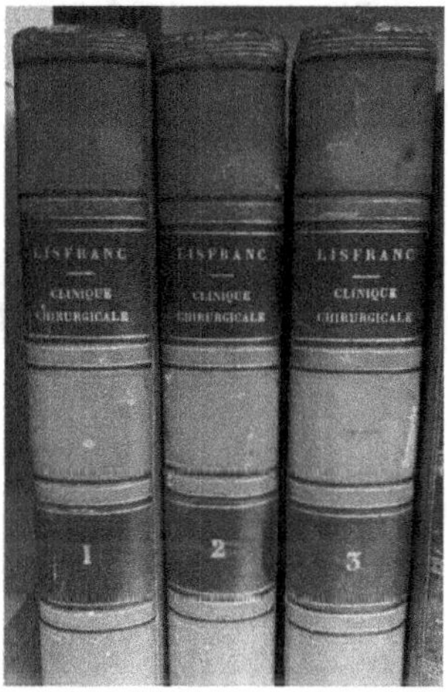

Œuvres de Lisfranc- 1841-43.

Il s'attache à simplifier les interventions, développe le principe de l'évaluation du bénéfice opératoire. Il poursuivit ses activités avec assiduité, détachement, charité, même après que sa gloire personnelle lui eut apporté l'aisance au quotidien. La maladie était un ennemi à défaire, qu'il mettait toute sa personne et son énergie à vaincre. Il se fera remarquer pendant la grande épidémie de choléra qui frappa Paris en 1832 faisant 18 000 morts en quelques mois, « *restant sur place à lutter quand d'autres fuyaient, ferme comme Cambronne* » (Couturier). Seulement connu des anatomistes et chirurgiens, Lisfranc nous a laissé 8 types de fractures et luxations décrites par ses soins, il est le premier à réussir une chirurgie du cancer du rectum, et finira sa vie en se consacrant à la gynécologie.

Décédé à l'âge de 58 ans, la norme pour l'époque, ses obsèques furent l'occasion d'un grand moment de solennité, les hospitalisés sortirent contre avis pour accompagner leur bienfaiteur, les larmes du peuple venaient dire à cet homme ce qu'il était pour l'humanité souffrante.

8- BON DIEU, MAIS ÇA DORT PAS !

Solidement maintenue par deux forts gaillards, la jeune fille de 17 ans doit subir une amputation de la jambe. On fait respirer l'éther à l'opérée. Pas de réel endormissement, mais une sorte de « déconnexion » de la conscience. Le feu vert est donné, d'un geste ferme et rapide, le bistouri tourne autour du membre, le bivalve cutané est découpé. Pas de réaction, pas de hurlement, pas de patient qui se débat. Les aides sont décontenancés, ils relâchent la pression sur l'opérée qui n'oppose aucune résistance. L'hémostase est faite au fil de ligature. La scie à main fait tomber la jambe en quelques secondes. Le moignon est suturé et un volumineux pansement mis en place. La jeune femme soutiendra, plus tard, avoir eu pleine conscience de l'intervention, mais aucune douleur.

« C'est bon on peut inciser ? »

« Attention ça bouge »

« Mais faites quelque chose, il pousse »

Quel chirurgien n'a pas prononcé cette sentence, quel interne n'a pas entendu son patron fulminer contre celui que l'on n'appelait pas encore l'anesthésiste à l'époque de notre histoire ?

Les rapports chirurgien-anesthésiste sont parfois tendus, doux euphémisme.... Une chose est certaine, chirurgie et anesthésies sont indissociables et les deux vont évoluer de concert à partir de la moitié du XIXe, avec un fort développement pendant le premier conflit. On ne peut évoquer ce tournant de la chirurgie moderne sans évoquer deux chirurgiens que tout oppose en la matière : Velpeau et Malgaigne.

- Velpeau : De maréchal-ferrant à chirurgien

Alfred Velpeau (1795-1867) est plutôt de basse extraction, bien que son père fût maréchal-ferrant près de Tours, jouissant d'une bonne réputation. À cette époque, et avant la création de Maison-Alfort par décret royal en 1765, point de vétérinaire. Le maréchal-ferrant soigne les bêtes (et sans doute un peu les hommes). Le jeune Alfred, comme il est d'usage, se destine à suivre les pas de son père, ce qui n'est pas un déshonneur dans la France rurale, à cette époque hippomobile. Alfred fait montre d'une intelligence supérieure qui encourage le curé du village de Brêche à lui enseigner le français et le latin.

Un épisode malheureux

Comme souvent en la matière, le destin des grands hommes est souvent ponctué de moments de tragédie, vrais ou largement édulcorés.

Il en est ainsi de l'épisode du traitement d'une jeune bergère, qui souffrait de mélancolie. Alfred entreprend un traitement qui s'avère néfaste pour la demoiselle, qui présente des palpitations que le docteur du Village, un dénommé Bodin, sauve de l'initiative malheureuse du jeune homme qui se fait houspiller, mais encouragé à faire sa médecine. L'affaire se passe vers 1815.

En 1816, il est confié à Pierre Bretonneau, jeune praticien de ce qui deviendra le CHRU de Tours. Il accueille et forme le jeune homme, qui monte à Paris en 1820.

1821, il obtient le premier prix d'anatomie

1823, il soutient sa thèse sous la direction de Laennec 1825, il publie son traité d'anatomie chirurgicale

1828, il devient chirurgien de la pitié. Sa correspondance révèle son ambition « *Sachez que maintenant, mon rôle est d'être chirurgien et accoucheur plus que médecin, c'est-à-dire que je veux couper et trancher. Dubois, Boyer, Roux et Dupuytren ne sont plus que de misérables enfants ; ils ont parcouru leur cercle, leur étoile doit pâlir devant les autres qui s'élèvent et, après nous, s'il en reste* » le ton est donné !

1833, il succède à Boyer à la Charité, ce dernier, qui voyait en Dupuytren un successeur, un fils spirituel et un gendre. Velpeau n'est pas tendre avec ses maîtres et ses condisciples. Il écorche Broussais, qu'il considère comme un enragé, il égratigne Dupuytren, qu'il qualifie de « *vain mais habile* ». Velpeau c'est plus de 300 publications, et pourtant il ne jouit pas de la réputation qu'il mérite. Une conséquence de son caractère « difficile » ? De ses avis tranchés ?

L'affaire du gaz carbonique

En 1828, Henry Hickman propose l'utilisation du gaz carbonique pour induire l'endormissement des opérés. Velpeau n'y croit pas et soutient que vouloir « *échapper à la douleur au cours des opérations chirurgicales est un rêve chimérique qu'il ne nous est pas permis de caresser de nos jours* ». Surprenante erreur d'appréciation pour un chirurgien pourtant connu pour la sûreté de son geste, la prudence de ses indications, très attaché à la survie du patient. Il est l'un des premiers à joindre la médecine et la chirurgie qu'il considère indissociables : « *la médecine est une, messieurs, faites-vous à cette idée* ». Point de bon chirurgien sans bon médecin. Il changera d'avis quelques années plus tard, en particulier devant les résultats obtenus par Malgaigne avec l'éther. Nous allons y revenir.

L'affaire de la bande

Bien sûr, tout le monde connaît la « bande Velpeau » dont le brevet a été déposé en 1890. En réalité, la paternité en revient à Bretonneau qui proposait la pose de bandes élastiques, en particulier dans le cas des brûlures de membre. Velpeau en a étendu les indications et largement participé à sa diffusion et à sa renommée.

- Malgaigne, chirurgien-biographe

L'Américain Fischer était plutôt confiant en débarquant du bateau qui ralliait le vieux continent. Depuis plusieurs mois, il expérimentait l'effet anesthésique de l'éther, jugeant cette idée particulièrement innovante et prometteuse pour les actes de chirurgie. En réalité, de nombreux bonimenteurs avaient diffusé ce produit et d'autres (comme le protoxyde d'azote) sur les foires commerciales du Nouveau Monde. Le gaz entraînait l'hilarité de celui qui le respirait et celle des foules. L'effet antalgique avait été constaté par hasard, alors qu'un participant en état d'euphorie s'était blessé en tombant de l'estrade sans en ressentir la moindre douleur... Rapidement, ce sont les dentistes qui se sont emparés de cette innovation les premiers. Le voyage en France du Dr Fischer a pour but de faire connaître la technique et la diffuser auprès des chirurgiens. Un appareil spécialement développé pour cet usage accompagne les voyageurs. Fischer se heurte au refus de plusieurs praticiens de tenter sa technique d'anesthésie, et c'est finalement Malgaigne qui réalisera le premier geste opératoire sous anesthésie du vieux continent. Joseph-François Malgaigne est la troisième génération de chirurgien de la famille. Son père fut officier de santé dans les armées impériales.

Né à Charmes (Vosges), il gagne Nancy en 1821 pour y suivre des études d'officier de santé, puis Paris en 1826, ou il suit l'enseignement de Dupuytren.

1829 le voit au Val de Grâce.

1831, il répond à l'appel du comité La Fayette et se rend à Varsovie pendant l'insurrection polonaise contre le Tsar Nicolas 1er. Il sera honoré de l'Ordre militaire de Virtuti Militari par le gouvernement en exil. De retour à Paris, il exerce dans différents hôpitaux parisiens, dont l'hôpital Saint-Louis à partir de 1845.

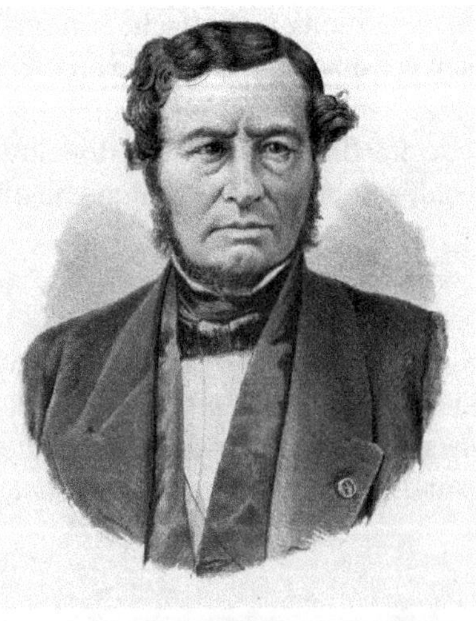

Portrait du Pr Malgaigne

1850, il obtient l'agrégation. Il a la réputation d'un professeur juste et attentif, mais ses détracteurs soutiennent qu'il est connu davantage pour la finesse de sa plume que pour le tranchant de son bistouri... Il est vrai que Malgaigne est réputé pour ses écrits.

Outre la création du *Journal de chirurgie* qui deviendra la Revue médico-chirurgicale dans laquelle il publiera régulièrement, on lui doit l'édition des œuvres d'Ambroise Paré, la biographie de Dupuytren...

Ainsi que :

-*Manuel de chirurgie opératoire*-1834

-*Traité des fractures et des luxations*-1835

-*Traité d'anatomie chirurgicale et de chirurgie expérimentale*-1838

-*Manuel de médecine opératoire, fondée sur l'anatomie normale et l'anatomie pathologique*-1841

-*Traité des fractures et des luxations*, 1847

-*Traité des fractures et des luxations*-1855

Plusieurs techniques opératoires, et travaux d'anatomie. Qui ne connaît pas la ligne de Malgaigne ? Au total, une première série de cinq opérés sera présentée en commission de l'Académie de médecine en janvier 1847.

Étonnamment, l'accueil de la nouvelle technique fut assez froid. On lui reprochait une faible durée d'efficacité, et une reproductibilité aléatoire. Au cours des semaines suivantes, de nombreux échecs furent mis en avant par les détracteurs de la technique : défaut d'anesthésie, réveil prématuré... Il faut dire que la technique était pour le moins empirique : Une sphère de verre enfermait une éponge imbibée d'éther, dont on faisait respirer les effluves au blessé. Les fuites étaient importantes, et il était impossible de déterminer le volume de gaz inhalé. De nombreux systèmes de plus en plus fiables seront développés au cours des années qui suivent. Ombrédanne, après un accident anesthésique, développera un appareil éponyme qui sécurisera l'anesthésie. Tandis que l'on initiait seulement la chirurgie sous anesthésie, les sages ergotant encore sur le bénéfice potentiel pour le patient, la nouvelle se diffusait dans la population d'une façon vertigineuse, la liste de patients demandant à être opérés avec l'éther augmentant de façon exponentielle.

La contribution de Malgaigne à la chirurgie est certes moins importante que celle de certains de ses contemporains, mais, en osant tester la méthode d'anesthésie, en la défendant face à l'académie, Malgaigne a fait entrer la chirurgie dans une nouvelle ère, avec l'augmentation de son champ d'application. La chirurgie abdominale (avec effraction du péritoine) jusqu'alors interdite par la douleur, devenait accessible. Rapidement des gestes spécifiques inédits sont décrits : néphrectomie, hystérectomie... Mais toujours ces infections mortelles.

Malgaigne, sur une série continue de 1836 à 1841 relève un taux de mortalité par infection de :

- 50 % chez les amputés
- 75 % pour les hernies

- 100 % chez les trépanés.

C'est le Hongrois Semmelweis, qui établira un lien de causalité entre le nombre de décès de parturientes par fièvres puerpérales, le nombre de lits par salles et le lavage des mains. Des miasmes de la renaissance, on commence à s'intéresser aux micro-organismes, qu'on suspecte de véhiculer certaines maladies (Becquerel, Bretonneau...)

Chalvet, 1862, introduit le principe « d'atmosphère nosocomiale », qui sous-tend le principe que l'infection est véhiculée par la salle d'opération elle-même, les instruments, le personnel et bien sûr l'opérateur.

On ne souviendra que Claude Pouteau soutenait, un siècle auparavant, une ligne similaire. Appliquant des principes d'asepsie rigoureuse, certains (dont Eugène Koeberlé-1828-1915) font état de séries jusqu'alors inégalées de succès en chirurgie abdominale. Il faudra attendre encore quelques années pour identifier formellement les principaux agents pathogènes et l'apparition de l'antibiothérapie pour voir se développer des gestes de plus en plus lourds et complexes.

Avec l'avènement de l'asepsie, puis de l'antibiothérapie, bientôt, la chirurgie arthroplastique allait naître, tandis que la radiologie deviendra l'alliée incontournable de la traumatologie. Après plus de vingt siècles d'expérimentation, de tâtonnements, de dissections interdites au fond d'une cave, les bases de la chirurgie moderne venaient d'être posées tandis que la pratique, basée sur l'œil et la main allait être épaulée par la médecine du microscope et par l'atome.

En guise de conclusion

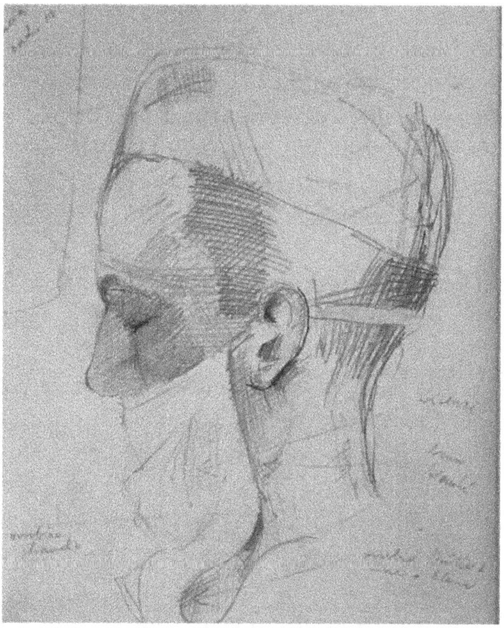

Portrait de chirurgien au crayon, anonyme

Ce survol rapide de vingt siècles de progrès, d'errances, de luttes contre l'obscurantisme ne saurait rendre un hommage suffisamment puissant à ces prédécesseurs qui ont su dépasser les interdits, imposer la science au-dessus du dogme. Beaucoup ont été placés contre leur volonté dans des conditions difficiles, que ce soit au cours des nombreux conflits qui ont émaillé notre histoire, ou au fond d'un bateau au milieu de l'océan. Et ils ont fait face !

Notre richesse patrimoniale tient dans le nombre. Pour ces quelques profils que nous avons à peine ébauchés, ils sont des dizaines, illustres ou inconnus à avoir posé pierre après pierre la chirurgie qui a fait la fierté de la France.

Et aujourd'hui ?

Que reste-t-il du génie chirurgical français ?

La chirurgie française tient encore une place de choix, sa réputation d'excellence, de sécurité, d'accessibilité est intacte, et l'on vient du monde entier se faire opérer en France.

- Mais cette réputation flatteuse, est-elle le simple héritage de ces illustres ?
- Sommes-nous toujours au niveau de notre réputation ?

Il faut l'admettre, la chirurgie française ne recrute plus auprès des futurs internes, comme elle le faisait il y a encore quelques années, et nombre de jeunes praticiens sont désormais formés à l'étranger.

Car la réalité est bien triste.

Des praticiens de renom, à la carrière hospitalière flatteuse, quittent l'hôpital pour gagner le secteur privé et retrouver un peu de liberté. Des postes d'assistant sont aujourd'hui laissés vacants, quand il fallait se battre pour en bénéficier il y a encore quelques décennies, témoignant de la désaffection des jeunes générations. Comment leur en vouloir ? Il y a des combats qui usent les hommes et viennent à bout des plus illustres carrières.

Il faut l'admettre, la chirurgie française est en train de mourir car nous avons perdu l'initiative au profit de la bureaucratie.

Qui se souvient que tel chirurgien a fait progresser l'anatomie au péril de sa vie ?

Que cet autre fit bâtir, sur ses propres deniers, une aile de l'Hôtel-Dieu ?

Que celui-ci est à l'origine de la chaire de chirurgie, dotée sur ses propres fonds ?

Quand j'étais jeune, c'est le directeur qui venait dans le bureau du patron du service, désormais, le directeur envoie ses convocations par mail.

Les comptables ont pris le pouvoir ! Et pourtant, il y a encore quelques îlots de résistance.

- Des praticiens du secteur public, qui parviennent à soutenir l'excellence de la chirurgie française malgré les restrictions budgétaires, l'emprise administrative et la gestion comptable du soin. La haute qualité de prise en charge des patients ne tient souvent qu'à l'implication du personnel, de la plus humble aide-soignante au mandarin, sans oublier les étudiants, internes et assistants qui donnent sans compter au service hospitalier.
- Des praticiens qui continuent à publier dans les revues internationales sans moyens spécifiques, en concurrence avec des équipes mieux dotées, libérées des contraintes administratives et financières.
- Des chirurgiens qui continuent à développer de nouvelles techniques, que l'assurance maladie ne reconnait pas.

Le génie chirurgical, c'est aussi un secteur privé qui assure un maillage territorial qui apporte une chirurgie de proximité à nos concitoyens, parvenant à maintenir une chirurgie de qualité, à haut niveau d'exigence de sécurité, malgré des tarifs honteusement décorrélés de la réalité, malgré une mainmise tutélaire étouffante, malgré une pression fiscale écrasante, malgré une pression juridique stérilisante.

Alors la chirurgie ne fait plus recette, et faute d'avoir anticipé ce manque de chirurgiens, on pille d'autres pays, sans même se poser la question de savoir si ces praticiens feront défaut à leurs propres concitoyens.

On pourrait s'attendre à ce que les spécialistes de l'indignation s'offusquent d'un comportement aussi ouvertement « colonialiste », mais non, tout va pour le mieux, nos directeurs d'établissements sont heureux, ils peuvent continuer à cocher les cases dans le tableau de présence, mais se faire eux-mêmes opérer en clinique privée.

Alors que devons-nous faire ? Accepter de disparaître ? N'être qu'une variable d'ajustement dans un plan comptable ? Ce serait renier à la fois ce que nous sommes, ce que nous avons juré de protéger et l'héritage considérable de nos prédécesseurs.

La seule alternative que nous avons, c'est de nous battre, de reprendre l'initiative sur le politique qui décide à notre place de ce qui est bien et de ce qui ne l'est pas. Nous sommes au service de la population, pas de l'administration.

Apprenons à nos jeunes confrères et à nos collègues étrangers qui nous ont rejoints de qui nous sommes les héritiers, redonnons l'envie aux plus jeunes de pratiquer une activité passionnante, méprisée par ceux-là mêmes qui appellent à applaudir nos collègues, mal reconnue par une population trop renfermée sur ses acquis pour se rendre compte de sa chance.

Car il faut bien l'avouer, quand on tente d'expliquer au quidam les difficultés de la chirurgie française, sa dotation insuffisante, ses contraintes qui ne font que progresser, on se heurte à un mur d'indifférence, parfois de haine, car l'image du chirurgien dandy, qui roule en voiture de sport et que l'on croise au golf le dimanche, nous colle à la peau, parfois à juste titre.

Il est étonnant de constater l'aura des chirurgiens français à l'étranger et le mépris suscité dans leur propre patrie.

Car enfin, qui soigne qui ? Les politiciens ? Les mutuelles ?

Non ce sont des chirurgiens, faillibles, comme tout un chacun, mais dans l'immense majorité honnêtes, qui ne demandent que des moyens pour travailler sereinement et en toute sécurité, avec un minimum de considération.

Rappelons-nous simplement qui nous sommes.

Et quelques autres

ALBUCASIS

940 ?-1013

Ou Abu Al-Qasim, ou Abū al-Qāsim Khalaf ibn Abbās al-Zahrāwīl vers 940 et mort à Cordoue en 1013. On le place parmi les plus grands médecins de l'Espagne mauresque du Moyen Âge, et un des pères de la chirurgie moderne.

Son ouvrage principal est une encyclopédie médicale qui fait le bilan des connaissances médico-chirurgicales de son époque, qu'il confronte à sa propre expérience.

La partie chirurgicale de son œuvre sera traduite en latin au XIIe siècle par Gérard de Crémone. Il est cité dans l'œuvre de Guy de Chauliac.

Si lui-même cite souvent Hippocrate et Galien, il exerce une influence indéniable sur les chirurgiens du Moyen Âge et de la Renaissance, en particulier en chirurgie (cautérisations, incisions et perforations, saignées et ventouses, blessures et extractions de flèches, traumatologie osseuse).

ARCULANUS-Johannes

1390 ?-1458

Professeur de médecine à Bologne, Padoue et Ferrare. Philosophe, il a commenté les œuvres de la médecine arabe

AVICENNE

980-1037

Avicenne (Abu Ali al-Husayn Ibn Abd Allah Ibn Sīnā) naît en 980 dans l'actuel Ouzbékistan. Son œuvre est considérable (seuls 160 textes nous sont parvenus), et variée : logique, linguistique, poésie, physique, psychologie, médecine, chimie, mathématiques, musique, astronomie, morale, économie, métaphysique, mystique et commentaires de sourates du Coran.

Avicenne traduit en arabe classique les œuvres d'Hippocrate et de Galien, plaçant son œuvre dans la tradition médicale grecque et latine.

BECLERE Antoine

1856-1939

Antoine Louis Gustave Béclère est un médecin français, pionnier de la radiologie et de la radiothérapie en France. Quand, en 1895, la première publication sur les rayons X est diffusée, il est praticien des hôpitaux de Paris, spécialisé en maladies infectieuses. Dès 1896, il prend la mesure de cette invention en assistant à une démonstration de Oudin et Barthélemy. Il monte à l'hôpital Tenon un centre de recherche puis crée le premier service d'imagerie dont il devient le chef de service à l'hôpital Saint Antoine, qu'il dirige jusqu'à sa retraite.

En 1899, il publie « *Les rayons de Roentgen et le diagnostic de la tuberculose* » en 1908, il fonde la « société de radiologie médicale de Paris » qui deviendra la Société française de radiologie. Dès le début du 1er conflit, il apporte son soutien à Marie Curie auprès des autorités militaires. Les petites curies assureront les soins de milliers de soldats blessés.

BERENGER-FERAUD Jean Baptiste

1832-1900

Laurent Jean Baptiste Bérenger-Féraud est un chirurgien de marine. Il participe à de nombreuses missions aux Antilles, Maghreb, Afrique… Il devient directeur du service de santé de la marine puis dirigera l'école de médecine de Toulon.

On lui doit de nombreux traités de médecine et de chirurgie dont, pour la traumatologie :

- *Des fractures en V au point de vue de leur gravité et de leur traitement*, 1864
- *De la Ligature des os dans les fractures compliquées*, 1868
- *Traité de l'immobilisation directe des fragments osseux dans les fractures*, 1870
- *Traité des fractures non consolidées ou pseudarthroses*, 1871

Ainsi que de nombreux traités de maladie infectieuse et d'ethnologie.

BORGOGNONI Théodoric

1205-1298

Également connu sous le nom de Théodoric de Bologne. Très jeune (vers 1230), il rejoint l'ordre des Dominicains. Professeur de médecine et de chirurgie à l'université de Bologne, Italie, il est également confesseur du pape Innocent IV. Évêque de Bitonto (1262) puis de Cervia (1266). » Il est auteur de la « *Cyrurgia seu filia principis* », incluant divers chapitres :

- Chirurgie générale et diète
- Blessures, fractures et luxations
- Fistules, abcès, hernies et autres pathologies relevant de la chirurgie
- Préparation des médecines

Ses œuvres, qui sont une compilation de textes plus anciens, en particulier des médecins antiques et des médecins arabes, exerceront une influence importante sur les auteurs plus tardifs, en particulier Gui de Chauliac.

BOURNEVILLE, Désiré Magloire

1840-1909

Désiré Magloire Bourneville, est un neurologue parisien, connu principalement pour la description de la sclérose tubéreuse de Bourneville. Socialiste convaincu, il a œuvré pour la laïcisation des hôpitaux en militant pour la suppression des ordres religieux dans le soin hospitalier, ce qui sera acté par la loi de 1905. Il est connu également par son initiative de création de la première école d'infirmières laïque en 1878.

BERENGARIO Jacopo

1470-1530

Berengario dit Bérenger de Capri, professa la chirurgie à Bologne de 1502 à 1527 tout en se livrant à l'étude de l'anatomie. Il est célèbre pour de nombreux travaux, en particulier sur les fractures du crâne.

BOYER Alexis

1757-1833

Alexis Boyer n'est pas arrivé directement à la chirurgie. Il commence une carrière de clerc de notaire mais fréquente régulièrement un chirurgien-barbier dont l'activité le fascine. Le chirurgien du nom de Cruvelhier le prend sous sa protection et commence sa formation qu'il complète à Paris à partir de 1774. Il a 17 ans.

Il fréquente l'amphithéâtre d'anatomie dont il devient rapidement démonstrateur. Il obtient en 1781 la médaille d'or du collège de chirurgie. Actif pendant la phase révolutionnaire, il devient chirurgien de la Charité, et rejoint Desault en 1795 à l'Hôtel-Dieu à qui il succède à sa disparition.

C'est à l'initiative de Corvisart qu'il devient premier chirurgien de l'Empereur en 1805. Il est fait baron d'Empire en 1810. Entre 1811 et 1814, il publie plusieurs volumes de son « *Traité des maladies chirurgicales et des opérations qui leur conviennent* ».

À la restauration, il devient le chirurgien consultant de Louis XVIII, de Charles X, puis de Louis-Philippe.

Connu pour son caractère généreux et altruiste, il sera profondément attristé par ses déboires avec Dupuytren qu'il considérait comme son fils spirituel et son successeur.

BRETONNEAU Pierre Fidèle

1778-1862

Pierre Fidèle Bretonneau est un clinicien de la région de Tour. Diplômé de la faculté de médecine de Paris en 1815, il devient le médecin chef de l'hôpital de Tours (qui porte aujourd'hui son nom). Il est un fervent défenseur de l'observation et à ce titre est considéré comme un pionnier de la médecine moderne. Il soutient le principe de la spécificité qui attribue chaque pathologie à un agent spécifique, mais observe qu'une même maladie peut s'exprimer différemment d'un malade à l'autre. Il identifie la fièvre typhoïde et la diphtérie. Parmi ses travaux, l'intérêt de la compression par bandage dans les cas d'inflammation. Le bandage de Velpeau, son élève, découle de ces travaux.

Ses deux élèves les plus célèbres sont Alfred Velpeau et Armand Trousseau.

CARREL, Alexis

1873-1944

Alexis Carrel est un pionnier de la chirurgie vasculaire française. Il a officié aux Hospices civils de Lyon en tant qu'interne et prosecteur de chirurgie. Il était reconnu pour sa dextérité, qu'il exerçait en pratiquant des travaux de broderie auprès de Marie-Anne Leroudier, célèbre pour la réalisation des tentures de l'opéra de Paris. Déçu de la nomination de Léon Berard au poste de chirurgien des hospices de Lyon auquel il prétendait, il quitte la ville pour Paris en 1903.

Dès 1904, il gagne Montréal puis Chicago où l'excellence de ses travaux lui vaut un poste de chirurgien. Dès 1905, il généralise le principe du pontage veineux et ouvre la voix aux transplantations d'organe. Avec Guthrie, ils publient plus de 20 articles en 2 ans. Les travaux se poursuivent à New York, et en 1912, c'est la consécration avec le prix Nobel de médecine dont il devient le plus jeune lauréat. En 1914, il est en congés en France quand éclate la guerre. Il s'engage et reçoit le grade de médecin aide-major de 1re classe.

En 1915, il prend la direction de l'hôpital temporaire n° 21, près de Compiègne. Il y travaille sur la lutte contre la surinfection des plaies, testant plus de 200 solutions pour retenir l'hypochlorite de sodium titré à 5 %, mis au point en collaboration avec un chimiste anglais, Henry Drysdale Dakin. Utilisée en irrigation associée au drainage des plaies les plus contuses et/ou souillées, la « méthode Carrel » supplante en quelques mois les autres protocoles de soin. S'il reçut la Légion d'honneur dès 1913 pour son Nobel, il est élevé au rang d'officier en 1915 puis commandeur en 1917.

Il poursuivra ses travaux entre les États-Unis et la France qu'il regagne à l'aube du second conflit. Il décède en 1944 après plusieurs crises cardiaques.

CHAMPIONNIÈRE Just-Lucas

1843-1913

Championnière est mort en pleine séance de l'Académie des Sciences, alors qu'il tenait une conférence sur la trépanation préhistorique !

Issu d'une famille de médecins, sans doute assez traditionaliste – son grand-père a servi dans l'armée catholique et royale de Vendée –, il passe son internat à Paris et s'engage dans la guerre de 1870. En 1874, il est nommé chirurgien des hôpitaux et assurera la direction des services de chirurgie de la maternité de Cochin, puis de l'hôpital Tenon, Saint Louis, Beaujon et enfin de l'Hôtel-Dieu. Comme Joseph Lister, il recommande le lavage des mains au savon et la désinfection du site opératoire à l'acide phénique. C'est par lui que les principes de Pasteur vont s'imposer en chirurgie. En 1867, il est encore étudiant quand il prend connaissance des travaux de Lister, qui, s'appuyant lui-même sur les travaux de Pasteur, diffuse les résultats de l'antisepsie dans son service d'accouchement de Glasgow. Après un stage d'un mois dans ce service, Championnière revient convaincu par Lister et n'aura de cesse de diffuser et défendre les principes pasteuriens. Il publie le premier article sur l'antisepsie en 1869, puis un « manuel de chirurgie

antiseptique » en 1875. Ses idées ne servent pas sa cause ! Parallèlement à ses travaux sur l'antisepsie, Championnière défend une position discutable sur les fractures des membres, dont il professe non pas l'immobilisation comme c'était la norme avant l'arrivée de l'ostéosynthèse, mais plutôt les massages et la mobilisation. Cette position à contre-sens de l'histoire a sans doute jeté le trouble sur ses travaux sur l'antisepsie.
Totalement tombé dans l'oubli, Championniere a été membre de l'académie de médecine (1894) ; de l'académie des sciences (1912), du collège Royal des chirurgiens de Londres et d'Édinbourg, membre de l'académie de médecine de New York, président de la société de chirurgie (1901), membre de la société internationale de chirurgie en 1911.

CHIRAC Pierre

1657-1732
Pierre CHIRAC est médecin français. Initialement destiné à la théologie en la faculté de Montpellier, il s'oriente vers la médecine et reçoit son grade de docteur en 1683.
En 1706, il est appelé par Philippe d'Orléans et participe à plusieurs campagnes militaires. En 1716, il devient premier médecin du Roi Louis XV. Anobli par le Roi, il amasse une fortune conséquente dont il consacre une partie à la création de deux chaires de médecine (médecine comparée et physiologie). Il participe à la création de l'académie de médecine et défend l'idée de la mutualisation de l'expérience entre praticiens et entre facultés.

CHOPART François

1743-1795
Il est le fils de François Turlure mais c'est sous le nom de sa mère qu'il étudie la chirurgie avec Antoine Petit. Nommé maître ès arts en 1761, il est interne à la Pitié, puis à Bicêtre.
Chirurgien-chef de la Charité en 1782, professeur de pathologie interne en 1789, chirurgien en chef à l'École de médecine en 1790. François Chopart est notamment connu pour avoir mis au point une technique d'amputation de l'avant-pied consistant à réaliser une désarticulation en suivant les articulations talo-naviculaire et calcanéo-cuboïdienne (depuis dénommées articulation de Chopart).

COCHON-DUPUY Jean

1674-1757
Il est médecin ordinaire de la ville de La Rochelle lorsqu'il est remarqué par Michel Bégon, qui l'attire à Rochefort.
Il est nommé médecin en second de l'arsenal, puis premier médecin. Il est à l'origine de la création de l'école de chirurgie, bien qu'il soit lui-même médecin (diplômé de la faculté de Toulouse).

DELAGENIÈRE Henri

1858-1930

Henri Delagenière est un chirurgien français né à Paris. Après son internat auprès du Pr Just-Lucas Championnière il s'installe au Mans.

Pendant le conflit, il est le premier à proposer la greffe ostéo-périostée pour assurer la couverture des défects osseux de la face, ouvrant la voie aux autogreffes. Ses travaux ont été influencés par ceux d'Ollier sur la vascularisation osseuse.

DELBET Pierre

1861-1957

Chirurgien français, il est professeur de chirurgie à Necker et s'intéresse rapidement à l'asepsie. Dès le début du 1er conflit, il défend l'utilisation du chlorure de magnésium en irrigation des plaies. En 1917, il recommande la désinfection des plaies à la teinture d'iode et le drainage des plaies suppurantes. On se souvient de la lame de Delbet, que nos confrères chirurgiens du mou connaissent bien. Sa contribution à la prise en charge des blessés des membres est marquée par la création et la mise en œuvre d'un système de traction continue – à la manière d'un fixateur externe – qui permet à la fois la stabilisation du foyer fracturaire et les soins de plaie.

DELORME Edmond

1847-1929

Chirurgien français, chef de service du Val de Grâce.

Il défend les mesures d'antisepsie au bloc opératoire, par l'ébouillantement des instruments, la stérilisation des linges.

En 1881, il fonde la revue militaire de médecine et de chirurgie. En 1897, il devient membre de l'académie de médecine.

En 1908, il gagne la réserve et c'est en tant que chargé de mission qu'il participe à la Grande Guerre, en particulier à travers son « traité de chirurgie de guerre » en 1888 puis « précis de chirurgie de guerre » en 1914 dans lequel il soutient des positions « attentistes » en désaccord avec la pratique du front.

DIONIS Pierre

1643-1718

Pierre Dionis est un chirurgien et anatomiste français, nommé chirurgien par Louis XIV en 1672 dans le but d'enseigner l'anatomie. Le roi affiche son opposition à la faculté de médecine, qui ne reconnaît pas immédiatement les travaux de William Harvey sur la circulation sanguine. Il professe au jardin du Roi, ou ses cours connaissent un grand succès. Il est médecin attitré de la famille royale jusqu'à la mort de Louis XIV en 1715

DUFOURMENTEL Léon

1884 -1957

Léon Baptiste Henri Dufourmentel est un des pères fondateurs de la chirurgie maxillo-faciale. Interne des hôpitaux de Paris, il est l'élève de Morestin et marquera, comme son maître, la chirurgie reconstructrice, en particulier des « gueules cassées ». Il publie de nombreux ouvrages et reste célèbre pour ses plasties cutanées, dont certaines sont encore d'actualité.

D'ÉGINE Paul

625-690

Il est le dernier médecin grec de l'Antiquité.

Auteur d'une compilation de textes anciens concernant la chirurgie de guerre. Il décrit en particulier la ligature vasculaire bien avant Ambroise Paré.

ICART Jean François

1734-1803

Médecin de la ville de Castres, il est scandalisé par l'exercice des « sages-femmes » de l'époque, dont l'ignorance est à l'origine de nombreux accidents concernant autant la mère que l'enfant à naître. Même s'il existe une chaire d'obstétrique dans plusieurs villes universitaires (Montpellier, Toulouse, Paris), qui ne concernent que la formation des chirurgiens, les accoucheuses, en particulier dans les campagnes, sont trop souvent peu ou pas formées. À partir de 1780, il met en place des cours d'obstétrique destinés aux sages-femmes en exercice et à celles qui se destinent à cette profession, avec lettres de maitrise pour les élèves reçues, les autres ayant interdiction d'exercer.

LAENNEC René

1781-1826

René-Théophile-Marie-Hyacinthe Laennec est considéré comme le créateur du diagnostic médical par auscultation, facilitée par l'invention du stéthoscope.

Au décès de sa mère, il est recueilli par un de ses oncles, médecin à Nantes. En 1800, âgé de 19 ans, il rejoint Paris pour y suivre les cours de Corvisart et Dupuytren. Reçu docteur en 1804, il exerce à l'hôpital Necker à partir de 1816 pour s'y consacrer aux maladies pulmonaires, en particulier la phtisie. D'abord réalisée l'oreille collée au thorax, l'auscultation est perfectionnée par la création du « pectoriloque » (rouleau de papier amplifiant les bruits respiratoires), puis par le stéthoscope.

LANFRANC de Milan

+/-1250-1306,

Lanfranco da Milano est un auteur de livres sur la chirurgie, en particulier viscérale. Élève de Guillaume de Salicet, il décrit la suture en capiton pour la paroi abdominale, ainsi que le surjet des plaies des viscères. Exilé d'Italie, il se réfugie à Lyon puis à Paris, où il assure des cours de chirurgie au collège de Saint Cosme. Il est l'auteur de la « Chirurgia parva » (petite chirurgie), et de la « Chirurgia magna ».

LAPEYRONIE François Gigot de

1678-1747

Chirurgien du roi Louis XV est nommé maître en chirurgie à l'âge de 17 ans, avec dispense d'âge. Il monte parfaire sa formation à Paris. De retour à Montpellier, il y acquiert une solide réputation. De retour à Paris en 1717, il devient démonstrateur au collège de Saint Côme, et au jardin du Roi. Il sera président de l'Académie royale de chirurgie de 1736 à 1747 où il publie régulièrement.

Nommé chirurgien du Roi, il obtient de Louis XV l'ordonnance royale du 23 avril 1743, en vertu de laquelle il fallait désormais être lettré et obtenir le grade de maître ès arts pour aspirer au titre de chirurgien de Paris, scellant ainsi définitivement la séparation entre chirurgiens et barbiers

LISFRANC Jacques

1790 1847

Jacques Lisfranc de Saint-Martin est un chirurgien et gynécologue français. Il commence sa carrière comme chirurgien militaire et participe à la dernière campagne d'Allemagne. Rendu à la vie civile, il gagne Paris et devient médecin-chef à la Pitié, prenant la suite de Pierre Béclard. En matière d'amputation, il est partisan de la désarticulation (épaule/avant-pied), ouvrant la voie à une conception novatrice du geste opératoire, répondant aux exigences fonctionnelles du blessé. Son nom est associé à pas moins de huit types d'amputations/fractures/dislocations.

De caractère réputé « difficile », son inimitié avec Dupuytren ne facilitera pas le déroulement de sa carrière.

MALGAIGNE Joseph François

1806 -1865

Joseph-François Malgaigne est un médecin, chirurgien, anatomiste et historien de la médecine français. Étudiant à Nancy, il rejoint Paris où il devient élève de Dupuytren et sera le premier chirurgien français à opérer sous anesthésie en 1846.

Féru d'histoire de la chirurgie, il diffuse les travaux d'Ambroise Paré. On lui doit de nombreuses publications :

- *Manuel de chirurgie opératoire* - 1834
- *Traité des fractures et des luxations* - 1835
- *Traité d'anatomie chirurgicale et de chirurgie expérimentale* - 1838
- *Manuel de médecine opératoire, fondée sur l'anatomie normale et l'anatomie pathologique* - 1831
- *Traité des fractures et des luxations*, volume I - 1847
- *Traité des fractures et des luxations*, volume II – 1855

MORESTIN Hippolyte

1869-1919

Chirurgien français, né en Martinique, il est issu de la bourgeoisie locale (les créoles blancs). Envoyé par son père en métropole, il est élève à Louis le Grand, puis après de brillantes études de médecine, il est nommé interne des hôpitaux de Paris. Il se spécialise dans la chirurgie maxillo-faciale et acquiert une grande renommée dans ce domaine. On lui doit plus de 600 communications.
On le retrouve à Tenon, Saint-Antoine, Saint-Louis, où il devient chef de service. Il développe la chirurgie esthétique puis reconstructrice à la faveur du conflit pendant lequel il est mobilisé comme aide-major de 2° classe.
Il défend le principe des autoplasties et de la greffe de cartilage. Son expérience serait riche de plusieurs milliers de « gueules cassées » opérées par ses soins. Il meurt en 1919 de la tuberculose.

OMBRÉDANNE Louis

1871- 1956

Louis Marie Arsène Ombrédanne est anatomiste et chirurgien. Il est surtout connu pour ses travaux en chirurgie plastique et chirurgie pédiatrique (chirurgie urologique de l'enfant), mais également pour sa contribution à la prise en charge des blessures de guerre lors du 1er conflit. Durant la première guerre, il est nommé médecin-chef de l'hôpital de Verdun. Il participe à la rédaction d'un ouvrage consacré au repérage radioscopique des éclats et soutient une position à mi-chemin entre les abstentionnistes et les interventionnistes. On lui doit l'invention de l'appareil d'Ombrédanne, qui sécurise l'anesthésie par inhalation, et la première reconstruction du sein par lambeau musculaire (petit pectoral) après mastectomie. Il sera chef de service de chirurgie pédiatrique de l'hôpital Necker de 1921 à 1940.

OLLIER Louis

1830-1900

Louis Xavier Édouard Léopold Ollier est un chirurgien français, considéré comme le créateur de la chirurgie orthopédique moderne. Il crée et dirige le premier service dédié à la chirurgie osseuse de l'Hôtel-Dieu de Lyon. Tenant de l'expérimentation et observant que l'os fracturé se consolide de lui-même, il réalise des expériences sur des animaux qui mettent en évidence le rôle primordial du périoste.

Lors du conflit franco-prussien de 1870, il dénonce les amputations de membre au profit de mesures de consolidations basées sur ses expérimentations. Il développe les ostéosynthèses et résections segmentaires, travaille sur l'antisepsie, les greffes osseuses et cutanées.

ORE Pierre-Cyprien

1828-1889

Pierre Cyprien Ore est un médecin français, originaire de Bordeaux, connu pour être le premier à avoir réalisé une anesthésie intraveineuse.

Comme bien souvent, la découverte de l'anesthésie générale intraveineuse est le fait du hasard. Voulant soulager un patient atteint de tétanos, présentant des raideurs convulsives irrépressibles, il entreprend le 09 février 1874 une injection de 9 g de chloral qui plonge immédiatement le malade dans un profond sommeil. Il profite de l'état léthargique du patient pour réaliser le soin de la plaie initiale en excisant la tablette unguéale sans déclencher la moindre douleur. Il est admis qu'ainsi fut administrée la première anesthésie intraveineuse. Professeur de physiologie, il quitte son poste hospitalier en 1879 et continuera d'exercer comme simple médecin jusqu'à sa mort.

PAUCHET Victor

1869-1936

Victor Pauchet est un chirurgien français, né à Amiens, où il décède à l'âge de 67 ans. Lauréat du concours d'internat des hôpitaux de Paris en 1882, il décide de retourner dans sa ville natale, où sa notoriété est grande. Il est reconnu pour ses qualités d'opérateur et son inventivité. Il est le premier à décrire la technique de la gastrectomie.

Quand éclate le conflit, il se porte volontaire. Il commande dans un premier temps une ambulance puis prend la direction du centre de soin de Sainte-Ménéhould. Il est célèbre pour la description de l'amputation en saucisson (ou amputation en section plane ou « guillotine-amputation »). Il est radié de l'académie de médecine pour ses positions « iconoclastes » puis finalement réintégré. Après l'armistice, il revient à Paris, et prend la chefferie de la Pitié mais de nombreux opposants le contraignent à quitter son poste. Il œuvre alors à l'hôpital privé Saint-Michel, qui connaîtra une notoriété internationale.

« Victor Pauchet, un homme de science et de cœur qui a élevé sur les plus hauts sommets le renom de la chirurgie française » (A. Calmette).

PELLETAN Philippe-Jean

1747-1829

Philippe-Jean Pelletan commence par des études littéraires, et c'est après le don par un de ses amis d'un « traité d'anatomie de Winslow » qu'il s'éprend de la chirurgie.

Il est responsable du service de chirurgie de l'Hôtel-Dieu de Paris, succédant à Desault. On connaît son conflit avec Dupuytren qui parvient à l'évincer de son poste, lui succédant à la tête du service chirurgical. Au décès de Desault, quelques jours avant la mort du jeune Louis XVII, il devient le référent (devant la convention) de l'état de santé du fils du Roi. Pendant l'autopsie de l'enfant, qui vise à déterminer la cause de sa mort, il subtilise le cœur qu'il conservera plusieurs décennies.

PETIT Antoine

1722-1794

Antoine Petit (1722-1794) connaît la notoriété comme professeur d'anatomie au jardin du Roi, futur muséum d'histoire naturelle. Fort célèbre, il accumule une fortune considérable qu'il consacre à la fondation d'une chaire d'anatomie et d'une chaire de chirurgie à la faculté de médecine de Paris ainsi qu'à la création d'un centre communal de soins réservé aux indigents d'Orléans, sa ville natale.

PETIT jean Louis

1674-1750

Jean Louis Petit est confronté à la chose chirurgicale de façon précoce par sa fréquentation avec Littre, hébergé dans la maison familiale. Diplômé du certificat de chirurgie en 1700, il devient le premier directeur de l'académie royale de chirurgie, créée à l'instigation de Louis XV en 1731.

Jean-Louis Petit est l'auteur de nombreux travaux de chirurgie. Sa renommée dépasse les frontières. Il est mandé en Espagne et en Pologne pour assurer les soins des grands de ces pays. En dépit des grands avantages offerts, il préféra retourner en France. Hors les pathologies osseuses, on lui doit la première description de l'hématome extradural, avec la définition de l'intervalle libre, ainsi que les principes de son traitement chirurgical.

Il milita également pour la réalisation des autopsies dans le but de vérifier les hypothèses cliniques émises.

PETIT Marc Antoine

1766-1811

Né à Lyon, il fut le premier à occuper le poste de chirurgien-chef de l'Hôtel-Dieu de Lyon, considéré comme le Deuxième hôpital de France.

Interne, il suit l'enseignement de Desault, puis, après un passage à Montpellier, il retourne à Lyon où il est nommé sur concours chirurgien-major, poste qu'il occupe à partir de 1793. Il met fin à sa carrière hospitalière en 1799. Très réputé de son vivant comme opérateur, il est le fondateur de l'école de chirurgie de Lyon.

PITARD Jean

1238-1315

Jean Pitard fut le chirurgien de 3 rois de France, Louis IX (Saint Louis), Philippe le Hardi, puis Philippe le Bel. C'est à sa demande que saint Louis créa vers 1268 la confrérie de Saint-Côme et Damien qui définissait et organisait pour la première fois le métier de chirurgien. L'évolution de la confrérie est émaillée de nombreux conflits entre médecins, barbiers de robe longue ou courte... On considère cette confrérie comme l'ancêtre de l'école de chirurgie.

QUENU Édouard

1852 1933

Chirurgien français (hôpital Bichat, Bicêtre, Cochin) et membre de l'académie des sciences, né dans le Pas-de-Calais et mort à Paris. On lui doit d'importants travaux sur l'asepsie, en particulier, il parvient à faire généraliser le port de gants en caoutchouc lors des interventions septiques. Il s'est intéressé à la pathologie digestive, et, mobilisé en 1914, il participe à l'organisation de l'évacuation des blessés et à une répartition efficace des chirurgiens. Il défend la laparotomie exploratrice rapide des plaies pénétrantes de l'abdomen et soutient les partisans de l'amputation en saucissonnage.

Il devient président de l'académie de médecine en 1929.

ROUVILLOIS, Henri Émile Louis

1875-1969

Chirurgien militaire français, on le retrouve entre 1911 et 1913 en poste à Casablanca, puis, à partir de 1914, sur le front de l'est où il prend le commandement de « l'autochir-2 » (ou ACA : Ambulance Chirurgicale Automobile, poste avancé de soins d'urgence, au plus proche du théâtre d'opérations). Il est un fervent défenseur d'une position interventionniste, en particulier d'une chirurgie rapide et au plus proche du combat. Il poursuivra sa carrière militaire après le premier conflit.

SALICET Guillaume de

1210-1277

Guillaume de Salicet, né dans la région de Saliceto (Émilie-Romagne), est un moine dominicain, qui enseigna et exerça la médecine à Vérone, Bologne, Pavie, Crémone puis Plaisance où il mourut. Son œuvre reprend les travaux des auteurs grecs et arabes, auxquels il ajoute ceux de Galien, Albucassis, Avicenne... La Cyrurgia de Guillaume de Salicet se compose de cinq livres :

- *Les maladies d'origine interne qui se manifestent à l'extérieur du corps*
- *Les blessures et contusions.*
- *Les fractures et luxations.*
- *Anatomie.*
- *Cautères, instruments et remèdes.*

C'est le premier texte de chirurgie médiévale occidentale qui consacre un chapitre à part à l'anatomie en insistant sur l'importance de sa connaissance avant d'envisager un acte de chirurgie. Il condamne le cautère et le principe de la suppuration, défendant le lavage des plaies.

TAGLIACOZZI Gaspare

1545-99

De son vrai nom Gaspare Trigambe, il est considéré comme l'un des pionniers de la chirurgie faciale. Il est contemporain de A. Vésale et A. Paré.

Il développe une technique de couverture cutanée de la face par réalisation de lambeaux cutanés (de hasard), prélevés au niveau du membre supérieur. La technique impose une position peu confortable maintenue quelques semaines, et un temps de sevrage du lambeau après son autonomisation. La technique est particulièrement novatrice pour l'époque. Sa méthode de couverture et reconstruction des pertes de substance de la région nasale, dite méthode italienne, est encore utilisée durant le premier conflit. Elle est décrite dans un ouvrage intitulé *Chirurgia nova de nasium, aurium, labiorumque defectu per insitionem cutis ex humero.*

TROUSSEAU Armand

1801-1867

Armand Trousseau est un médecin français, élève de Bretonneau, dont il restera proche. Il est nommé docteur en médecine en 1825 à Paris où il exercera toute sa carrière. Il se spécialise dans la santé publique et ses travaux sur les épidémies (en particulier la fièvre jaune) lui valent un prix honorifique de l'académie de médecine et une chaire de thérapie et pharmacologie à l'hôpital Saint Antoine de Paris. Outre son engagement politique ; il devient rédacteur du Journal des connaissances médico-chirurgicales.

Références bibliographiques

ŒUVRES ORIGINALES (COLLECTION PERSONNELLE)

Les œuvres d'Ambroise Paré, Paris 1607

L'art de faire des rapports en chirurgie, Devaux, chez Lebreton 1743

Abrégé de médecine pratique, Allen, Paris, 1752

Anecdotes en médecine, chez JB Henry (Lille), 1766

Histoire de la médecine depuis Galien, Freind, 1723

Traité complet d'anatomie, Sabatier (tomes 1 et 2) Didot le Jeune, 1775

Matière médicale, Lieutaud (tomes 1 et 2), Didot le Jeune, 1776

Cours de pathologie et de thérapeutique, Hevin (tomes 1 et 2), 1785

Pouteau : œuvres posthumes (tomes 1 à 3), 1783

Desault œuvres posthumes par Bichat, Paris, 1801-1803

Encyclopédie universelle Diderot et D'Alembert 1779

Les œuvres de M. de Buffon

Pathologie chirurgicale, Lassus (tomes 1 et 2), 1805

L'anatomie Françoise, Gelée, 1635

Anthropologie, Paris 1869

Mémoires de la société médicale d'émulation (tomes 1 à 8) 1817

Journal de médecine et de chirurgie (tomes 1 à 33)

Elémens de médecine pratique, Cullen, 1795

Traité des maladies des os, M-Petit, (tomes 1 et 2), paris 1759

Clinique chirurgicale de la pitié, Lisfranc (tomes 1 à 3), 1841

Médecine domestique, Buchan (tomes 1 et 2), Paris 1788

Traité des maladies chirurgicales et des opérations, Boyer (tomes 1 à 8), Paris, 1818

Manuel de petite chirurgie, Jamain, Paris, 1864

Mémoires de chirurgie de guerre, Larrey (tomes 1 à 3) 1812

Cours de chirurgie, Col De Villars, Paris, 1749

Exposition anatomique, Winslow, Paris, 1732

Nouveaux elemens de physiologie, Richerand (tomes 1 et 2), 1804

Analyse de l'œuvre de Gui de Chauliac par Jean Falcon, Lyon, 1649

OUVRAGES GÉNÉRAUX

Histoire de la chirurgie, D'Allaines, Press univ de France, 1984

La vie privée d'autrefois, « variétés chirurgicales », Franklin, Plon éd., 1894

La vie privée d'autrefois, « les chirurgiens », Franklin, Plon éd., 1893

Cours de chirurgie G. de la Faye, réédition
Hygiène et médecine, J-M. Galmiche, éditions Louis Pariente, 1999
Chirurgie de guerre A. Mounier-Kuhn, éd. Economica 2006
La médecine à Montpellier tome 1 le Moyen Âge L. Dulieu, les presses universelles 1975
30 histoires insolites qui ont fait la chirurgie J-N. Fabiani, Plon 2017
Les médecins du temps de Molière M. Raynaud
Corps et chirurgie à l'apogée du Moyen Âge. MC-Pouchelle, Flammarion 1983
An illustrated treatise on the principes and practice of XIXth century surgery. R. Barnette - Thames and Hudson editor-2015
« La chirurgie au Moyen Âge », P. Huard, M. Drazen Grmek. *Mille ans de chirurgie en Occident : Ve-XVe siècles*. 1967
La vie des Français au Moyen Âge
Une brève histoire de la chirurgie P-O. Pineli, Sillages éd. 2018
H*istoire de la chirurgie depuis son origine jusqu'à nos jours*, F-Dujardin 1774, réédition
De la médecine opératoire, P. Lassus, réédition
Le maistre en chirurgie, abrégé complet de la chirurgie de Gui de Chaulliac, réédition (Kessinger's legacy reprints)

BIOGRAPHIES
Un chirurgien-clerc : Guy de Chauliac, S. Bazin-Tacchella, 1995
Présence de Galien, Boussel, Union latine, 1961
Introduction à l'étude de Guy de Chaulliac, Cellarier, Jean Martel, 1856
La grande chirurgie de Guy de Chauliac, réédition
Guy de Chauliac, A. Thevenet, académie des sciences et lettres de Montpellier 1997
Laennec (tomes 1 et 2), A. Rouxeau, réédition 1912
La chirurgie de maitre Henri de Mondeville, BOS, réédition 1898
La vie d'Ambroise Paré. L. Michelet librairie le François 1930
La vie d'Ambroise Paré, D'Eschevannes, Gallimard, 1930
Michel Servet, sa doctrine et sa vie, E. Saisset, réédition
Hippocrate, sa vie ses écrits, P de Remusat, réédition
Vie romancée d'André Vésale, J. Dyves, éd. Occident 1961
Ambroise Paré la main savante J-M. de Delacomptee, Gallimard 2007
André Vesale de humani corporis fabrica, réédition 2014
Corvisart, médecin de l'Empereur, Ganiere, librairie académique Perrin, 1985.
Corvisart, premier médecin de Napoléon, Bourguignon, Ciba 1937
Portrait de médecin « Desault » médarus.com
Desault chirurgien, blog de Pierre Dubois
La formation d'un grand chirurgien, Ganiere, Le François éd., 1933

Dupuytren, L. Delhoume, Laillière éd., 1935

Dupuytren, H. Mondor, Gallimard éd., 1945

Malgaigne, éd. Pilastre, BNF-Hachette, réédition 1905

Arrivée de l'éther en France, de Boston à la communication de Malgaigne, Rossignon, 2003

Les biographies médicales (Velpeau), Paris 1831

Bichat, la vie fulgurante d'un génie, N-Dobo, A-Role, Perrin, 1989

OUVRAGES THÉMATIQUES

Au nom du christ Roi, S. Hiland, Tequi éditions 2005

Nouvelle histoire des guerres de Vendée, Perrin éd. 2017

Le monde médical dans la guerre de Vendée. R. Mercier, 1939

La légende de Cathelineau, C. Port, Éditions Classics 1893 réédition 2006

La chouanerie et les guerres de Vendée, N. Meyer-Sable, éditions Ouest France, 2015

Génocide en Vendée - J. Villemain, éditions du Cerf, 2020

Médecins chirurgiens et pharmaciens militaires de la marine et des colonies. Chamonal, Paris 1891 (réédition)

La Royale - Vaisseaux et marins du Roi Soleil, D. Dessert, Fayart, 1996

Équipages - vie à bord & traditions des marins de la Royale L.-C. Guillerm, Etai, 2008

La Marine Royale en 1789, M-Loir, La découvrance, 1995

De la Royale à la marine de France, F. Bellec, J-P de Monza 2004

L'Histoire de la Royale : La Marine française et la politique au siècle des Lumières, A. Berbouche, 2012

La Royale - L'histoire illustrée de la Marine nationale française – J. Raudier, 2006

Du Quene et la Marine Royale de Richelieu à Colbert (1610-1688), H. Carre, Sfelt, 1950

Infirmière pendant la première guerre, S. Human Gallimard

Les médecins dans la Grande Guerre – S. Delaporte – Bayard éd.

Les infirmières dans la Grande Guerre – F. Pinau – Orep éd.

Samedi 22 août 1914 un médecin dans la bataille – S. Delaporte – Odile Jacob éd.

Le génie de Pasteur au secours des poilus – A. Perrot, M. Schwartz – Odile Jacob éd.

Localisation et extraction des projectiles (précis de médecine et de chirurgie de guerre), Ombresdanne/Ledoux-Lebard - Masson éd., 1917

Chirurgie de guerre – Delorme – Masson éd – 1914

Précis de chirurgie d'armée J. Youbert, collection Testut, 1900

Médecin brancardier en 14-18 – Dr F. Massonet – Le croix vif éd.

Trois mois de guerre, aout-octobre 1914 – F. Gadrat – Bernard Giovanangeli éd.

Carnets de guerre 1914-1918 du médecin major J-Beyne – ouvrage collectif - Les éditions du net.

Un médecin au front de 1914 à 1918 – C. Fournel, S. Muzelle - Alan Suton éd.
Gueules cassées et blessés de la Grande Guerre – C. Thomas – Orep éd.
Les gueules cassées – S-Delaporte – Noesis éd.
J'étais médecin dans les tranchées – L. Maufrais – Pocket éd.
L'ambulance 13 – Cothias Ordas – Grand angle éd.
Manuel de chirurgie de guerre à l'usage des infirmières - BNF, P. Barbarin 1916

Table des matières

I - HISTOIRES DE CHIRURGIE

HISTOIRES DE CHIRURGIENS

Structures éditoriales du groupe L'Harmattan

L'Harmattan Italie
Via degli Artisti, 15
10124 Torino
harmattan.italia@gmail.com

L'Harmattan Hongrie
Kossuth l. u. 14-16.
1053 Budapest
harmattan@harmattan.hu

L'Harmattan Sénégal
10 VDN SICAP AMITIE 3
BP 45034 Dakar-Fann
direction@senharmattan.com

L'Harmattan Cameroun
Tsinga/Derrière polyclinique FECAFOOT
BP 11486 Yaoundé
Jacques.koukam@harmattan.fr

L'Harmattan Burkina Faso
Villa 281, secteur 23 623, rue 14.32
Ouagadougou
zagbie@outlook.fr

L'Harmattan Guinée
Almamya, rue KA 028 OKB Agency
BP 3470 Conakry
harmattanguinee@yahoo.fr

L'Harmattan RDC
185, avenue Nyangwe
Commune de Lingwala – Kinshasa
matangilamusadila@yahoo.fr

L'Harmattan Congo
219, avenue Nelson Mandela
BP 2874 Brazzaville
deunovmikhael@gmail.com

L'Harmattan Mali
Immeuble Mgr Jean Marie Cissé
Aci Hamadallaye
BP 145 Bamako
syllaka@yahoo.fr

L'Harmattan Togo
Djidjole – Maison Amela
face EPP BATOME
02 BP 20680 Lomé
didieramela11@gmail.com

L'Harmattan Côte d'Ivoire
Résidence Karl – Cité des Arts
Abidjan-Cocody
03 BP 1588 Abidjan
harmattan.ivoire@gmail.com

L'Harmattan Bénin
Rue 604, (Immeuble à l'entrée
de la rue UCAO- Cite de Saint-Jean)
Cotonou
stepcorpus@gmail.com

Nos librairies en France

Librairie internationale
16, rue des Écoles
75005 Paris
librairie.internationale@harmattan.fr
01 40 46 79 11
www.librairieharmattan.com

Librairie des savoirs
21, rue des Écoles
75005 Paris
librairie.sh@harmattan.fr
01 46 34 13 71
www.librairieharmattansh.com